脳はいかにして心を創るのか

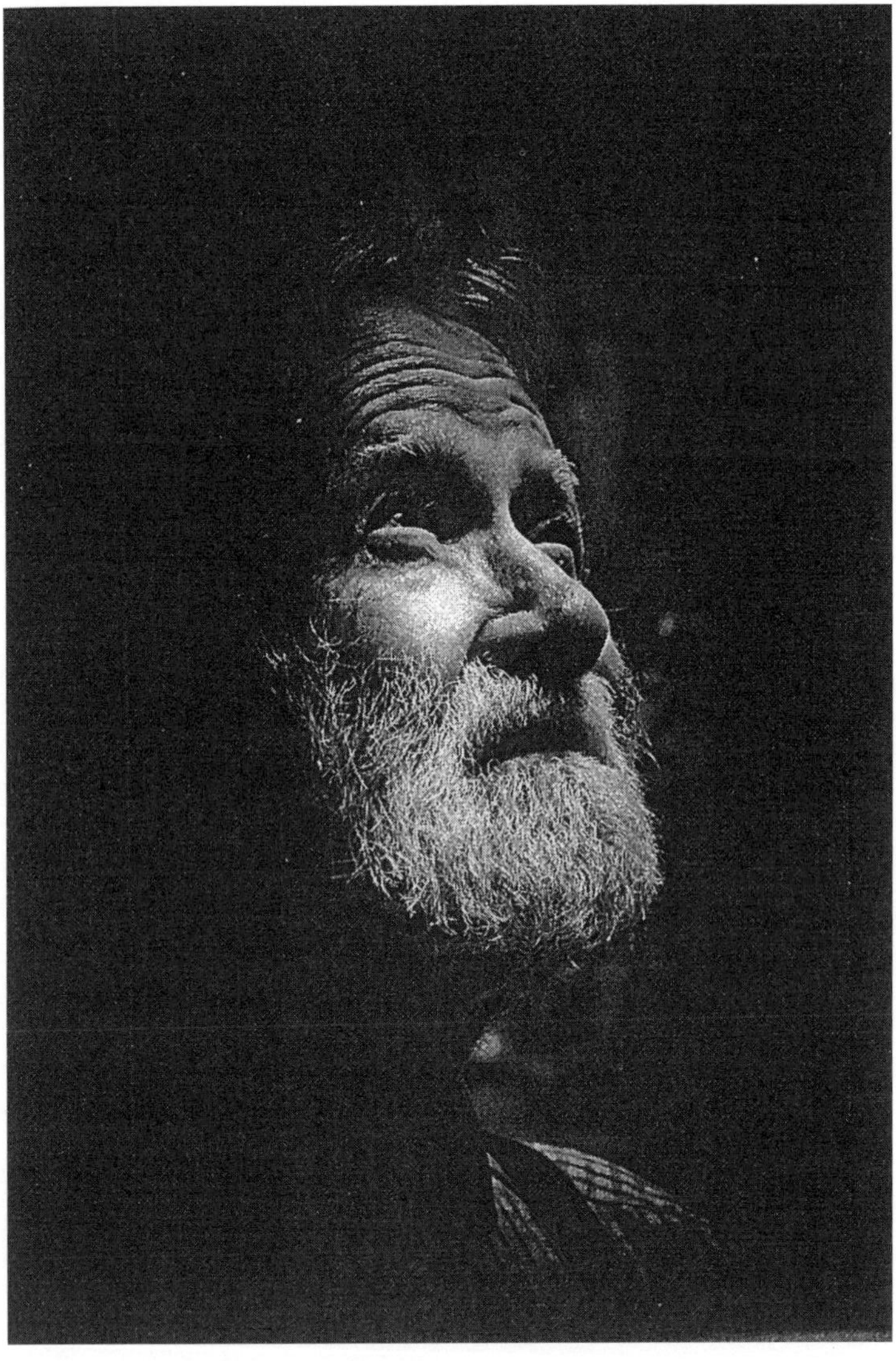

Walter J. Freeman

A photo Taken by Martin Guerrero,
July 10, 2010

How Brains Make Up Their Minds

Walter J. Freeman

脳はいかにして心を創るのか

神経回路網のカオスが生み出す志向性・意味・自由意志

ウォルター・J・フリーマン

浅野孝雄 訳

津田一郎 校閲

産業図書

HOW BRAINS MAKE UP THEIR MINDS

by Walter J. Freeman

First published by Weidenfeld & Nicolson Ltd., London. Japanese translation published by arrangement with Weidenfeld & Nicolson Ltd, an imprint of The Orion Publishing Group Ltd through The English Agency (Japan) Ltd.

謝辞

本書は、過去半世紀にわたって私が蓄積してきた脳機能に関する実験データに基づいています。このデータの分析にあたっては、神経科学・精神医学・神経学・物理学・数学・統計学・心理学・哲学、また心と行動の本性について深く考えた人びとの仕事から導かれた数々の説明的概念が必要でした。私の目的は、ある研究分野における基礎的概念を他の分野に持ち込み、それらを橋渡しすることにあります。というのは、諸々の言葉の間を次々に翻訳することを許容するアイデアは、そのことによってさらなる明晰さと力強さを獲得するからです。私は多くの分野の同僚と学生との会話や議論、および数名の協力者による啓発的な批判と編集を楽しんできました。多くの人々のなかで、Hubert Dreyfus, Hermann Haken, Ilya Prigogine, Gianfranco Bast, Chris Cordova, Sean Kelly, Lillian Greeley, Paige Arthur, Leif Brown, Ken Thomas, Jennifer Hosek, Greg Keaton, John Barrie, Leslie Kay, Helen Cademartori, そして図を描いてくれたChris Gralappに、深い感謝の意を表します。本書では思考の流れを保つために、文献の引用は最小限に止めました。関連する文献の全ては、一九七五、一九九五、および二〇〇〇年に出版された著書に網羅されています。National Institute of Mental

Health から過去四〇年間にわたって、また Office of Naval Research から過去一〇年間にわたって補助を受けたことをここに記し、感謝の意を表します。この書を Hank Lesse と Dan Sheer の想い出に奉げます。彼らは「40 Hz」の研究に生涯を捧げたのですが、その主張に耳を傾ける者は誰一人いなかったのです。

日本語版への序論

脳についてのあらゆる著作は、著者がそれに十分に気づいているか否かに関わらず、必然的に何らかの哲学的基盤を有しています。例えば、哲学に負うものは何もないと明言していたサー・フランシス・クリックにしても、実のところその理論はイギリス経験論とウィーン論理実証主義哲学との特異な混合物でした。この要請は、著者だけではなくて、訳者にも等しく当てはまります。というのは、翻訳するということは読んで理解することであるからです。それは、異なる文化における意味を、異なる言葉によって再び表現するために必要な手続きです。文化の異なりによって、原著と翻訳との間で意味の違いが生じることは避けられません。本書の翻訳において、浅野孝雄博士のように脳外科医としての研鑽と経験を通じて西洋の神経科学について広汎な知識を有し、しかも日本とアメリカの文化一般、特に医学を支える多様な哲学に通暁している訳者を得たことは、私と本書の読者にとって誠に幸いであります。さらにわれわれは、校閲者として津田一郎博士のご参加を得るという二重の幸運に恵まれました。津田博士は脳のカオス的ダイナミクスのモデル化に必要な高等数学に通暁し、国際的学術賞に輝く著名なニューロダイナミズム研究者であります。

この序論の目的は、私がどのような哲学を、どのような理由によって選びとったのかということを読者に予め理解していただくことにあります（Freeman, 2007）。先ず私は、私の思考の土台が志向性（intentionality）の哲学にあることを明確にしておきたいと思います。この考えでは、脳はその身体を世界に突き出し、そこで出会うすべてのものに合致するように自らとその身体を変容させることによって、環境について学習するのです。期待は脳において仮説として形成され、志向的行動によって肯定されたり否定されたりします。

私は、西洋哲学の主要な学派の教義についての長い年月にわたる探究の末に、この選択に至りました。その過程において私を歴史と人間性についての広範囲な探究へと導いてくれたのは、卓越した神経学者であった私の父と、教師として博士論文の作成を指導して下さった脳外科医のカール・プリブラム（Pribram, 1971）です。この探究は、聖トマス・アクィナス（一二二五～一二七四）の『神学大全』に含まれている、短いけれども包括的な思考を示した『人間論 A Treatise on Man』（一二七二／一九五二）との出会いと言う収穫をもたらしました。

この論文においてアクィナスは、行動の生物学についての自らの信念をまとめ、それをプラトンやアリストテレスの解釈と対比させています。感覚と知覚の生物学についての彼の記述は、他のいかなる教説よりも、私の脳ダイナミクスについての実験と観察の結果に合致するものでした。アクィナスが、五世紀前のサー・フランシス・ベーコンによる『新機関 *Novum Organum*』（一六二〇）や、三世紀前のデイヴィッド・ヒュームによる『人間本性論 A Treatise of Human Nature』（一七三九）に遥かに先駆けて、科学的方法というものを明確に記述していることを、ここで強調しておきたいと思います。彼の思想は、私の実験的研究に確固たる哲学的基盤を与えてくれたのです（詳しくは、Freeman, 1997 を参照）。

アクィナスは、よくアリストテレスの解釈者と呼ばれていますが、それは間違っています。彼は、彼が生きた時代である一三世紀に適合するように古代の書物を解釈したという点において真に創造的であったのであり、それは私が自分の解釈を二一世紀のアメリカに、また浅野博士が彼の解釈を二一世紀の日本に適合させていることと同じであります。アクィナスが成し遂げた仕事は、基本的には、脳の行動および世界に対する関係についての理解を根本的に変革することによって、アリストテレスの哲学を「キリスト教化」することでした。アリストテレスは、知覚とは外界に存在する物質的対象や出来事から形（形相―エイドス form）を抽出する過程であって、身体は対象の形を取り入れるが、質料（ヒュレー material）は取り入れないと考えました。このことを現代の脳科学者たちは、脳が感覚を通じて内部に取り入れた対象の形を活動電位によって伝達される情報として表現すること、すなわち「情報処理 information processing」と呼んでいます。このアリストテレス的見解において、知覚の内容を決定するのは脳ではなくて、「世界 The world」なのです。

アクィナスは、人間の魂は神から与えられた選択能力に基づいて自己決定を行う力を持っているとするキリスト教的信念を保ち続けました。彼は身体と魂を、いかなる形の通過をも許さない境界、もしくは外包を有する神聖な統一体として考えていました。脳は、感覚を通じて取りこんだ形――それがどのようなものであろうと――によってその内容が決定されてしまう真空掃除機のように働くのではありません。脳は、その「能動知性 active intellect」によって身体を世界へと向かわせ、その内部で想像し、それから期待される結果を感覚によって検証し、新しく得られた結果が示す食い違いにその身体を適合させ、外部に存在する物が何であるかを理性によって推測し、新しく得られた知識を保存することにおいて自らを作り変えながら、先行的に形を探索していくのです。こうして彼は、キリスト教神学が要請していた「自律的自己」についての生物学的概念を生み出しました。

このプロセスを、われわれは「行動―知覚サイクル action-perception cycle」、メルロ＝ポンティの言葉では

「志向性の弧 intentional arc」（一九四五）と呼んでいます。このサイクルの予想に関わる部分が、運動に関わる命令のコピーの皮質知覚野への伝達である「プリアフェレンス preafference」（Kay and Freeman, 1998）に対応します。「随伴発射 corollary discharges」（Taylor, 2007）とも呼ばれるこのプリアフェレンスが、行動の結果として与えられる知覚についての期待を知覚野に生じさせ、それによって脳は、その身体を世界に向かって動かすことによってどのような変化が生じるのかを予測するのです。このアクィナス的見解において、知覚を決定するのは脳であって、「世界」ではありません。

このような哲学的転回は、われわれが脳について知っていると思っていることの全て、またその探究をどのように進めるべきかについての考えにも、重大な転回をもたらさずにはおきません。

自己の生物ダイナミクス（Biodynamics of self）

中世のほぼ全時期を通じて、プラトン哲学とキリスト教教義の聖アウグスティヌス的総合が、ヨーロッパの哲学を支配していました。プラトン的メタファーにおいて、自己とは理性と感情という二頭の馬を操る御者としての魂でした。一三世紀に至って、アクィナスは、心と物を分離することができないという理由から、プラトン的思想を突き崩しました。彼の思想はアリストテレスの著作から多くの影響を受けていますが、その「動くことなく、動かすもの the Unmoved Mover」（訳注1）が全てを支配するという決定論を、彼は受け入れませんでした。このようなアクィナスの教義は、その後約四〇〇年間にわたって広く信奉されたのですが、一七世紀に至ってルネ・デカルトは、脳と身体を決定論的機械として定義し、プラトン的アナロジーを蘇らせて、自己ないし魂は船のかじ取り人のようなものであるとしました。

しかし、魂がどのようにして脳の機構を制御するかを機械的モデルによって説明することはできないことが明白となったために、デカルトは後年、宇宙的決定論（universal determinism）という考えに傾きました。その考えは、ライプニッツによって、「第一動者 The Prime Mover」である神が、心と物質という二つのシステムがいかなる場合でも並行して動くように定めたとするモナド論（予定調和説）として定式化されました。それから間もなく、医師で神経解剖学者であるサー・トーマス・ウィリス（Willis, 1664）が、脳と身体を双方向に繋ぐ媒体として「動物霊気 animal spirit」という概念を提唱しました。この考えはそれから約二〇〇年にわたって広く信じられたのですが、一九世紀になって、ヘルマン・フォン・ヘルムホルツが、神学的な意味合いを有する「動物霊気」という言葉の代わりに、生物学的な「神経エネルギー nerve energy」という言葉を作り出しました（Freeman, 1997）。彼は、脳と行動についての深い知識に基づいて、行動パターンを「反射的 reflex」と「随意的 voluntary」に二分する二元論を唱えました。彼の基本的な考えは、現代の医学と神経科学のほとんど全ての教科書に取り入れられています。

このような脳の働きについての機械論的概念は、大多数の生物学者に受け入れられ、例えばジークムント・フロイト（Freud, 1985）も、その初期においては、脳ダイナミクスを熱力学的概念として捉えていました（Pribram and Gill, 1976）。しかし、脳は閉鎖系ではなく、熱力学の法則に従わないことが明らかとなったことから、脳を熱力学的平衡系と見なすモデルはまもなく廃棄されました。二〇世紀半ばに、二つの大きな発展が生じました。その第一は、脳のニューロンが、唯一、活動電位によってのみ連絡し合っていることの実験的証明です。それによって、「神経エネルギー」の流れは、活動電位によって「ビット」として伝達される情報の流れと置き換えられました。このような進歩によって、脳のメタファーを機械とした時代が、それをコンピュータとする時代へと移り変わったのです。その第二は、神経生物学者の脳のニューロンの活動電位（ユニット、スパイク）の研究に対する興味の高まりと、工学者による人工知能という新しい研究領域の開発によって、生物的コンピュータという脳の新たな概念が誕生したことです。

この脳科学の発展においては、自己（self）についての脳理論が失われてしまいましたが、幸いなことに、二〇世紀初頭における新たな神経生物学理論の誕生と並行して、新たな哲学が勃興しました。今や現象学として知られる哲学流派が、フランツ・ブレンターノとエドムント・フッサールによって創始されたのです。彼らは志向性というアクィナスの教義を蘇らせ、それを表象についてのデカルト的な考えと結びつけました。アクィナスの考えでは、仮説を立てることが行動に先行し、その仮説は行動によって検証され、確かめられ、あるいは捨てられます。脳が知ることができるものの全ては、その内部で想像されたものです。一方デカルトは、その徹底した懐疑主義から志向性と想像という脳の働きを否定し、それらを、感覚からメッセージを取り込み、将来において表象として想起されるように保存する脳の働きに置き換えました。この考えによると、刺激はそれを表象するシンボルとしてまとめられ、したがって知識とは表象の集積に他ならないのです。ブレンターノとフッサールは、「志向性」という語を再び導入しましたが、彼らはそれを、アクィナスが理解していたように身体の世界への突き出しとしてではなく、あるシンボルとそれが指示するものとの関係として用いました。ジョン・サール（Searle, 2004）は、この関係を「向かっていること aboutness：指向性」（訳注2）と呼んでいます。例えば、ある旗は国家というものを「指向 intend」する、ニューロン発射は思考を「指向する」、一つの思考はニューロン発射を「指向する」、というように。このような考え方は、ニューロダイナミクスの見地においてはなんら意味を持っていません。

マルチン・ハイデガー（Heidegger, 1975）と彼の弟子のモーリス・メルロ＝ポンティ（Merleau-Ponty, 1945）は、まさにアクィナスが用いていたと同じ意味において「志向性」という語を用いることによって、ブレンターノとフッサールに反駁しました。ハイデガーらは、志向された事物とその理解との間には何の乖離も存在しないことを主張し、そのことをメルロ＝ポンティは「最大把握 maximum grip」と呼んでいます。志向性についてのフッサール的およびアクィナス的（ハイデガー的）解釈については、ジョン・サール（Searle, 2004）とヒューバート・ドレイファス（Dreyfus, 2007）がそれぞれの著作において、独自の見地から解説しています。サールは、自己は世界から情報を蒐集すると考えましたが、その考えの基をなす二元論が解決不可能な問題を抱えていることを認めています。それは、ニューロン発射がどのようにして対象の表象となり得るのか、また自己あるいは魂が、どのようにしてニューロン発射を引き起こすのかという問題です。一方ドレイファスは（彼と私は、ＵＣバークリー校での哲学の講義を分担して行いました）、「最大把握」を、自己が世界に適合することであるとしました。彼は私の非線形的神経ダイナミクスを、ハイデガーとメルロ＝ポンティの行動―知覚サイクルの内部に組み込みました。そのことによって彼は、主体と客体のデカルト的分裂を回避し、生命動力学的（biodynamic）な自己とは、脳と心と身体の統一体にほかならないことを示したのです。

意識の生命動力学

「意識のミステリー」（Searle, 1995）という言葉は、アリストテレス的決定論とアクィナス的自己決定論の対立が生みだしたものです。「共有された知識 shared knowledge」という意味のラテン語に源を有する「良心 conscience」と言う語は、アリストテレスが『ニコマコス倫理学』で述べたように、行動を選択し評価する基準の集まりについての気づき（awareness）を意味していました。アクィナスにとって、この基準とはモーゼが十戒として示したものであり、それは自己を志向的行動において一歩一歩構築していくためのガイドラインだったのです。一方、脳によってなされた選択を実行に移すエージェントとして一八世紀に登場した「意識」という概念は、脳と身体を方向付けと制御が必要な機械と見なす考え方が生み出したものです。実際、ウィリアム・ジェームズは次のように明確に述べています。「脳と意識的行動についてのア・プリオリな分析は、後者が――もしそれが実効性を有するものであるならば――選択的強調によって前者の不安定性を修正するものであることを示している。一方ア・ポステリオリな分析（訳注3）は、意識の働きが、それ自体を制御することが困難となるほど複雑化した神経系を操るために付け加えられた一つの器官が有することをわれわれが期待するような機能に正確に一致することを示している」(James 1879, p.18)。

一八四七年における外科麻酔法の発見によって、意識は機械的なプロセスであることが確立されましたが、それは同時に、このプロセスが能動的（enactive）であるか判断的（judgmental）であるかという未解決の問題を先鋭化させることとなりました。アリストテレス的伝統において、合理的な自己とは、行動の可能な選択肢を分析し、その一つを選択し、行動を開始させるものです。一方、アクィナス的伝統において、自己はナポレオンの有名な忠告に従います。戦闘で勝利を収める秘訣について度々尋ねられたナポレオンは、こう答えました。「先ず飛び込んで、それから見るのだ On s'engage et puis on vois」。つまり人は、意識を通して自らの行動を観察し評価することによって自己の本性を学ぶのです。デイヴィッドソン（一九八〇）が、行動は「警戒的な気づきなしに流れ出る」、すなわち「失禁的 incontinent」であると表現したように、非合理で自己破壊さえも可能な行動が多く見られることが、このプロセスの無意識的な性質を明らかに示しています。ブレーズ・パスカル（Pascal, 1623-1662）は、こう述べました。「心情は、理性の知らない、それ自身の理性を持っている。人はそのことを数多くのことによって知っている」（訳注4）。

アリストテレスもアクィナスも、意識について明確には論じていませんが、それはその機械論的概念が未だ存在しなかったことによります。ここでこの問題を取り上げた一つの理由は、意識の本性とメカニズムを理解する上で、非線形的ニューロダイナミクスの理論がどのように役立つのかを知りたいという多くの読者の要望に応えることにあります。この文脈においてさらに重要と思われるのは、一三世紀のアクィナスの教義と、日本文化に深く刻み込まれている仏教、特に禅の教義とが、驚くほどの並列的類似性を有していることについて述べることです。そもそも翻訳とは異なる文化間の共通点を探る企てでありますから、ここで上の類似性について論じておくことは、浅野博士によるこの翻訳書に一つの特色を付け加えることとなるでしょう。

全ての人種はほとんど同一のゲノムを有しているのですから、上に述べた類似性が、全てのヒトにおいて遺伝的に決定されている脳の基本的性質の幾つかに起因することは明白です。より分かりやすい説明として、私は、東西文化の交流を確立する上でアラビアの学者たちが成し遂げた貢献を取り上げたいと思います。一〇〜一一世紀において、アラビアのカリフたちが帝国の全領域からバクダッドに招いた学者たちは、哲学および科学の探究と熱心に取り組みました（Graham, 2006；Lyons, 2009）。彼らは独断的な宗教指導者を排斥し、「知恵の館 The House of Wisdom」と名づけられ、理性的な議論に基づく、寛容で多様な人文的知識の追究を特色とする中立的な研究施設を設立しました。それは文化の違いにかかわらず、科学が発達するために不可欠な条件です（Kuhn, 1970：Huff, 2003）。学者たちは現在の大学の原型であるこの施設に集い、エジプト語、シリア語、ペルシャ語、ギリシア語、ローマ語、中国語、インド語などで書かれた古代の文書を蒐集し、壮大な図書館を作り上げました。彼らはこれらのテキストをアラビア語に翻訳し、それを中国から伝来した技術を用いて紙に印刷しました（それは羊皮紙を用いるよりも遥かに容易で安価な方法でした）。そしてこれらの書物を、スペインからインドにわたる広大な帝国の全域に流布させたのです。これらの書物を蒐集し読むことが、新たに勃興した富裕な貿易商たちのファッショナブルな習慣となりました。当時のヨーロッパの大学が通常数ダースの書物しか持っていなかったのに、バクダッドの知恵の館は四〇〇〇〇〇冊以上を所蔵していたのです（Lyons, 2009）。

一三世紀までに、アラビアの学者たちは、その書物を携えてイタリア中部に移住し、神聖ローマ帝国皇帝であるフレデリック二世の庇護の下に、ローマ法王と対決することとなりました。アヴィセンナ、アヴェロイス、およびマイモニデスなどを含むアラビア人学者は、アラビア語からラテン語への翻訳を通じて古代の叡智をヨーロッパ人に紹介し、そのことが、アクィナスが教育を受けたようなヨーロッパにおける学問総合施設の急速な成長を促したのです。アラビアの学問がヨーロッパの数学、科学、および医学に大きな衝撃を与えたこと、特に医学がヒポクラテスやガレノスのそれを越えて進歩したことは詳しく記録されています。ヒト（および動物）の行動――特に心と物との関係――についてのアクィナスの思想の、ネオプラトニズムおよびアリストテレスの環境的決定論（「生物はそれぞれに運命づけられている．Biology is destiny」から、自己決定論とそれが必然的に伴う非二元論への転回にアラビアの学問が大きな影響を及ぼしたことは、十分な証拠によって支持されています（Fletcher, 2005；Grant, 2001）。アクイナスの哲学と仏教との間に共通点が存在することは、アラビア数字と医学と共に、仏教思想がイタリアに持ち込まれたことを示唆しています。したがって日本とアメリカの岸辺はともに、二〇〇〇年以上も前に始まった古代インド思想を世界中に拡散させる知性の波に洗われ続けてきたのです。このような歴史的関係については、異なる文化に通暁した研究者による探究が、多くの成果をもたらしてくれるに違いありません。

志向性と欲求の生命動力学

自己と意識と無意識の十全な理解を目指して努力している神経生物学者たちは、ヒトを対象とした実験において、志向的行動の開始に先行して脳の電気的活動が生じることを繰り返し示してきました。この電気的活動が、志向あるいは行動の決定に対する気づきが生じる前に起こっているということが、特に重要な点です（Libet, 2002 参照）。また被験者によって、志向された行動を途中で止めることができることも報告されています。それは例えば、人を傷つける言葉を口にしかけて途中で思いとどまるというようなことです。行動への志向に複数の継続的なプロセスの関与が必須であることは明白です。その第一は、アクィナスが「能動知性」と呼んだ想像によって、志向された行動のゴール（到達点）を定めることです。それに引き続いて、行動のプランを準備する、身体を行動に向けて準備する（身構えや体位）、筋肉と関節からの感覚フィードバック（固有感覚）によって準備状態を確認する、行動によって引き起される多重的な入力の変化に対して、随伴発射によって感覚皮質を準備状態におく（プリアフェレンス）、行動を開始する、などのプロセスが生じます。このようなプロセスの連鎖の途中のある時点において、被験者は自分の志向と決定を、気づきにおいて経験します。気づき——意識——は、これら全ての下働き的（custodial）、すなわち前意識（pre-conscious）的プロセスの上位に存在して、それらを制約しているのです（訳注5）。換言すれば、意識とは脳の状態が大域的に集約されたものであり、そのことの証明こそ本書が主たる目的とするところです。意識は固有感覚と随伴発射というフィードバックによる感覚システムの刺激に引き続いて生み出され、行動に先行し、また、それに伴って生じます。したがって欲求の経験（欲求についての気づき）は、志向と行動の準備が開始された後で、行動が完結する前に生じると考えられます。

私はこのような考えを、前意識的プロセスに関与する神経メカニズムのニューロダイナミクス（神経動力学）的研究の成果に基づいて構築しました。それについての説明を、私は志向性のパターンが大脳皮質全体にわたる背景活動の再組織化と統合から生み出されるということから始めたいと思います（Freeman, 2004)。皮質ニューロンの八〇％以上が興奮性であり、それらへの入力の大半は相互間において生じるものです。それぞれのニューロンは約一万個のニューロンと連絡し、そのそれぞれが別の一万個のニューロンと連絡するというように、その連鎖がさらに続きます。こうして各ニューロンは、わずか三個のシナプスを経由するだけで、皮質全領域のニューロンに対して直接的に影響を及ぼすことができるのです。ニューロン間の連絡の密度がこれほど高いために、各ニューロンが一つのパルスを発射したとすると、それは一つ以上のパルスをフィードバックによって受取ることになります。したがって理論的には、フィードバックによる増幅のために活動が限りなく増大していく可能性が考えられます。しかし実際には、発射したばかりのニューロンは、それがある程度回復するまで再発射することができません。つまり、ニューロン発射が不応期を有することから、その活動の増大には越えることのできない限界が存在するのです。

あらゆる皮質領域における全てのニューロンが、この限界を共有しています。相互刺激と不応期の絡み合いによって、大脳皮質の全領域にわたって、すべてのニューロンを巻き込んだ継続的な雑音（車の交通量の激しい道路が立てるような轟音）が生じます（Freeman and Zhai, 2009)。これが、脳の「自発的」背景活動です。それは非常に強く、また皮質全体に広がっているので、その存在の有無が、人が生きているか否かの判定基準となります。それが継続的に欠如している場合、その人は「脳死」であることが法的に宣告されることとなります。このような考え方は生物学的決定論であると言う人もいるでしょう。それはまさにその通りです。しかし、ニューロン間の連絡はすべて脳内に存在するのですから、それは脳の働きが外部的原因によって決定されるという意味での決定論ではなく、脳がそれ自体の働きを決定するという意味での自己決定論（self-determinism）なのです。

背景活動は、満足を求めて身体の運動が環境に向かう状態を準備します。それは、脳があれかこれかの決断の岐路に直面しているという意味で、物理学者が「自己組織化臨界 self-organized criticality」と呼んでいる状態に対応しています。この状態は、過去から未来にわたり継続的に遷移しつづけますが、記憶に基づいた「現在」を経由することにより、その連続性を保持しています。背景活動の強さは脳幹に存在する特殊化したニューロン集合によって制御されており（Panksepp, 1998）、それらは神経修飾物質を大脳皮質に広く分泌します（Freeman, 2005）。これらの神経核は逆に、大脳皮質からのフィードバック・ループにより制御されています。背景活動の状態は、深い眠りや、くつろいだ気づきや、方向づけられた覚醒から、怒り、恐怖、陶酔などの極端な状態にまで変化します。これらの全ての状態において、波及的な背景活動が大脳皮質における全ての運動システムを呑みこんでいきます。それが、全ての行動において脳の志向性がその身体を環境へと突き出していくための「神経エネルギー nerve energy」を供給するのです。

背景活動自体は構造を有しておりません。覚醒時、休息時、および深睡眠時の脳波活動の統計的解析は、それが雑音の一種であることを示しています（Freeman, 2004 ; 2009）。本書で詳しく述べるように、これまでの研究結果に基づいて推測するかぎり、背景活動は、皮質ダイナミクスがカオス的アトラクターへと収束することによって形成するパターンの生の材料となると考えられます。このパターンは、学習によって修飾された皮質シナプスによって決定され、そこにはそれぞれの脳が生涯にわたって獲得した知識が保存されています。どのパターンが選択されるかは、プリアフェレンスにおける随伴発射と、皮質がその運動システムを環境に向けることによって得られる感覚刺激によって決定されます。

背景活動は、志向―知覚サイクルにおける多数の内部リンク間の連絡を仲介します。この連絡に関わるステップは極めて短いものでなければなりません。というのは、日常的活動を支える志向的行動は、各瞬間において連続的に遂行されなければならず、それも時には緊急を要することがあるからです。それはまた、皮質の全領域を大域的に包含するものでなければなりません。何故ならば、自己の統一性を保持するためには、そのことが不可欠であるからです。収束は、入れ子構造を有する階層構造内部の全てのレベルにおいて自発的に生じます。そこには、生存を目的とする戦略的志向性、すなわちゴールに到達するための戦術的行動パターンを形成することと共に、志向的行動が目的を達したか否かを自己が学習することを可能ならしめる随伴発射が含まれます。

志向性と自己は、意識がその比較的小さなウィンドウに包含するにはあまりにも複雑すぎます。現象学者や心理学者は、これらのプロセスの意識に映じた範囲での様々な様相を、異なる術語を用いて記述しているのです。この領域においての一般的な合意は未だ得られていないのですが、ここで私は、心と脳の関係についての私自身の考えを追求し、それを表現するために十分であるような常識的な定義を示したいと思います。私は志向(intent)という語を、自己(self)がすることを選択した何かと定義します。動機(motivation)は、ある行動を選択したことに自分が与える理由を意味します。欲求(desire)とは、志向についての気づきがもたらす感情的経験です。感情とは、プリアフェレンスが引き起こす感覚皮質の活動であり、その内容は、目標を達成したときにどのような感覚が得られるかについての想像(能動知性)によって構成されます。それはさらに、(感情についてのジェームズ/ラング理論によれば)未来の志向的行動を実行する上で必要な代謝的需要を満たすために自律神経系によって引き起こされる身体の準備的変化が、感覚入力として脳に伝達されることによって修飾されます。

このようなプロセスを、多くの心理学者は「本能 instinct」(志向 intent と本能 instinct は、それぞれラテン語の「*intendere* 突き出す」と、「*instigare* 始めさせる」に由来します)と呼んでいます。ジークムント・フロイトは、脳と身体を駆動するエンジンを、「イド Id」と名付けました。アンリ・ベルグソンは、その著『創造的進化』において、「生命力 the life force」を表す「エラン・ヴィタール élan vital」という言葉を作り出しました。ハイデガーの「現存在 Dasein」という言葉も、それと同じようなものです。これら全ての言葉は、皮質ニューロン間の相互的興奮をその生物学的源泉とする志向性の、外界への突き出しを意味しています。脳ダイナミクスについての実験的研究から得られたデータは、このような洞察によってはじめて、荒れ狂う哲学の海に投じる錨となるのです。

私は、このような脳ダイナミクスの特性に基づいて、志向性は欲求に先行するという結論に至りました。この連鎖は、デイヴィッドソンの「失禁 incontinence」という概念とともに、退屈という感情を説明します。背景活動がフルに流れ動いている時、能動知性はゴールを構築し、行動は成就への喜びに満ちた期待に従って進んでいきます。その流れが強くても、能動知性による構築が予め為されていない場合は、満足が得られるべき方向づけがなされないために、エネルギーは落ち着きを失う、ちゃらんぽらんになる、せかせかすることなどに費やされ、そのことから退屈の苦痛が生じるのです。子供には、ゴールを探索するよう、建設的に自分自身に対することを教え込まなければなりません。大人になってもそれができない人は珍しくありません。パスカルは、「部屋に静かに座っていられないこと、それが人間の諸悪の根源であることを私は発見した」、と述べています。

逆に、もし反対の連鎖を仮定する、すなわち欲求が志向に先行するとすれば、われわれの思考の流れは二元論やデカルトの「思惟 *Res cogitans*」、さらにフロイトの「エゴ Ego」へと向かいます。いずれの観念も、非線形脳ダイナミクスと合致するものではありません。

選択と自由のバイオ・ダイナミクス

神経活動のこの唯一の根源は、子宮の内部で、胎児がその最初の志向性の発現として無目的に手足を動かすことにおいて、初めてその姿を現します。それから始まる学習は生涯続き、技術や記憶の習得と蓄積を通じて、自己の建設が一歩一歩進んでいくのです。このエネルギーは、出生後の両親・兄弟姉妹・友人・社会における専門分野の同僚、とりわけ自分自身の行動から課せられる制約に従って発達していく構造へと向かいます。一歩先に進むたびに発達を遂げる自己は、先ず行動し、その結果に喜んだり悩んだりしながら結果を予測することを学びます。そのようにしてわれわれは、己の行動を通して自分自身を知るのです。

脳の電気的活動を測定する非線形脳ダイナミクスが提供する機器と分析手段を用いることによって、われわれは脳波の同期的振動が各大脳半球の全皮質領域にわたってパターンを形成する瞬間を正確に検知することができます（Freeman and Burke, 2003；Pockett et al., 2009；Ruiz et al., 2010）。まさにこの同調の瞬間こそが、脳が背景雑音から神経活動の大域的な空間的パターンの長い連鎖を形成する機会を表しています。このパターンは、以前の行動の結果と、次に何が起こるかについての予見のセットについての評価を反映しています。つまりそれらは、自己と意識の統一性を反映しているのです。それぞれの連鎖は、結果の予見を伴う行動のオプションを自己が選択する機会を提供します。選択の瞬間は、自動的（いわゆる「考えなしに」）でも、ウキウキするものでも、苦痛を伴うものでもあり得ますが、いずれにしても避けることができないものです。ヘーゲルとレーニンの「自由とは必然性の認識である」というスローガンは、アリストテレス的信条を表していま す。アクィナス的信条において、自由とは歴史的な概念ではありません。それはあくまで個人的なもの、すなわち、各人における選択の権利と義務を意味しているのです。

アクィナスが設けたこの区別は、選択と自由の観念が往々にして混乱しているために、あいまいなものとなっています。本書で述べられるように、選択とは分岐もしくは相転移を意味し、自由とは用い得るオプションの幅を意味します。奴隷として生まれた、あるいは暴君的な両親の下に生まれた人はほとんど自由を有さないために、生きるか死ぬかというオプションしか持ち合わせていません。一方、あまりにも多くの自由を持っている人は、それとは異なる種類の失望を経験しがちです。オプションの過剰に直面すると、人は決定しないこと、より多くの情報を求めて決定を先延ばしにすること、あるいは宗教的・政治的・軍事的・専門的組織に帰属し、そこでのしきたりに盲従することを選ぶようになります。しかし、最高の喜びは、過剰なオプションを自分の仲間や家族に対して誠実であるために費やすことによってこそもたらされるのです。

脳機能をちょっと観察しただけで、それが覚醒時・睡眠時のいずれにおいても、神経活動の渦巻きであることがわかります。意識およびその表出に直接的に関与するのは脳活動の一部にすぎず、それだけで脳と身体の全ての能力を最大限に発揮させることはできません（訳注6）。このようなダイナミズムについての展望から、意識の役割が明確となります。それは行動を起こすことではありません。逆にその役割は、最近の、また現在の行動の結果の総合と評価のために、選択を先延ばしにすることにあります。自己制御のためのテクニックは、だれもが良く知っているものです。それは、恐怖や怒りを鎮める、結論を先延ばしする、誘惑を退ける、十分に時間をかけて学ぶ、機会と結果について読書し瞑想する、行動を起こす前に立ち止まって考える、喜ぶのは後回しにする、などの方法です。ジョン・スチュアート・ミル（Mill, 1843：p.550）は、次のように述べています。「われわれは、われわれが実際そうであるところと違うものになることをいきなり志すことはできない。しかし、われわれの性格を形成したであろう人達にしても、われわれがこのようになることを望んでいたわけではない。彼らの意志は、彼ら自身の行動に対する以外には、何の直接的な力も有していない。われわれは、もしそのように意図しさえすれば、他人がわれわれのためにそうすることができると同様に、われわれ自身の性格を形づくることができるのだ」。

このミルの一文は、まさに正鵠を射ています。脳ダイナミクス研究を通じての私の願いは、脳のダイナミクスについてのより深い理解を得ることによって、誰しもが自己の能力を最大限に発揮することができるようになることです。本書はニューロダイナミクスの入門書として一〇年前に書いたものですが、その後の私の研究の発展については、下に引用した文献をご参照ください。深遠で複雑な脳の電気的ダイナミクスについての探究が、古代から引き継がれた叡智へと私たちを連れ戻してくれたことに、私は深い喜びを感じています。

We shall not cease from exploration
And the end of all our exploring
Will be to arrive where we started
And know the place for the first time.
われわれは決して探究を止めない。
しかし、全ての探究の終わりとは、
その始まりに立ち戻ることであろう。
その時初めてわれわれは、
そこがどこなのかを知るのだ。（T·S·エリオット、Eliot, 1991）

文 献

Aquinas, St. Thomas (1272/1952): The Summa Theologica, translated by Fathers of the English Dominican Province, ed. by W. Benton as Volume 19 in the Great Books Series, Encyclopedia Britannica, Univ. Chicago Press, Chicago IL.

Crick, F. (1994) The Astonishing Hypothesis: The Scientific Search for the Soul. New York: Scribner's.

Davidson, D. (1980) Actions, reasons, and causes. In: Essays on Actions & Events. Oxford UK: Clarendon Press.

Dreyfus, H. (2007) Why Heideggerian AI failed and how fixing it would require making it more Heideggerian. Philosophical Psychology 20(2): 247-268.

Eliot, T.S. (1991) Eliot, Little Gidding, in Four Quartets; Collected Poems, 1909-1962. New York: Harcourt, Brace, Jovanovich.

Fletcher Madeleine (2005) Almohadism: an Islamic context for the work of Saint Thomas Aquinas. In: Los Almohades: Problemas y Perspectivas, Patrice Cressier, Maribel Fierro and Luis Molina (eds.). Madrid: Consejo Superior de Investigaciones Cientı´ficas, vol. 2, pp. 1163–1226, in English.

Freeman, W.J. (1997) Three centuries of category errors in studies of the neural basis of consciousness and intentionality. Neural Networks 10: 1175-1183.

Freeman, W.J. (2004) Origin, structure, and role of background EEG activity. Part 1. Analytic amplitude. Clin. Neurophysiol. 115: 2077-2088. Part 2. Analytic phase. Clin. Neurophysiol. 115: 2089-2107. http://repositories.cdlib.org/postprints/1006; http://repositories.cdlib.org/postprints/1486.

Freeman, W.J. (2005) NDN, volume transmission, and self-organization in brain dynamics. J Integrative Neuroscience 4 (4): 407-421.

Freeman, W.J. (2007) Intentionality. Scholarpedia 2(2):1337 http://www.scholarpedia.org/article/Intentionality

Freeman, W.J. (2008) Nonlinear dynamics and the intention of Aquinas. Mind and Matter 6(2): 207-234.

Freeman, W.J. (2009) Deep analysis of perception through dynamic structures that emerge in cortical activity from self-regulated noise. Cognitive Neurodynamics 3(1): 105-116. http://www.springerlink.com/content/v375t5l4t065m48q/

Freeman, W.J., Burke, B.C. (2003) A neurobiological theory of meaning in perception. Part 4. Multicortical patterns of amplitude modulation in gamma EEG. Int. J. Bifurc. Chaos 13: 2857-2866. http://repositories.cdlib.org/postprints/3345

Freeman, W.J., Zhai, J. (2009) Simulated power spectral density (PSD) of background electrocorticogram (ECoG). Cognitive Neurodynamics 3(1): 97-103. http://repositories.cdlib.org/postprints/3374

Freud, S. (1895) The project of a scientific psychology. Chapter in: The Origins of Psycho-Analysis. Bonaparte M, Freud A, Kris E (eds.), Mosbacher E, Strachey J (trans.). New York: Basic Books 1954.

Graham, M. (2006) How Islam Created the Modern World. Beltsville MD: Amana Publ.

Grant, E. (2001) God and Reason in the Middle Ages. Cambridge UK: Cambridge UP. http://catdir.loc.gov/catdir/samples/cam031/00065116.pdf

Heidegger, M. (1975/1988) The Basic Problems of Phenomenology (rev. ed.). Hofstadter A (trans.) Bloomington IN: Indiana UP.

Huff, T.E. (2003) The Rise of Early Modern Science. Islam, China, and the West (2nd ed.) Cambridge UK: Cambridge UP. (Huff, 2003)

James, W. (1879) Are we automata? Mind 4: 1-21.

Kay, L.M., Freeman, W.J. (1998) Bidirectional processing in the olfactory-limbic axis during olfactory behavior. Behavioral Neuroscience 112: 541-553.

Kuhn, T. (1970) The Structure of Scientific Revolutions. Chicago IL: University of Chicago Press (2nd ed.).

Libet, B. (2002) The timing of mental events: Libet's experimental findings and their implications. Consciousness and cognition 11, 291-299; discussion 304-233.

Lyons, J. (2009) The House of Wisdom: How the Arabs Transformed Western Civilization. New York: Bloomsbury Press

Merleau-Ponty, M. (1945/1962) Phenomenology of Perception, (C Smith, trans.). New York: Humanities Press.

Mill, J. S. (1843) ***Of Liberty and Necessity***, Ch. II, Book VI. A System of Logic. London UK: Longmans, Green, 18th ed. (1965)

Panksepp, J. (1998) Affective Neuroscience: The Foundations of Human and Animal Emotions. Oxford UK: Oxford University Press.

Pascal, B. French mathematician, physicist (1623 - 1662) http://www.quotationspage.com/quotes/Blaise_Pascal/

Pockett S, Bold GEJ, Freeman, W.J. (2009) EEG synchrony during a perceptual-cognitive task: Widespread phase synchrony at all frequencies. Clin Neurophysiol 120: 695-708. doi:10.1016/j.clinph.2008.12.044

Pribram, K.H. (1971) Languages of the brain; experimental paradoxes and principles in neuropsychology. Englewood Cliffs NJ: Prentice-Hall.

Pribram, K.H., Gill, M.M. (1976) Freud's Project Reassessed: Preface to Contemporary Cognitive Theory and Neuropsychology.. New York: Basic Books.
Ruiz, Y., Pockett, S., Freeman, W.J., Gonzales, E., Li Guang (2010) A method to study global spatial patterns related to sensory perception in scalp EEG. J Neuroscience Methods 191: 110-118
Searle, J.R. (2004) Mind: A Brief Introduction. Oxford UK: Oxford University Press
Searle, J.R. (1995) The Mystery of Consciousness. New York Review 2-18 November
Taylor, J. G. (2007) CODAM: A Model of Attention Leading to the Creation of Consciousness. Scholarpedia 2(11):1598.
Willis, Sir T. (1664/1964) The Anatomy of the Brain and Nerves (Cerebri Anatome). Feindel W (ed.) Montreal, Canada: McGill University Press.

訳　注

（1）「Unmoved mover」における「move」は他動詞として用いられている。通常用いられている「不動の動者」という訳では、他動詞――動かす――と自動詞――動く――との区別が明確でないので、原文の意味を正確に伝えるために、このように訳した。アリストテレスの形而上学では、宇宙の全てが質料因・目的因・動力因・形相因という因果関係によって決定されているが、その因果関係――動かす者――を上に辿っていくと、それ以上は辿ることができない究極的な一つの原因に行き着かざるを得ない。それが「神」であるとアリストテレスは考えた。「第一（究極）原因 The primary cause」、また「The prime mover 第一動者」とも呼ばれる。

（2）フッサールの現象学においては、「何ものかについての意識 Bewußtsein von etwas」という意識の基本性格が「志向性」と呼ばれる。一方、サールは、「意識」そのものがミステリーであるという観点から、「志向性 intentionality」のかわりに、「aboutness」という語を用いている。後に述べられるように、それはあるシンボルとそれが指示するものとの関係を意味し、通常、「指向性」と訳されている。「志向性」と「指向性」は同じ意味で用いられることも多いが、「意識」についてのサールの理解が、フッサールとは異なっていることから、本書では、門脇俊介氏がヒューバート・ドレイファスの『世界内存在』（門脇俊介監訳）で用いた「向かっていること」という訳語を採用した。フリーマンは、「志向性」についてのフッサール的およびサール的な解釈をともに否定し、アクィナス的な意味において用いている。

（3）一般に事物の「同一性」は、世界の探究を必要とするものと、それを必要としないものとに区別される。前者は「ア・ポステリオリな同一性」と呼ばれ、それを必要としない「同一性」は「ア・プリオリな同一性」と呼ばれる。

（4）パスカル『パンセ』一四頁、前田陽一・由木康訳、中公文庫、一九七三より。

（5）フリーマンは前意識的な脳の働きを「custodial」と呼んでいるが、その意味合いを確認したところ、次のようなご返答をいただいた。「Custodian とは、掃除とか、物品補給などの雑用をする人を意味します。それは高度の知性を必要とせず、社会の秩序を維持するための日常的な仕事をこなすだけの能力があればよいのです。その同義語は janitor（雑役婦・夫）です。脳の仕事の多くは、行動の準備と、その後始末に向けられています。それは高い知性を必要とするものではないので、何かうまくいかないことが起こった時、また日常の範囲を超える仕事においてその真価を発揮する意識よりも下位に位置しているのです」。

フリーマンがどのような意味合いで「前意識 the preconscious」という語を用いており、それが一般的に用いられている「無意識 the unconscious」とどのような関係にあるかについて、以下に若干の説明を補足しておく。機械論的人間観に反発するドイツ・ロマン主義哲学は、一九世紀前半におけるショーペンハウアーの『意志と表象としての世界』(西尾幹二訳、中央公論新社、二〇〇四)において極点に達したが、「無意識 the unconscious」という概念自体は、一八四六年に出版されたカールス(Carus, CG)の『Psyche』(Hilman J 英訳、Spring Publications, Inc., 1970)および一八六八年のハルトマンの著書『無意識の哲学』(von Hartmann E, Coupland WC 英訳『無意識の哲学 (The Philosophy of the Unconscious』, Living Time Press, 1868) 等において初めて明確に定義された。ハルトマンによると、無意識には次の三層がある。(i)絶対的無意識：これは宇宙の物質であり、他型式の無意識の出所である、(ii)生理学的無意識：カールスの無意識と似て、人間を含む生物の発生、発達、進化の中に働いている、(iii)相対的ないし心理学的無意識：これがわれわれの意識的心的生命の源泉にある。フロイトはこのような「無意識」の内から、連想・催眠などの手法によって意識に呼び出すことができるものを主たる研究対象とし、それを「前意識 the preconscious」と呼んだ。それがハルトマンの定義における(iii)「心理学的無意識」に対応することは明らかである。その(ii)に対応するものは、内臓感覚・深部感覚、視床・基底核・脳幹・小脳における運動調節機構、視床下部および自律神経系における体内ホメオスタシス維持機構、脳幹・脊髄における反射的な神経活動の大部分を含む脳神経系の働きであり、それは直接意識に上らないので、「前意識 the preconscious」あるいは「下意識 the subconscious」と呼ばれている。フリーマンは「前意識」という語を、まさにその意味で用いている。その哲学的・心理学的解釈として、ニーチェはそれを「エス」と呼び、人間の中の非人間的なもの、自然必然的なものであり、無意識的な本能的欲動であるとした。フロイトはこのニーチェの考え方を継承し、「エス」は系統発生的に与えられた本能エネルギーの貯蔵庫であり、快感原則だけに従い、無意識的であり、現実原則を無視し、論理性を欠き、時間を持たず、社会的価値を無視するものと考えた。このエスの内容は始め自己保存本能と性本能に分けられたが、それらは後にエロス(性の本能)とタナトス(死の本能)へと分類し直された。(i)の絶対的無意識を認める考えは、汎心論哲学として長い歴史を有し、最近では、原形的意識経験が実在に固有なものであるというペンローズやエクルズなどによる心の量子論的理解へと引き継がれている。

（6）この文については、フリーマンから次のコメントをいただいた。「私の考えでは、脳活動の大部分は、行動・知覚・記憶、および脳が常時行っているすべての仕事を遂行する上で不可欠な無意識的プロセスに向けられています。意識を形成すると同時にそれによって引き起こされる脳活動は、その僅かな部分を占めるに過ぎません。脳画像が示す脳活動の大半は意識との対応を欠いており、したがって、そのどの部分が意識に関わっているのかを決定することは不可能です。意識とは、パターン化された活動を不可欠の構成要素とする脳の大域的な働きです。そこには活動の高い部分と低い部分が等しく関与しているのですから、脳画像において、平均以上に高いニューロン活動を示す高輝度スポット（一つあるいはその集合）が描出されたとしても、それがすなわち意識を表していると考えることはできません」。

目次

第1章　自己制御と志向性

あなたを操っているのは、一体誰なのだろう？　それはあなた自身なのか、それともあなたの脳なのか？　もしそれがあなたの脳でないとすれば、その力を持つあなたとは一体何なのだろう？　哲学者のルネ・デカルトは、脳を含む身体を、魂が動かす機械であると考えました。彼によれば、魂、精神、フリー・エージェント、その他様々な名前で呼ばれるあなた自身が、あなたの脳を統御しているのです。少なくともあなたが十分な知識と力を持っているかぎり、あなたはそうすることができるし、またそうすべきなのです。

しかし、近年とみに発達した脳科学は、あなた、あるいはあなたの脳が幾分かでも支配力を有するという考えを否定しています。神経遺伝学者は、あなたの遺伝子が、あなたが先祖から盲目的に引き継いだ遺伝的形質である身体の色や形のみならず、知能のレベル・気性・性的表現の仕方・与えられた目標を達成するために暴力を用いる傾向までをも決定すると主張しています。神経薬理学者は、脳を神経修飾物質によって駆動される化学的機械と見なしています。気分障害のために精神科医の診察を受けることは、自分ではできない自動車の故障の修理を、あまり信用できない整備士に依頼するようなものです。少なくともこれらの医師は、処方された薬を飲むか飲まないかを選択するという一片の自由をあなたに認めていますが、社会生物学者はその自由さえも奪ってしまいます。彼らによると、あなたがその薬を飲むとすれば、あなたは幼少時の教育によって形成された従順な行動様式に従っています。あなたが飲まないとすれば、それは専制君主的な両親に対するあなたの反抗的態度の反射的反復に過ぎないのです。

あなたがそのように行動するのは、あなたがそのように生まれついたからなのか、あるいはそのように育てられたからなのかという「生まれか育ちか」論争は長い間続けられていますが、その核心に存在するのは遺伝的・環境的決定論という教義です。この教義は、あなた自身の積極的な関与を否定し、あなたの全ての決定が周囲環境によって強制されたものであるとする点において大きな問題を孕んでいます。つまり、この決定論は、キリスト教神学における運命予定説の遺残にすぎません。この説によると、人が天国と地獄のいずれに向かう性向を有しているかは、世界の始まりにおいて既に決定されているのですから、現世でどのような罪を犯そうとも、それが来世の運命に影響を及ぼすことはないのです。しかしこの教義を、正統教義の無規律な宿命論的歪曲と見なした近隣諸国は、信者を絶滅させようとしてそのコミュニティーを襲い、この世の地獄を作り出しました（訳注1）。

選択することを避けたり、あるいはそれを言い逃れたりする場合においてさえ、われわれは事実上、選択を行っています。われわれは、一七世紀の哲学者ベネディクト・スピノザの言葉である「崖を転げ落ちる岩」のように環境に翻弄されているのではありません。われわれが為す全ての選択は、その深奥に至るまで全く個人的なできごとです。それはわれわれ一人ひとりの過去の全経験の内から、記憶の静的な集合としてではなく、様々な影響・願望・嫌悪・才能などが絡み合って紡ぎだす織物として立ち現れるのであり、それがわれわれの全ての行為の意味を作り出すのです。われわれは、この過程を明瞭に認識し、その激しい動きのなかから秩序と明瞭さをもって現れる様相を識別するよう常に努力しています。その様相の内で特に目立つものが、原因、決定因子、および理論的根拠です。われわれは、事物・出来事・行動、また人生の意味として信じられるものを見出すために理性を用います。知覚と行動をこのように理解することは私たちにとってとても大事なことです。なぜなら、そうすることで自分自身、自分の行動、さらに周囲の世界の何を変えるべきかを学ぶことができ、われわれの個人的目標を効率的に達成することができるからです。

選択とは、それがわれわれを可能性の華々しい実現、監獄で迎える人生のおぞましい末路、失敗に終わった結婚、あるいは息が詰まりそうな仕事のいずれに導いたとしても、人生行路における分岐の連鎖です。過去の選択を振り返って成功したと思える場合、われわれは自分自身を称賛することができます。もしうまくいかなかった場合は、その原因を他人に押し付けることもできます。しかし、将来の選択についてあれこれ考えるとき、安易な道を歩むか、あるいは予測を拒否し、過去の死の手を振り払うかの選択をわれわれに為さしめるのは自分自身なのでしょうか、それとも脳の中の何かなのでしょうか？

自己決定は、どのような本質を有しているのでしょうか？　それは結局、脳とニューロンが自分の心、あるいは自分自身として経験される行動と思考をいかにして創り出すのか、また、もし心における経験が脳とニューロンの活動を変化させるとすれば、それはどのようにして為されるのかという問題に帰着します。ここでわれわれは、心と脳の活動において、あることが他のことの原因であるということ、すなわち心と脳の因果関係とは一体何を意味しているのかという問題に突き当たります。

多くの神経科学者は、この問題に全く目をつぶっています。「育ちより生まれ」的決定論の信奉者にとって、われわれが選択にあたって自己をコントロールすることができるという考えは幻想にすぎません。決定論を信奉するこれらの哲学者たちは、心的過程についての気づき（意識）を「随伴現象」と呼んでおり、それは動いている車のエンジンが立てる雑音のような、意味のない副次的現象に過ぎません。ニューロンの活動パターン、およびその結果として生じる感情や思考が、行動として観察される筋肉の活動パターンを形づくる化学的・電気的因果関係の連鎖にどのようにして入り込むのかを、彼らの唯物論的用語を用いて説明することは不可能です。彼らは、心的出来事が物理的世界に入り込むことを認めることは、神がその目的のために自然法則を停止させた中世の奇跡を認めることと同じであると主張しています。彼らにとって、意識の流れの内容を形づくる事物や出来事についての心的経験は、全て随伴現象に過ぎないのです。

沈みゆく太陽の赤さ、花の香り、鳥のさえずりなど、哲学者が「クオリア」と呼ぶ経験は私秘的なものであり、それは彼らの見解においては科学者には近づき得ないもの、または科学的探究に値しないものです。全ての行動のパターンは脳内の神経的出来事に原因を有するのであって、それに先行する原因は、脳に入力された過去の出来事が組み合わされたものだと彼らは主張します。彼らの目的は、変形された刺激が感覚ニューロンによって外的世界から脳へと運びこまれ、そこで予測し得る行動へと処理される過程を支配する自然法則の発見です。そこに偶然は関与し得ても、選択が関与する余地はない、と彼らは考えています。

因果律（訳注2）の観念に少し工夫を加えれば、それと異なる考え方が可能となります。アリストテレスは、原因に四つの種類を区別しました。例えば石の像は、質料因・形相因・動力因・目的因の四種の原因を有し、それらはそれぞれ、石・形・彫刻家・この仕事が達成しようとしている目的に対応します。この考え方を、人間が作った機械や芸術作品に当てはめることは可能ですが、人間自体、例えば技術者や芸術家に当てはめようとする場合にはうまくいきません。例えば、脳の質料は化学物質であり、その形態は神経解剖学の研究テーマです。脳の動力因は遺伝子と環境であり、目的因はその生物学的運命であるということになりますが、それがこじつけに過ぎないことは明らかです。原因を四つに分けるこのやり方は、個人や集団が、新しい着想や新しい道具、さらには新しい芸術形態を創造する、つまりこれらの創造的活動の原因でありうるという可能性に存在の余地を与えません。アリストテレスは、想像ということを考えに取り入れなかったのです。

さらに他の流派の脳科学者たちは、神経的出来事と心的出来事は、同じものの異なる様相であると提案することにより、脳がどのようにして思考を生み出すかという問題を回避しています。この考えは、心・脳同一仮説（同一説あるいは双貌説とも呼ばれる）として知られているものです。それは、ウサギをその巣の入口と出口の両側から見るようなものです。結局のところ、われわれは働いている脳なしに思考することはできませんし、また脳の働きの一部は思考することですから、同一説は原理的には反駁が難しいほど理屈に適っています。しかし、この同一説を直接証明する方法は存在しません。あなたが何かを考えながら同時にあなた自身が脳の中に入り込んで脳がどのように活動しているかを観察することはできません。一方、あなたの脳の活動を観察している人に、あなたが考えていることを言葉で伝えようとしたところで、彼はあなたの考えの内容を正確に知ることはできません。現代の脳画像検査法によって、様々な種類の認知作業において脳の異なる部位が多かれ少なかれ同時的に活性化することが明らかとなりました。しかし、この脳地図における色のパッチ（訳注3）から、あなたが何を考えているのかを推定することはできません。つまりわれわれは同一性仮説を、検証不可能な理論と見なすほかないのです。一人の人間が、巣にいるウサギの頭と尻尾を同時に見ることはできません。しかしそれは、二人の人間がいれば可能であり、彼らはその両方が存在すること、見え方は異なるにしても、それらが同一動物のものであることについて意見が一致するでしょう。さらに彼らは、ウサギについての理論を構築することによって、彼らが見たものを組み合わせ、その全体像を作り上げることもできます。しかしその場合、頭と尻尾がくっついていることは結論できても、それらの間に因果関係が存在すると結論することはできません。ウサギ仮説に従う限り、われわれは頭と尻尾のそれぞれを、全体の一部分として理解するしかないのです。

しかし、脳理論から因果律を排除すべきではありません。私が属する脳科学者グループは、前節で述べたものとは異なる観点から、選択能力は人間にとって本質的で奪うことのできない特性であると考えています。因果律があまねく宇宙を支配することを前提とする限り、選択の可能性を否定せざるを得なくなります。それとは逆に、われわれは選択の自由が存在するという前提から出発し、因果律を脳の特性として説明することを目指します。この前提は、倫理学を土台としているのではありません。逆にこの前提から、選択の自由は善であるか、いかなる状況においてそれは奨励され、あるいは拒否されるべきか、そして性・人種・年齢・教育・さらに富の所有に関して、人びとのために誰がその権利を行使しあるいは拒否すべきか等の多くの倫理的問題が発生するのです。歴史上多くの人々が、彼らに課せられた社会制度の下で、この権利の行使を制限されてきました。それに伴う責任を免除されることをむしろ歓迎する人がいたとしても、この前提こそ、一八世紀以来のアングロ・アメリカン民主主義社会の土台を成してきたものです。しかし、一七世紀に始まった生物学および物理学上の諸発見は、個人の自由を否定する考えへと人々を導いてきました。スピノザは、人間と崖を転げ落ちる岩とが異なる唯一の点は、人間がそのことを自ら選択したという幻想を抱いていることにあるとしました。

本書において私が目指すのは、従来の生物学の基本的発想を転回させ、脳のダイナミクスを正しく理解することによって、選択という生物学的能力を説明することです。この目的を達成するためには、次に示す三つの条件が満たされなければなりません。その第一は、われわれの選択のオプションがニューロンによって構成されることを説明するような脳のメカニズムを提示することです。第二は、われわれの選択の瞬間に、ニューロン回路でどのようなことが生じているかを説明することです。第三は、気づきの本性とその役割、および気づきの状態と意識内容の継起との関連を、脳科学的な用語を用いて説明することです。別の言い方をすれば、この仕事は、脳の働きを理解し、その支配権を握るための基礎を築くことにほかなりません。こうして理解された脳の働きは、脳科学が示す諸事実のみならず、われわれの日々の生活と選択を可能ならしめている直観、思考、そしてクオリアと合致するものでなければならないのです。

僅か一〇年前までは、このような研究の基礎を築くことは不可能でした。しかしその後、二つの新たな研究領域が誕生し、急速な発展を遂げました。その一つである脳画像検査法は、われわれの正常な行動に伴ってニューロン集団の各領域が形成する活動パターンについての観察と測定を可能ならしめました。脳全体について言えば、画像変化の大部分は、前脳とも呼ばれる大脳と、その外殻である大脳皮質（図１）における活動パターンによって占められています。残る部分は、各大脳半球の深部に存在する無数のニューロン集団が形成する基底核、および大脳を小脳と脊髄へと結合する脳幹の活動パターンです。もう一つの新しく発展した領域は非線系脳ダイナミクスです。これは物理学者、化学者、生物学者によって研究が進められている複雑系の自己組織化や非線系ダイナミクスが引き起こす絶え間なく現れる新しい活動パターンを対象とする領域を含んでいます。この絶え間なく変化する活動パターンを、われわれはカオスの表れとして理解しています。カオスは雑音のように見えますが、われわれの思考がそうであるように、隠された秩序と共に、急速かつ広汎に変化する能力を有しています。雑音は、電気ストーブが発する熱のように、始まりと終わりが緩慢です。一方カオスは、空港ターミナルにおける群衆の動きのようなものであり、その動きのパターンは、アナウンスの度毎に瞬間的に変化します。雑音とカオスを区別することは、非線形ダイナミクスという概念が誕生するまでは全く不可能でした。これら二つの研究分野をともに可能としたのは、科学的概念の発達とデジタル・コンピュータの広汎な利用です。これらの分野での文献量は、すでに脳についてのそれに匹敵しています。カオスによる行動分析の基礎を述べるためには、問題をできるだけ単純化しなければなりません。そのために私は、理論的・実

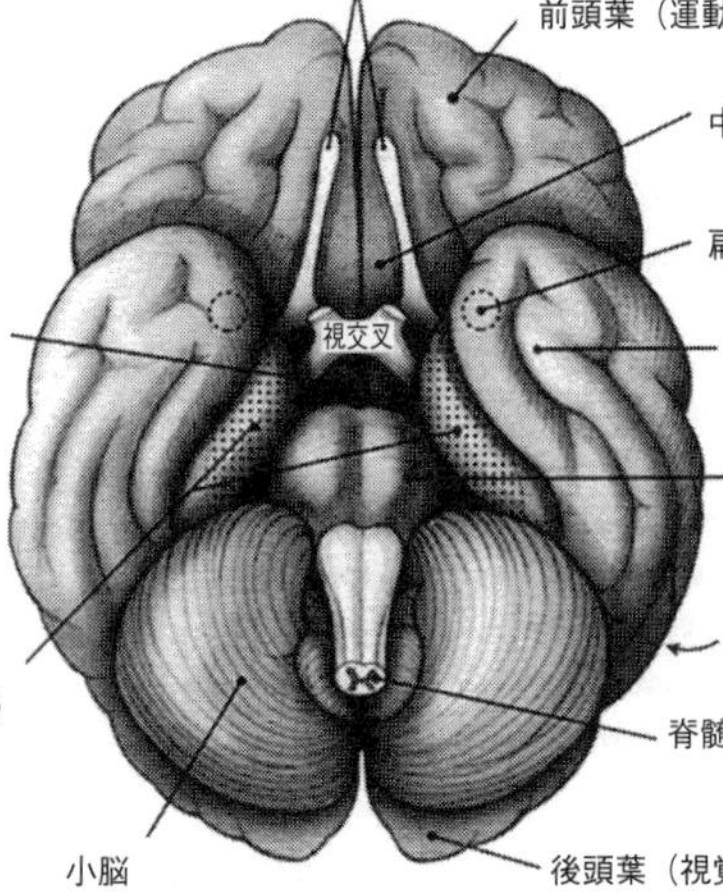

図1　下方から見た脳の外観。大脳（前脳）の二つの半球はそれぞれ五つの脳葉を持ち、下方からは、前頭葉・側頭葉・および後頭葉の小部分しか見ることができない。二つの大脳半球は中脳（この図では見えない）を介して結合し、脳幹と小脳に移行する。点で示した側頭葉内側部は内嗅皮質を含み、それはその上部に位置する海馬への主要な入力源である。これらが辺縁系の主要部分を成す。嗅覚は嗅球から直接的に内嗅皮質へと入力されるが、他の全ての感覚は回り道をして脳幹から基底核を経由し、各大脳半球の外殻を成す大脳皮質へと入力される。視床を含む基底核は、前脳内部に存在するニューロンの塊であるが、脳を切り開かなければ見ることができない。

験的知見についての分析の対象を次のような脳の働きに限ることとしました。それは、脳がどのようにして選択を行うのかという問題、さらに気づきにおける「われ」が、いつ、どのように、またいかなる重要性をもってその過程に加わるのかを決定するような脳の働きです。私が目指すのは、人間は選択能力を有するという信念の強化です。この目的は、脳の内部で形成された目標を行動によって表現することに関わる神経メカニズムを解明することによって達せられるでしょう。そのメカニズムが、因果律という、人間に特徴的な考えを生み出すのです。自由意思と普遍的決定論という概念のいずれもが因果律についての間違った観念から論理的に導出されたものにすぎないことが判明した以上、それらの間の解決不可能な二律背反を正当化する必要はもはやありません。

脳科学における新たな知見が、自己決定および個人の責任という観念を直ちに強化することを明らかにできたならば、また、なぜ人々は社会的絆を結ぼうとし、それを通常見られるようなやり方で行っているのかについてのより深い理解に到達することができたならば、本書の目的は達せられたと言ってよいでしょう。遺伝的・環境的決定論という観念的枠組への依拠から生じる害毒から自由社会を守るために、われわれは、われわれの脳と身体が、それらが直面する諸問題との取り組みにおいて、いかにそれら自体と、われわれがそう思っているだけではなく、事実そうであるところのわれわれ自身を形作っているのかを理解しなければならないのです。

私は、ここまでに述べた目的達成への道のりを、人間および動物の脳が目標に向かう行動において生み出すプロセスに適切な名称を付けることから始めたいと思います。この目標志向行動が人間によってなされる場合、それはしばしば「自発的 voluntary」と呼ばれますが、その語は動物に対しては用いられません。というのは多くの人々が、意志能力は人間のみが有していると考えているからです。上のような意志作用についての理解に代わるものとして、私は、人間と動物に共通する目標志向行動の神経基盤を提示します。より単純な動物における、意志なしに意図が働くメカニズムが、ヒトにおける志向性へと進化したのです。ヒトおよび動物が彼ら自身の成長と成熟に従って行動するプロセスを表すために、トマス・アクィナスは一二七二年に、「志向性 intentionality」という概念を編み出しました。意図（intent）とは、行為者が未来における目標を定め、それに向かって行動を起こすことです。それは、行動の理由または説明である動機とも、意図に起因する気づきや経験である欲求（desire）とも異なります。他人に発砲して殺すという意図は、いかなる理由で、またいかなる感情に基づいてそうするのかということとは別物です。

アクィナスの考え方に従う弁護士はこの区別をよく理解し、自分の仕事に用いていますが、心理学者は通常そうしてはいません。哲学者はこの語（intent）を志向（intention）という語へと作りかえ、それは思考ないし信念が、何であれ世界においてそれが指示するものとの間に有する関係を意味するとしました。一方内科医や外科医は、アクィナスの言葉が元々含意する生物学的意味合いに従って、その語を身体の成長および損傷からの回復過程に対して用いています。動物は気づきを有していますが、ヒトにおいて顕著に発達した自己への気づきは有していないと私は信じています。自己への気づき（self-awareness）は意志作用（volition）に不可欠なものです。動物が自ら進んでボランティアとなることはありません。

第2章では、志向性のプロセスからどのようにして意味が生み出されるか、またそれがどのようにしてシンボル・ゼスチュア・言葉によって表現されて表象となるかについての私の考えを述べます。脳が志向的行動を起こす時に意味が生まれること、また行動が引き起こした結果を知覚することによって意味自体が変化していくということを、私は提案します。この過程を、アクィナスとジャン・ピアジェは「同化 assimilation」と呼びました。それは自己が、世界への適応によって世界を理解していく過程です。意味の内容は、世界が与える衝撃、とりわけ社会的関係において他人の行動が引き起こす衝撃にその源を有し、そこにはわれわれが獲得した歴史と経験の全てが含まれています。意味の内容のほとんどは社会から発するものです。しかし、意味を作り出すメカニズムは生物学的なものですから、それは脳ダイナミクスとの関連において理解されなければなりません。

意味は、一種の生命的な構造を持ち、成長し変化しながら持続します。第3章では、この構造体の起源を非線形ダイナミクスの観点から考察します。この構造体はカオスから生まれるのですが、それは自己決定の一つの表現です。ここでわれわれは、ニューロン集団が全体として特性を有すること、すなわちそれらが集団の大きさと時空の尺度という二つのレベルにおいて統合されていることを明瞭に認識しなければなりません。ここに関係するのが、脳内の一個のニューロン、あるいは一つのニューロン集団の状態・状態変数・状態空間・状態の安定性・不安定化による状態遷移等の概念です。

第４章では、ダイナミクスに関わるこれらの概念を、環境が感覚に与えるインパクトを介して知覚を生じさせるプロセスの最初のステップに適用します。このステップにおいて脳は、その一次感覚皮質を不安定化させることによって世界に対して応答します。その結果として、意味の構成要素の母体である神経活動パターンが発生します。このできたばかりのパターンが脳の他の部位へと伝達される際、それを生み出した生の感覚データは削ぎ落されます。こうして、脳の内部で作り出されたものだけが残るのです。このプロセスは消化に似ています。消化において食物は免疫的に受容できる分子へと分解され、それは個人の免疫システムの独自の刻印を帯びた巨大分子へと再合成されます。このようなダイナミクスは、ある一つの脳で生まれた意味を、他のすべての脳における意味から孤立させ、各人の究極的なプライバシーと孤独を作り出しますが、そこからまた、コミュニケーションによって他人との交わりを作り出そうとする努力が芽生えるのです。私はこの状態を、全ての知識と経験は個人によってその内部で構築されるとする学派の哲学用語にならって「認識論的独我論」と呼んでいます（全世界は個人の幻想にすぎないとする「形而上学的独我論」は、既に捨て去られた極端な考えであり、私の考えとは全く異なります）。本書の目的の一つは、このような孤立が何故存在しなければならないのかを説明すること、またこの孤立の超克を目的として意味が構築されるのみならず、異なる人々の間で共通する意味が構築されるメカニズムについて論じることにあります。もしこのようなメカニズムが存在しないとしたら、両親とその子供が、十代の成熟と反抗を経験した後で、満足な相互理解に到達することなどありえないでしょう。

第5章では、全ての感覚入力が融合した脳活動パターンが、それぞれの感覚入力の入り口と脳深部の構造がどのように協調し合うことによって生み出されるのかについて述べます。この融合こそ、常識（common sense：統合感覚）という語が本来意味するところであり、それは世故に通じるという意味での世間知ではありません。一個のニューロン、あるいは脳のいかなる一部も、他の部分の活動を統御してはいません。協調は、それへと招き寄せられるものであって、強制されるものではないのです。脳の働きを理解する鍵は、脳の各部位が膨大な反回性回路を通じてその出力を他の部位に隈なく伝達し、同時にそこから出力を受け取るという事実にあります。それは合唱団の歌手たちがお互いの声を聞き、反応し合う様子に似ています。このような相互的反応を介して神経活動が一致することにより、行動の自己組織化が生じるのです。

第6章では、気づき（awareness）が意味の形成と表出にどのように関与するかについて述べます。大抵の意図的行動は気づきの必要なしに生じ得ます。このように志向性は、ある段階までは気づきと意識に先行して作動しているのです。われわれが己の志向性を理解するために意味について考え、それを言葉で表すことが必要となった時点において、はじめて気づきが生まれるのです。自分が有する意味をより深いものとするためには、他人の言葉を聞いたり読んだりすることが必要です。言語をより効果的に用いるためには、意識が必要です。直線的および循環的因果性の概念の検討を通じて、われわれは意識の生物学に足を踏み入れることとなります。因果律についての通常の考え方が、われわれが己の志向性に気づきながら経験していくというその仕方に起因することを、神経生物学の用語を用いて説明することができます。このステップにおいて直線的因果性の限界が明らかとなり、それと同時に、循環的因果性についての理解の糸口が見出されるのです。循環的因果性とは、因果律への信仰の快適な住み家と、因果律なしに物事が生起する非人間的で恐ろしいプロセスの果てしない荒野の狭間に建っている家のようなものです。一八七九年に、心理学者のウィリアム・ジェームズは、意識は脳内の諸プロセスと相互的に作用するのであって、それらのプロセスの随伴現象でもなければ、それらのプロセスそのものでもないという仮説を提唱しました。私の結論も、つまるところ上の仮説に落ち着きます。意識は行動を、少なくとも直接的には支配していないのです。ダイナミクスとの関連で言えば、それは過去の行動を生み出した脳のダイナミクスを修飾するのですから、オペレーター（物理学では「演算子」と訳される）という呼び名がより適切です。それは脳領域のどこかに局在するのではなく、全ての領域に遍在しながら、部分から供給された内容を再構成します。ヒトにおいて自己意識のメカニズムを可能ならしめたのは、前頭葉と側頭葉の際立った発達です（図1）。他方、動物の脳において、それらはあまり発達していません。動物の行動は、自己意識あるいは自己への気づきの存在を示していません。しかし、自己意識あるいは志向的行動への気づきが欠如している場合でも、意識は存在し得るのです。

第7章では、脳がいかにして独我論的な孤立を超克し、社会を形成するかについて考察します。社会を通じて、意味内容の幾分かはその構成メンバーによって部分的に同化され、知識となります。意味の同化のための最も一般的な方法は会話のやり取りです。深い信頼の形成のためにはより複雑な行動が必要ですが、そこにはトランス（恍惚状態）を含んだ意識状態の変容が関与しています。行動を賦活するために、アルコールや幻覚剤など化学薬品の助けをかりて行われる歌唱・太鼓叩き・舞踏など、多くのテクニックが用いられます。これらの手続きの本質は、個人の自己意識による制御を緩和し、認知的・感情的構造を、社会化の対極である意味の崩壊へと向かわせることにあります。このプロセスを、私は「脱学習 unlearning 」と名付けました。社会化は共同的・教育的行動を介して進行するものであり、脱学習は社会化へと導く新たな学習を準備する上で不可欠なプロセスです。そこに関与する脳内の化学的プロセスを解明するヒントが、子供の生存に不可欠な成人による庇護をもたらす親子の絆の進化に見出されています。脱学習は、脳幹で放出された神経修飾物質、特に交合・出産・保育などの生殖行動に伴って脳内に放出されるオキシトシンとバゾプレッシンによって媒介されます。ある人々の間では分かりきったことであると理解されているように、意識とは人間と全ての生物に対するわれわれの倫理的行動と態度を律する社会的契約である、ということが私の最終的な結論です（訳注4）。何を選択するかにかかわらず、人間は多年にわたる個人の社会化と、数千年にわたる人類の歴史という文化的環境にどっぷりと浸かった社会的存在以外の何ものでもないのです。

本書で取り上げた数々の問題は、記録された歴史によれば過去約三千年間の間、そしておそらくは文字発達以前の数千年間を通じて、議論され、暫定的な答えが与え続けられてきたものです。正常行動における脳活動を可視化する技術と、われわれの発見を非線形ダイナミクスの道具を用いてモデル化する手法を獲得したことによって、この問題の解明へと向かう新たな出発が可能となりました。しかしながら、これらの新しいデータは、旧来の考えに立脚した実験デザインによって得られたものです。われわれは、それらが新しい概念を照らし出すように解釈し直さなければなりません。専門家でない者にとって、神経活動の基本的な諸性質を把握することは困難ですが、専門家が従来の考え方を脱学習し、新しい考え方への道を見出すことはさらに困難です。このような志向的状態の遷移がいかに困難であるか、またその理由の解明が何故それほどに挑戦的な仕事であるのかを説明することも本書の目的の一つです。

訳　注

（1）　ユグノー戦争や三〇年戦争に代表される、西洋中世末期の宗教改革後に旧教徒と新教徒の間で行われた陰惨な宗教戦争を指す。筆者の質問に対するフリーマンのコメントを次に示す。「一七世紀のヨーロッパはカトリックとプロテスタントの間の戦いのみならず、ドミニコ修道会がジェスイット派に対して行った苛酷な審問や、ルーテル派によるアナバプチスト派のせん滅など、主要な分派間での争いに明け暮れていました。このような陰惨な戦いの時代に引き続いた理性の時代である一八世紀は、大いに歓迎されながらも長続きはしませんでした。この平和は最初に一九世紀のナポレオン戦争によって、また二〇世紀には野蛮な政治的戦争によって踏みにじられ、そして二一世紀にはキリスト教徒とイスラム教徒の原理主義が恐るべき対立を生み出しています。われわれの世代は、水がめ座の時代（The Age of Aquarius 平和と繁栄の時代とされる）にあたりますが、われわれは、それが今世紀中に実現されるように努めなければなりません。」

（2）個々の事物間における因果関係（因果性）を越えて、一切のものは原因があって生起し、原因がなくては何ものも生じないという普遍的法則を意味する。

（3）脳機能画像表示において、活性部位は非活性部位と異なる色、あるいはより高い輝度で、島状に（パッチとして）描出される。

（4）現代脳（認知）科学の代表的教科書である「Principles of Neural Science, Fourth Edition. Kandel E, Schwartz J, Jessel T, eds. McGraw-Hill, New York, 2000」においてセイパー（Saper C : Brain stem modulation of sensation, movement, and consciousness. p. 889-909）は、「意識とは自己、および環境において自分が占めている位置に気づいていることである」と定義している。フリーマンによる定義は、上のセイパーの定義における「環境」に社会と文化を含めることによって、意識に、倫理・道徳をも包含する広汎な意味を持たせている。この考えは、William James や John Dewey のプラグマティズムの根幹をなすものであるが、その源流は、宇宙には人種・時代・文化を超越した一つの心・意識（The Over One : the Whole）が存在すると考えたエマソンやソローの超越主義（transcendentalism）にある。つまりこの定義は、フリーマンの、プラグマティストとしての世界観・人間観を反映したものである。

第2章　意味と表象

意味の探究は、最も基本的且つ永続的な人間活動ですが、意味は各人に特有なものですから明確に定義することはできません。意味は、それを実感することの喜びとして、あるいはそれを失ったり、持っていなかったりすることの苦しみとして普遍的に経験されるものです。したがって、それを正確に定義する必要もありません。人々は意味のある関係、経験、また大義を求めます。それらは豊かな文脈を有しており、出来事の継続的な生起の内に、興味深く実り多い結果を個人的に選択していくことを約束する点において、意味のない状況、偶然の出会い、あるいは大義の欠如などとは明確に区別することができます。

一つの例として、眉を吊り上げる動作の意味について考えてみましょう。キャンプ旅行において、それはうるさい昆虫に対する防御的動作であるかもしれません。ディナー・パーティにおいて、それは予想していなかった来客に対する驚きの表現であり、それが期待されていた場合には喜びの、逆の場合には落胆の表現です。性の冒険を求める者にとって、それはまた異なる意味を有していますが、それはどういうものでしょうか？　彼が彼女の肘に手を触れたとします。彼女は片方の眉を吊り上げます。それは招き寄せなのでしょうか？

か、それとも軽蔑の表現なのでしょうか？　彼女の体のひねり具合と頭の動きが何を意味するかを、彼は読み取らなければなりません。一方彼女は、彼の身体と意志の強さを見積もらなければなりません。彼らの間の微妙なシグナルの交換は、目的を有してはいるが、かといって前もって考えられたものではなく、むしろ自動的かつ習慣的なものであり、部分的に一致し、あるいは目的の対立と欲求をめぐる社会的交渉の一つの形なのです。権力？　仲間？　セックス？　これらの目的は、このペアのそれぞれに意味を生み出しますが、彼らが感じ取る意味は同じではありません。引き続き交わされる言葉とゼスチュアにおいて、意味はそれぞれの人生の歴史全体を引きずっているのです。

意味には、その輪郭を示す線もなく、内部の区分けもありません。それは全く合理的でも全く感情的でもなく、それらの混合物です。意味は思考でも信念でもなく、それらが共に織りなすものです。意味の一つ一つは、生活の全体が形成するダイナミックな構造のある一点に焦点を有しています。意味は、その個別性と複雑性のために外界と隔絶されています。この点において意味は、全ての人間の異なりを生じる免疫学的不適合性に似ています。われわれを互いに隔てる障壁は、城を取り囲む濠のようなものでも、コンピュータ・システムを守るファイア・ウォールのようなものでもありません。われわれ各人における意味は一つの静かな宇宙であり、それを探索することはできても、占領して思い通りに支配することはできないのです。

脳科学者たちは、意味がどのようにして生まれるか、また何がそれを育てるのかという問題に対してほとんど注意を払ってきませんでした。ある人たちは意味の訪れを受け身で待っていますが、それはサミュエル・ベケットの劇、『ゴドーを待ちながら』に出てくる、荒野で腹を空かせながら、決して来ることのない誰かを待ち続ける浮浪者のようなものです。プラグマティストや実存主義者にとって、行動が意味を形づくることは明らかです。正確に言うと、意味は脳において、そして脳によって創造されます。私自身は、次のように考えています。われわれが意味を発見する仕方は、見たことのない動物や鉱物を、それらがたまたま感覚に引き起こすインパクトを介して発見するような仕方と同じではありません。投資してお金を儲けるように、自ら行動することなしに意味を増大させることなどできはしません。意味は、われわれが為す行為と選択から、われわれ自身の内部において独特な形で形成されます。それは先ず、両親や同僚や仲間たちから教えられた信念体系に従って生きることを学ぶことから始まります。それはわれわれ自身に合うように手直しされ、やがてわれわれ自身の一部となっていきます。毎日の生活においてわれわれが為す選択の一つ一つは、われわれが共生する世界において自分の持ち分をつかみ取ることですが、それは各人において、その独自の経験に即して行われるのです。

われわれの人生における努力とエネルギーの多くは、他人にとっての意味を理解すること、また自分にとっての意味を他人に理解してもらうことのために費やされます。われわれは自分にとっての意味を他人に対して十分に伝達したり注入したりすることはできませんが、われわれ自身を表現し、われわれ自身の意味の構造の一部と他人のそれとの調和を図るために共同体への参加を促すことはできます。しばしばわれわれは、「意味を共有する」という言葉を、意味が食物やワインのように仲間内で分け合うことができるものであるかのように用います。意味は共に働き、踊り、歌い、そして祈ることによって人々の間で共有されることを私は信じています。私は、この共有された意味構造を、「同化された意味」と名付けました。同化された意味の、公共的な知識として表象され得る部分に各人が見出す意味は決して同一ではないにしても、共同活動を支えるにはそれだけで十分です。同化された意味こそ、家族に始まる文化的・社会的・政治的グループに関わる全ての知識の土台なのです。

われわれが意味を伝達し合う方法として、俳優がするような話・表情・ゼスチュアや、アーチストが創作する書物や絵画が挙げられます。これらの物の形は意味を表象していますが、書物・方程式・映画・絵画などは、それ自体では何の意味も有していません。これらの物は、それを受け取り観察する者に意味を構成させることはできますが、それを見る者が感じとった意味が、著作家や芸術家が表現しようとしたものと全く同一ということはあり得ません。これらの意味はよく似ているとしても、各人の独自性を失ってはいないのです。

では、意味の同化はどのようにして、またいかなる点において実現されるのでしょうか？　一つのやり方は、会話を通じた漸進的な接近です。「A」という人が、ある意味をその表象・A1（図2）によって表現したとします。その受取り手である「B」は、そこから意味を形成し、それを例えば「あなたの意味することが分かった」というようなB1という言葉で表現します。それに対してAは、その意味について考え、「いや、私が意味することはやや違います」というような言葉――A2――で応答します。これを繰り返すことにより、参加者それぞれの意味構造の間に疎通が生じ、この意味の重なり合いは、一緒に酒を飲むなどの協働行動によって確認されます。それがシンポジウムという語の意味です。共に行動する時にわれわれは「同化」しますが、それは気持ちが「通じ合う」とか、「一致する」こと以上のものです。言葉のみによる意志疎通は単に認知的なものであり、意味の深い同化が生み出す信頼の感覚を呼び起こすことはありません。協働作業こそ、社会をまとめる真の接着剤です。それは幼少時の社会化とともに始まり、各自における意味の誕生の助産婦として、生涯にわたって働き続けるのです。

人はしばしば、夕陽・春の花・動物の求愛行動などの自然現象にも意味があると考えます。私が思うに、ここにおける意味は動物を含む観察者の内部に存在しているのであって、物的対象や出来事や身体の動きの内に存在するのではありません。脳のみが意味を所有しているのであって、それは表象とは全く異なるものです。この相違点を理解するためには、われわれは心的表象と心的状態を区別しなければなりません。過去三〇〇年

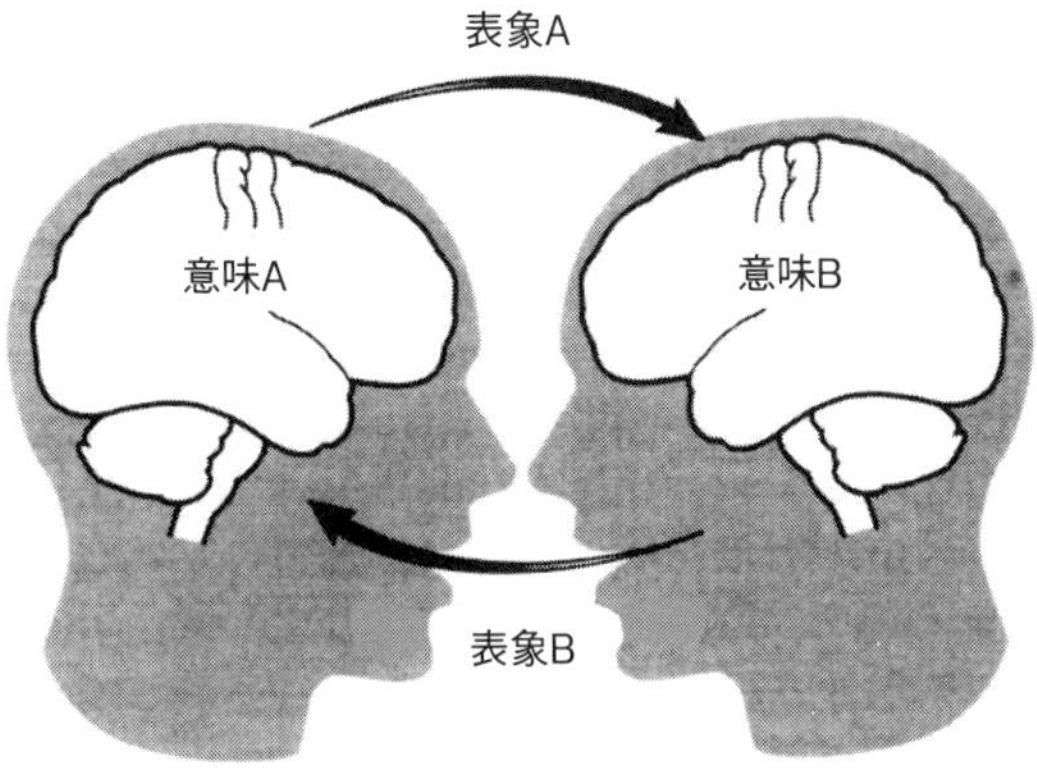

図2　意味と表象。意味はわれわれの脳の内部で形成される。われわれは表象を創りだし、それを他人の脳における意味の形成を促すために用いる。われわれは意味の運び手としての表象（言葉・ゼスチュア・シンボル・イメージ）に意味を付与する、と多くの人は考えている。唯物論者および認知主義者は、脳は外的世界の表象を自らの内部に作成し、それをコンピュータと同様に記憶として蓄えていると考えているが、彼らはコンピュータや脳において意味と表象がどのように結びついているのかを説明することができない。私は動力学者として、またプラグマティストとして（訳注1）、表象は外的世界においてのみ存在し、それ自体意味を有さないと考える。意味は脳内に、表象されることなしに存在する。

の間に、われわれは自分の考えを表象的に表現することに慣らされてしまいました。われわれの思考経験のあるがままの記述が、「心的イメージ」というメタファーと置き換えられてしまったために、脳の働きを理解する上でのメタファーの有効性に疑問を呈することさえ、議論のための議論と見なされるようになってしまいました。とは言え、例えば絵画、小説、あるいは何らかのモデルの作成に先行する心的内容は、作品に結晶化されたその形とは大いに異なっています。そのことは、われわれの行為と、それに先行する心的状態とを比較しようとする全ての試みに当てはまります。したがって、脳の活動状態と行動との相関を探る場合、測定された脳活動パターンと比較する相手は表象としての心的内容ではなく、その時観察されている人もしくは動物の、脳内に存在すると推定される意味の状態でなければなりません。

脳は相互に連絡し合うニューロンによって構成されているのですから、ニューロン活動から意味を生じさせるような何らかの機構が存在するに違いありません。われわれはすでに、ニューロンの解剖学・物理学・化学について多くのことを知っています。ニューロンと意味との関係を知るために今最も必要なのは、これまでに神経生物学者たちが積み上げてきたデータと、それらが提起している謎に対する新たな視点を見出すことです。自由意志に基づく行動はどのように生み出されるのか？——ニューロン発射はどのようにして意味への気づきをもたらすのか？——脳はどのようにして世界を理解するのか——などの古来の疑問は、検証し、観察し、新しいデータを蓄積していく神経科学者にとって、今なお挑戦的な課題です。しかし、自然知能と人工知能についての研究を導く新たな一般理論は、新たな仮説と新たな定義を必要としています。近年の哲学・認知科学における議論の焦点は、個々の脳と世界との関係を規定する意味に向けられていますが、それと同じことが神経生物学においても起こるでしょう。

意味が成長し作動するプロセスが志向性です。多くの人びとは、「志向 intention」という語を、ある目標に向かう意識的な行動として理解しています。「私は正午に昼食をとるつもりだ」、「これを支払うために銀行に行って金を引き出してはどうだろう」、「地獄への道は良き意図によって敷き詰められている」。これらの日常的な用法は、トマス・アクィナスの概念の俗世間的な解釈です。ほぼ一世紀前から、哲学者たちは、世界の物的対象あるいは出来事と心的状態との関係——それが現実であるか想像であるかに関わりなく——を指示するためこの概念を用いてきましたが、それも上とはやや異なる形で、アクィナスの思想を俗世間的な形で受け継いでいます。思考は常に、何かについてのものです。信念は常に、ある出来事の状態についてのものです。このような志向性のあり方は、しばしば心的表象の「aboutness：向かっていること（指向性）」と呼ばれています。

志向性という語の日常的な、また近年における哲学的な用法に共通する大きな特徴は、意識という心的状態が暗に要請されていることです。しかし、明らかに志向的で意味を有するわれわれの日常活動のほとんどは、明晰に意識することなく行われています。ある目的（ゲームに勝つ・物語を語る・感情を表現するなど）を目指して、時間と空間の内部で身体を動かす運動選手や舞踊家について考えてみましょう。初めて舞踊やスポーツを学ぶ時は、身体をどのように動かさなければならないかを意識的に考えながら学んでいきます。しかし走るなど、すでに習得された身体を動かす技術は無意識的に用いられます。脳と身体の訓練が進むにつれて、身体の操作について意識的に考えることはなくなり、いわゆる「カン」に頼って、ゲームやダンスを思い切ってやるようになります。パフォーマンスが「第二の天性」となるのです。多くの人々にとって、活動における最大の達成と喜びは、それに完全に没入するときに得られます。その時、自己についての気づきは風に吹かれてちりぢりとなり、われわれは自分が身体と精神において望んでいるものに成りきるのです。脳と身体は入力を期待し、そうすることで知覚し、そして思考に介入されることなく運動を作り出すのです。認知の行使における、この無意識的ではあるが方向性をもった熟達こそ、志向性の概念に第一に含めなければならないものです。

運動選手と舞踏家の例は、志向性の三つの主要な特質をよく表しています。その第一は統一性（unity）です。われわれの脳と身体は、世界に対して身体を投げ出す行為に全面的に関与しています。認知活動は、われわれ自身の気づきよりも速いスピードで、全感覚にわたって統合されます。ここで私は、統一された自己（the self）と、われわれが自我（the ego）として経験するところの、自己についての気づきを区別したいと思います。自我は統一されておらず、波に照り返される陽光のように四方に飛び散るものです。第二の性質は全体性（wholeness）です。人生経験の全てが、行為のあらゆる瞬間に持ち込まれます。ゲームとダンスの経験は普遍性を有しており、継続的に積み増しされていきます。そこには、先ずアリストテレスが、次いで二世紀前にゲーテが再び述べたようなある努力、すなわち遺伝的・環境的制約の下に、われわれが持つ全ての可能性を実現しようとする盲目的で有機的な努力が含まれます。志向性の第三の性質は目的（purpose）あるいは意図（intent）です。何故ならば、運動選手や舞踏家の行為は、彼らが意識しているか否かにかかわらず、ある目標を目指しているからです（訳注2）。

このように、認知は持続的であると同時に、ほとんどの場合無意識的なプロセスであり、時たま気づきによって拾い上げられ、目印を付けられるものにすぎません。われわれの記憶に残るのは、こうして拾い上げられたサンプルであって、その過程ではありません。志向性の記述に意識を含める必要がないという事実を認めることによって、新たな展望が開かれます。意識は脳機能についての理論構築を始める上で、良い出発点ではありません。というのは、黙っている被験者が意識を有しているか否かを調べるためには、「あなたは今、目覚めていますか、そして今まで眼を覚ましていましたか？」と言葉で尋ねる以外に、生物学的な検査方法が存在しないからです。動物は勿論答えることができませんが、それは彼らが記憶することや、彼らなりのやり方で表象を作ることができないからではなく、複雑な意志伝達を行う上で必要なレベルの抽象・表現能力を欠いているからです。

脳と身体の複雑な働きがより単純な動物に起源を有し、やがて人間が有する能力へと進化したことは、すでに進化生物学者たちによって示されています。したがって、動物が今やっていることについての意識を有しているか否かは知りえないにしても、少なくとも意図を有していることは、その行動の観察から推定することができます。例えば、ある動物が目を覚まし、空腹を感じて狩りにでかけたとします。食物を示唆する匂いを嗅ぎつけた場合、動物は自分が求めている匂いのみを抽出して知覚しなければなりません。それは化学物質がとてつもなく複雑に入り混じり、各成分の全てを同定し分類することが不可能な背景的匂い環境の内から、それのみを選別することを意味します。次に動物は、その匂いがどこから漂ってくるのかを突き止めなければなりません。匂いの発生源を認識することは、匂いが持つ意味の一部です。そのためには、以前にどこでその匂いを知覚したのか、またそれがどのくらい強かったのかについて記憶していなければなりません。風や水の流れる方向を、皮膚の感触・葉のそよぎ・水音などから決定しなければなりません。動物はこれらの新しい入力に従って居所を変えながら、自分が今どこに居るのかを知っていなければなりません。自分の筋肉や関節の感覚受容体からの入力を介して、動物は自分の脳が出した指令がその通りに行われた否か、また、もしそうでなかった場合はその代わりに何が為されたのかを確認しなければなりません。これらの入力の全体は多感覚知覚のいわゆるゲシュタルトとして結合され、それが、次に何をするかを選択するための基盤となるのです。上に述べた全ての事柄は匂いという知覚の意味に付随しているのであって、刺激の発生源である匂い物質そのものに付随しているのではありません。

動物はさらに新しい場所に移り、また匂いを嗅ぎ、以前のそれと比較します。しかし、この二つのステップにおける匂いの強さの違いは、環境内での身体の動きについての体性感覚の記憶を含む多感覚の知覚の結合によって、自分が最初はどこにいて次にどこにいたかという歴史が構成されていなければ意味を成しません。このような食物探索における基本的な活動は、志向性の三つの特性をよく表しています。腹を空かせた動物は、食物になりそうな外的対象と自分の身体とを区別し、時空間における運動の経過を記憶しています。それが経験の全体性です。またその活動は、空腹を満たすとか、将来のために食物を蓄えるとか、食事を楽しむとか、何であれ一つの到達点、すなわち目的に向けて調整されています。それは私秘的なできごとであり、その動物が何を志向しているかは、その行動の観察を通じてしか知ることができません。

現存する動物や化石の記録は、生物の知能が苛酷な化学兵器競争、つまり喰うか喰われるかの生物学的戦いと結びついて進化してきたという事実を物語っています。私が匂いという例を選んだのは、われわれがヒトの脳について知っている全てのことが、この事実との比較によって得られたものだからです。鼻は、われわれが何を食べ、何を恐れるべきかを、最初に、また最終的に決定するものであったし、現在もそのことに変わりはありません。様々な動物の脳の比較は、志向性のメカニズムが最初に出現したのは嗅覚システムであることを明らかとしています。その後に加わってきた視覚・聴覚・体性感覚システムは、嗅覚システムとの共同作業において、そのダイナミクスの細部を変更しながらも、その主な働き方をうまく利用しています。嗅覚は、感覚受容ニューロンが大脳皮質に直接アクセスしているという点において、諸々の感覚のうちでもユニークなものです（図1）。この事実は、煙・腐肉・コーヒー・たばこ・香水・体臭などが、それらに伴う視覚的・聴覚的感覚よりもはるかに強い感情的反応を引き起こすことを説明します。ここでわれわれが学ぶべき教訓は、脳が匂い環境の無限の複雑さにどのように対処しているのかを理解しない限り、われわれは見ることと聞くこと、またそれらが生み出す表象というものを理解することはできないということです。

運動選手・舞踏家・腹を空かせた動物などの例は、ある基本的な疑問へとわれわれを連れ戻します。もし脳が受取った刺激に単に反応するだけではないとすれば、行動は脳の中でどのようにして生まれるのでしょうか？　外的世界が無限の感覚刺激を身体に与えるとすれば、脳はその中から当面最も重要なものをどのようにして選別するのでしょうか？　気づきが生じるとき、その生物学的な本性は何であり、それはどのような役割を果たすのでしょうか？　気づきは意味を生み出すために必要なのでしょうか？　もしそうだとすれば、それはどのようになされるのでしょうか？　何よりも、ニューロン活動は、志向的行動と意味の特性である統一性・全体性・意図を、どのようにして生み出すのでしょうか？

これらの難問に対する生物学的な答えを見出すことは可能であると、私は主張します。この主張を理解してもらうために、先ず脳の構成についての私の考えを大まかに述べることから始めたいと思います。先ず、二つの基本的ユニット、すなわちニューロンとニューロン集団が存在します。ニューロンは、活動電位と呼ばれる電気的パルスを伝達することによって相互に作用する特殊化した細胞です。活動電位の発生に伴って、神経伝達物質と呼ばれる特殊な化学物質が放出されます。約一五〇年前に、ルドルフ・ウィルヒョウ門下のドイツ人医師たちが身体の全ての器官は細胞から構成されていることを発見した時、医学は偉大な発展への一歩を踏み出しました。現代医学は、この「セル・ドクトリン」を土台として建設されました。脳もまた細胞から構成されていることを神経科学者たちが確信したのは、それから約五〇年も後のことでした。過去一世紀のあいだ、神経生物学は「ニューロン・ドクトリン」の上に築かれ、ニューロンの研究が一歩一歩進んでいったのです。

しかし、多数のニューロンが集合して形成する塊――ニューロン集団――が、相互に作用し合う個々のニューロンと等しい重要性を有することが明らかとなりました。その内部で生じるニューロン間の相互作用のために、ニューロン集団は単一ニューロンのレベルに還元することが不可能な、それ自体の特殊な性質を有しています。ニューロンと同じく、ニューロン集団は状態と活動パターンを有していますが、ニューロンとは異なる活動を示します。この集団的活動はマクロスコピック（巨視的）な活動と呼ばれ、個々のニューロンのミクロスコピック（微視的）な活動と区別されています。それについては第3章で詳しく述べるので、ここでわれわれが知る必要があるのは、ともかくニューロン集団が存在するということです。外的世界は感覚器官におけるミクロスコピックなニューロンの集合体に作用を及ぼしますが、それらのニューロンは相互に干渉することなく、個々に脳に活動電位を送っています。脳の外的世界への働きかけは、ミクロスコピックな運動ニューロンが筋肉に活動電位を送ることでなされます。脳内ニューロン集団は、相互作用を有しないミクロスコピックな感覚ニューロンと運動ニューロンのあいだに存在し、マクロスコピックな事物――われわれの身体、われわれが食べたり作ったりする物、あるいはわれわれが愛したり、攻撃したりし、あるいはそれから逃げたりする人びと――への対処を可能ならしめるという際立った特性を有しています。ミクロスコピックとマクロスコピックの中間に存在するこの集団が、「メゾスコピック」な集団です。

知覚とは感覚の組織化であり意味の構築ですが、それこそニューロン集団が担う仕事です。ミクロスコピックな受容体が、匂いのような刺激に反応するとき、それは入力を電流へ、さらに活動電位へと変換して脳に送ります。メゾスコピックなニューロン集団は、それを基にして活動パターンを作り出します。それは、基本的には脳波（ＥＥＧ）として記録することができる脳の電気的な波のパターンです。それがどういうものであろうと、このメゾスコピックなパターンの内に、脳機能を理解する鍵が潜んでいるのです。脳機能について従来のニューロン・ドクトリンがもたらす理解よりも、このような考えの方が遥かに重要であることを、私は自分の研究を通して信じるに至りました。通常の見解に従う多くの研究者たちは、ニューロンが電気回路におけるトランジスターのように働くと考えていますが、それは脳が電話交換台のように働くという、一世紀前の古い考え方の現代的バージョンにすぎません。その考えによれば、感覚ニューロンは環境における物的対象、あるいは言葉を表象するシグナルを伝達し、それを受け取ったニューロンは、そのシグナルを、後に他のニューロンとの連絡に用いるために保存します。新しい刺激が到来すると、ニューロン・ネットワークはそれを内部に貯えていたシグナルと比較し、最もよく一致するものを見出します。これらの研究者たちは、それをパターン認識と呼んでおり、ＥＥＧのように集団的な出来事は、コンピュータが出す音のように何ら意味を持たない雑音に過ぎないと考えています。このようなニューロン・ドクトリンの信奉者は、メゾスコピックな事象についての観念を何ら持ち合わせていないのです。

ミクロスコピックな見地からは、私のデータが提出している次の二つの問題に説明を与えることができません。第一に、匂い感覚は、メモリー・バンクに貯えることができるような固定的パターンを脳内に作り出しません。それどころか、脳の活動パターンは、特に相互の関係において、常に崩壊し、再形成し、変化していきます。動物が新しい匂いに対する反応を学習する時、脳活動のすべてのパターンに変化が生じます（その全てが学習に直接的に関与しているのではないとしても）。コンピュータにおけるような固定的表象というものは存在せず、ただ意味だけが存在するのです。第二に、対象からの感覚刺激が脳の中にパターンを作り出すことは事実ですが、同一刺激が同一脳に繰り返し与えられた場合でも、同じパターンが繰り返し現れることは決してありません。それが異なる個体の脳であればなおさらそうです。それは、同じものの意味が人によって異なること、また同一の人間においてもそれが時間とともに変化することから、容易に予想されるところです。結論として、表象に基づく情報や知識を機械に取り込み、それを機械の間でやり取りすることはできるにしても、それと同じようにして脳に意味を取り込み、異なる脳の間でそれをやり取りすることはできないのです。あなたが、子供の脳にピアノの鍵盤や掛け算表の意味を教え込むためには、彼らにそれを練習させなければなりません。しかし、そうして子供が獲得する意味は、子供が自ら形づくるものであって、あなたが望んでいるものとは異なっています。そのとき、その意味を作り出し伝達するのは、個々のニューロンではなくニューロン集団なのです。

ニューロンとニューロン集団各々の特性・働きと、意味の心的経験との関係を探るためには、神経・認知科学から得られた心の本性に関する実験データを解釈する上での基本的な考え方を比較してみることが有用です。哲学と心理学の歴史が生み出した理論的枠組みとしては、唯物論、認知主義、プラグマティズムという三つの主要な考え方が存在し、私の理論はプラグマティズムのカテゴリーに該当します。神経科学を哲学や心理学と関係づける上で有用な語彙を獲得するためには、先ずこれらの理論について知っておかなければなりません。

唯物論者は、心を物理的な流れ――それが世界に源を有する物質、エネルギー、あるいは情報のいずれであろうとも――として見ています。心とは、身体的プロセスと因果的に結ばれ、あるいはそれと同一でもあるような、脳において生じる流れの様相です。唯物論的世界観は、古代ギリシア人、特にヒポクラテスに由来します。現代の唯物論者は、分子・遺伝子・酵素のような原子からできている化学物質が、脳と身体の働きを物理的に媒介すると考えています。脳と身体は、構造の違いを除外するならば、物質的な意味において植物や太陽系と何ら異なるものではないのです。

このアプローチは、ニューロンの生理学・化学・構造・さらにニューロンの発達とそれらの感覚運動システムにおける機能地図を作製する上で、広汎なデータを提供してきました。過去二世紀の間、唯物論者は、特に感染・低栄養・老化による疾病を予防し治療する薬剤の臨床応用や、化学物質や脳外科手術による行動・ムード・感情状態の修飾とコントロール、さらには知能低下・うつ傾向などの行動的形質が部分的に遺伝によってコントロールされていることの証明などに関して、輝かしい成功をくり返し収めてきました。このような成功の一つ一つが、唯物論的考え方の有用性を証明しています。

行動主義者とパブロフ流の心理学者は、全ての行動が反射のヒエラルキーとして記述されるという主張を通じて、後に唯物論者が活躍する舞台を作り上げました。神経生物学者と生理学的心理学者は、唯物論的見地から、ニューラル・ネットワーク、計算ニューロン集成体、およびニューロンに対するホルモンの影響などが脳の主役であると考えましたが、そこで彼らが固守したのが刺激―応答に関わる決定論です。彼らにとって決定的な重要性を有するのは、刺激によって駆動され、行動へと向かう神経的命令を下すニューロン活動です。神経生物学者はこのような原因と結果の連鎖を情報処理と呼んでいます。それは情報を伝達する刺激に始まり、変形された情報を伝達する応答に終わります。単純化して言えば、脳は物質とエネルギーを操作することによって情報を処理するのです。

この考えに対して、次のような問題を指摘することができます。注意とは、色々な刺激が実際に与えられる前に、ある特定の刺激を待ち受けることです。それは無限に複雑な背景の中に埋め込まれた形を、融通性をもって弁別する――例えば群衆の中に一つの知った顔を認める――こと、知覚が行動に依存していること、われわれの感情がクオリアに影響を与えることなどですが、そもそも刺激―応答決定論では、この注意が生じる理由を説明することができません。哲学者たちは、唯物論的見解の限界に関わる問題を、元々意味を持たないニューロン発射が、どのようにして意味を持つ経験、例えば痛み、恐怖、怒り、およびそれらと同じようなものを生み出すのかという問題に置き換えて思索を巡らしています。脳画像検査を用いて、痛みを感じている人の神経活動を記述し、痛みとそれに伴う様々な感情を表す行動の発現に、脳のどの部分の活性化が関与しているのかを知ることは可能です。しかしこの種の記述では、内的経験の核心に直接迫る問題、すなわち「それは何を意味しているのか」という問題に対する答えを見出すことはできません。唯物論者にとって意識とは、抑圧したり、変容させたり、あるいは薬剤によって正常化したりすることが可能な脳の機能的状態にすぎませんから、問題として取り上げる価値を持たないものです。彼らは意味を有する行動を、「随意的 voluntary」という、古臭く、半ば宗教的な語（訳注３）によって表現しています。現代における神経学と神経科学の全ての教科書において、この語は単なる反射として片づけられない活動をひとまとめにするために用いられています。随意的活動がどのようにして生じるのかを説明することができないために、唯物論者は、それを認識論という哲学的敷物の下に掃き込んで覆い隠しているのです。

認知主義者は、心はエネルギーと物質からできているのではなく、シンボルやイメージを構成する表象の集合であると考えています。心とは、「ウェットウェア」（訳注４）の上を走るソフトウェアにすぎません。唯物論と同様に、この種の観念論は古代ギリシアに起源を有しています。プラトンは、イデアの世界は物質とは別個に存在し、決まったイデアのパターンの組み合わせからなると信じていました。それは超幾何学とでも呼ぶべきものであり、物質の物理的形態はその不完全なコピーにすぎません。人間の知性は、その思考能力を用いて、真の姿（reality）の影にすぎない現実世界について考えることによって、そのイデアの理解に近づくことができるのです。ルネ・デカルトは、世界における彼自身の存在を証明するために思惟の優越性という観念を付け加えることによって、プラトンの考えをさらに発展させました。その後イマニュエル・カントは、直観の理想的な形（純粋理性）は、世界ではなく、心が生得的に有する能力であると提案することによって、デカルトの観念論に革命的変化を生じさせました。カントによれば、われわれが世界について知ることができることのすべては、われわれの感覚によって濾過された後に、純粋理性が持つ生得的なカテゴリーに従って組織化されたものです。しかし、この過程は感覚に依存しているために、われわれは世界の真の姿を知ることができません。つまりわれわれは、心において合成された表象を通じてしか世界を知ることができないのです（訳注5）。つまりカテゴリーとは、われわれが真の世界に近づき得る限界を規定するものです。

認知主義者は、情報処理を発達させる上で大きな成功をおさめ、その見解が今日、様々な分野で主流を占めています。ノーム・チョムスキーの言語学へのアプローチはその典型的な例です。チョムスキーは、脳はすべての言語に生得的な論理構造を与える「深部構造」を有しており、それは異なる社会と文化において細部が異なっているにすぎないと考えました。もう一つの例は人工知能、つまりＡＩです。一九四〇年台、神経生物学者たちと論理学者たちは、神経活動の機能に関する概念の再構築を行いました。彼らはニューロンを、ブール代数とアリストテレス的論理を実行するバイナリーなスイッチと見なしました。ニューロンの活動電位は、電気的パルスとしてではなく、情報のビット、つまりon/off、yes/no、1/0を表す二進数として解釈し直されたのです。この考えは、プログラム可能なデジタル・コンピュータの急速な発達を促しましたが、それはニューロンの働き方についての誤った理解に基づいていました。

認知主義者によれば、情報は予め決められた規則にしたがって操作されるシンボルによって伝達されます。彼らはこの原則を脳に当てはめ、情報は環境からの刺激によって与えられると推論します。情報は、活動電位の繋がりの上に、刺激の性質・様相・特徴を表すビットとして符号化されます。その内容は軸索を介して脳に運ばれ、そこで加算器および論理ゲートとして働くシナプスを有するニューロン・ネットワークによって、刺激の表象として結合され、記憶されます。この記憶は、コンピュータにおいて内容に従って読み出されるメモリーのように想起されるので、新たな入力の表象と結び付けられ、あるいは関連付けられます。このような考え方の帰結として、エネルギーや物質ではなく、情報こそが思考の流れの運び手であるという考えが成立します。しかし情報理論の研究者たちは、情報と意味との間ですでに離婚が成立していることを明言しています。この理論において核心的な重要性を持つのは、例えば電話で話されたことの内容ではなくて、このメッセージの伝達に必要な周波数帯域およびビットの数とタイミングです。この言い方が唯物論的見解に近いように聞こえるとすれば、それは過去五〇年ほどの間、神経生物学者が、ニューロン・ドクトリンでは対処できない問題があることに気づき始めて以来、データ解釈の多くを認知科学者から拝借してきたことによるのです。

人工知能を構築しようとする認知主義者たちのこのようなアプローチは非常な困難に直面しています。それは彼らが、機械内のシンボリックな表象に意味を付け加える方法を見出せないことによっています。根本的な問題は、彼らが志向性を、「～について性」、すなわち世界についての思考や信念を表すシンボルの世界に対する関係としてしか理解していないことにあります。気づきは思考や表現の内に必然的に含まれています。生物には意識を有するものがありますが、すでにフランツ・ブレンターノが指摘しているように、非生物である機械は、意図を有さないが故に意識を有さないのです。しかし、意識の本性とは何なのでしょうか？　それはどのようにして脳において作り出されるのでしょうか？　意識を人工知能によって作られた人工的な脳に持ち込んで、機械の各部分の働きやシステム行動の全体的変化を引き起こすように働かせるにはどうすればよいのでしょうか？　まさにこれらの問題が、認知科学界における大論争を引き起こしています。意識は偉大なるミステリーと見なされるようになったのです。この問題が手に負えない理由は、認知科学の領域においては、意味が、辞書の中のある語が他の語あるいは絵によって文脈的に定義されるようなシンボル間の関係として定義されていることにあります。しかし実際のところ、辞書やコンピュータの中に何が書かれていようとも、それらは世界との直接的な関係を有していないのです。

心についての第三の見方がプラグマティズムです。プラグマティストは、心とは世界への働きかけ（actions）から生じるダイナミックな構造であると考えます。一二七二年にアリストテレスを西欧に紹介したアクィナスは、特にその『人間論　Treatise on Man』において、生命体は能動知性によって世界について学び、世界への働きかけによってその力を認識するという、アリストテレスの能動知性説について述べました。アクィナスは上の教説を、意志と志向（intention）を区別することによって、キリスト教の教義と合致するように変更しました。意志とは、善と悪、あるいは正しいことと間違ったことについての、自由意思に基づく倫理的選択を行うものですが、志向とは生命体の力を発現させるメカニズムであり、人のみならず動物も有している何かです。さらにアクィナスは、個々の動物は「自己」を「他」から隔離する境界によって囲まれた統一的存在であり、自己はその境界を外界に向けて押し広げるために身体を用いると主張しました。語源学的に、「intend」という語はラテン語の「*intendere*」に由来します。それは突き出すということを意味するとともに、それと同じくらい重要なことですが、働きかけを経験し、その結果から学ぶことによって自己を変えるということをも意味しています。

アクィナスは中世教会教義の基盤をプラトンの観念論からアリストテレスの唯物論に置き換えるに当たって、意志と志向を鮮明に区別しました。アクィナスはプラトンを厳しく批判したのですが、アリストテレスとアクィナスの両者にとって、知覚とは能動的なプロセスであって、プラトンにおけるような形相（forms）の受動的な受容ではありませんでした。アリストテレスにとって、心と世界との相互作用は、いずれの方向にも起こるものでした。探る、切る、燃やすなどの他動詞的な働きは、探索的な行動として世界に向けられたものであり、その後に刺激が、物的対象の形として身体に取り入れられます。自動詞的な働きとは、（表象の）連合を通じて対象の形を知り、理解することです。しかしアクィナスは、自己の統一性という考えに基づいて、この過程が一方向的であると結論しました。身体の動作は運動システムによって発出し、世界を変え、自己と世界との関係を変化させます。この動作の感覚的な結果が、世界のあるがままの形に合致するように、身体がそれ自身を変えることを可能とするのです。知覚とは、こうして変容した自己を自己の内部で経験することであり、外部の形が身体の境界を通り抜け、あるいはそれを踏み越えて、自己の内部に押し込まれることではありません。ここで彼が用いた鍵となる言葉が「同化 assimilation」です（原語の *adequatio* は一致へと向かうことであり、一致そのものではありません）。身体は、外部からの刺激を吸収するのではなく、脳内部から発出した志向が外部に引き起こした結果として生じる刺激の形に似せて、自らの形を変えていくのです。

このプロセスをアクィナスは、人がテントのような構造物の内部を光で照らして見ることに喩えています。この観察者は、外で何が起こっているのかを、光線の反射の具合や、テントの壁の動きから推定することができます。これはプラトンの「洞窟の比喩」とは異なっています。この比喩において、人間は外部の光と形が壁に映し出す影を受動的に感覚することしかできないのですから、それを基にした知覚は本来不完全なものです。それに対してアクィナスは、形は自己の内部で、合致（similitude）を通じて作り出されると考えました。例えば、あなたが片手にコーヒー・ポットを持ち、もう一方の手に持ったカップにそれを注ごうとする時、あなたはそれらの幾何学的な形を脳の中に写し入れているのではありません。そうではなく、あなたはポットとカップを操作できるように、自分の手をそれらの形に似せて変えているのです。つまり、自分の身体をそれらの形に合致させているのです。事物の意味は、あなたがそれに対してしたこと、また次にしようとしていること――おそらくは味わい、飲み、あるいは誰か他の人にカップを勧めるなど――に従って増していきます。あなたがやることを見ている人は、その意味を模倣によって学ぶのですが、こうして彼が獲得した意味は自分が生み出したものであって、外部から持ち込まれたものではありません。

アクィナスは、この一方向性の基盤を、質料の形と知性の形の不一致性に置きました。質料の形は個別的で独自なものですが、知性の形は一般化され、抽象化されたものです。各々の物質的対象はその細部において無限に複雑ですから、われわれが知ることができるものは全て知性による構成物です。いかなる二つのカップも、たとえそれが同じ鋳型から作られたものであったとしても、決して同一ではありません。われわれは日常的な目的のために、それらが同一であると仮定しているにすぎないのです。形は大きさ（スケール）と関係しています。剃刀の刃は、肉眼ではまっすぐな直線のように見えますが、電子顕微鏡で見れば山々の頂のでこぼこな連なりのように見えます。アクィナスは、主体と客体の二分対立を次のようにして解消しました。自己はその独自な形を世界との同化によって創造していくのであって、世界において対象と並置された理想的な（イデア的な）形やカテゴリーや永遠の真理をその内部に取りこみ、発見するのではありません。現代的に表現するならば、身体と脳は物質・エネルギー・情報を通過させる開放系ですが、知覚の一方向性のために、その意味の構造体は閉鎖系なのです。

世界は、われわれの乏しい創造能力では到底及ぶことができない無限の形を有していますが、その微細な形はわれわれにとって不可知であり、かつ無用なものです。全ての水素原子は同一なのだろうか？　そのことをわれわれは知ることができないし、また気にする必要もありません。視覚的詩人であるウィリアム・ブレークはこう書きました。「もし知覚の扉が洗い清められたとしたら、すべてのものは人の眼に、あるがままに、ただ無限なるものとしてしか映じないだろう」。今やわれわれは、もし何かの全てを知覚したならば、それに圧倒されてしまうことを知っています。志向のプロセスは、それがうまく働いている時は、われわれが取り入れるものを、われわれが取り扱うことができるものに限定しているのであって、それ以上のものを取り入れることを許さないのです。われわれが疲れている時、あるいは精神的に調子が悪い時に陥る自己崩壊を、認知主義者は情報過多と呼んでいます。われわれの限られた能力を世界の無限性に適合させる上で、知覚システムの一方向性こそ、われわれが有する最大の強みなのです。

アクィナスの教説において、志向性は意識を必要としませんが、それが意味を生み出すためには、ただ考えることではなく、行動することが必要です。この考えは、マルチン・ハイデガー、モーリス・メルロ＝ポンティ、ジェームズ・J・ギブソンなどの哲学者たち、およびプラグマティストたちの見解と共通しています。われわれは当面の目的を達しようとする場合、事物に対する関係を最適化するために、その匂いを嗅いだり、耳をそばだてたり、指を動かしたりします。メルロ＝ポンティは、このダイナミックな行動を、最大把握のための探索と呼びました。それは自己の世界に対する関係を、志向する対象に感覚受容体を差し向けることによって最適化することであり、アクィナスの同化と全く同じことを意味しています。ジョン・デューイは、このプロセスを「刺激へと向かう行動」と呼び、それを単なる刺激に対する反応とは異なる、未来に向かう行動の内に組み込みました。ジャン・ピアジェは、彼の発達心理学分析の基盤を、幼児がその身体と周囲の状況を、積極的な探索行動によって急速に学習する過程に見出し、それを「行動―同化―適応サイクル」と名付けました。その発達段階では、乳児はそれまでに集めた感覚を頼りに、身体、特に手足を動かし、母乳を飲むのです。エステル・テーレンは、このアプローチをダイナミックなシステム理論に基づいて発展させました。ギブソンは、対象の「アフォーダンス」を強調しましたが、その意味は、知覚する者の目的に適う有用性ということです。個々の対象はそれ自身の内に、それがどのように用いられるべきかについての情報を含んでいる、と彼は信じていました。この情報は脳内システムにおける「共鳴」によって抽出されて心にもたらされ、その内部で構成される（in-form）のです（訳注6）。このような彼の概念も、同化と同じ意味を有しています。彼は神経メカニズムに関しては何も考えていなかったので、これらの術語をメタファーとして用いたのですが、それらは、無限の宇宙と戦っている有限な存在における知覚が一方向性であることの意義を、彼が深く認識していたことを示しています。このような哲学的洞察こそ、動物における感覚の神経メカニズムについての私の実験結果を解釈する上で不可欠なものです。

プラグマティズムは、神経・認知科学において中心的な地位を占めることに繰り返し失敗してきましたが、その理由は、それが大きな問題を提起していることにあります（訳注7）。もし心が世界への働きかけ――行動――であるならば、その行動はどのようにして生み出されるのでしょうか？　唯物論的および認知主義的見解のいずれにおいても、行動は究極的には刺激の形によって決定されます。実験室のラットは、刺激されるまで静かにしているように訓練することができます。コンピュータは使用者の指示を得て、はじめて動き始めます。しかし、野生動物や子供は待つということができません。彼らは持続的に環境と積極的にかかわり、彼ら自身の期待と計画を持って刺激を求め続けます。脳のどの部分から、探索と観察という内因的活動が生じるのでしょうか？　唯物論者も観念論者も、数世紀どころか数千年にわたって、われわれを動かす外的な力についての神話に頼ってきました。それは、例えば太陽、月の光、ビッグバン、汎用データバンク、イコン、トーテム、悪魔憑き、中国の学者たちが「気」と呼ぶ世界エネルギー、ウィルヘルム・ライヒのオルゴン（訳注8）、聖なる場所に植えられた樹木による精神界との交流などであり、それらは今では神経エネルギーとかカリスマ的教祖の力へと異様な変形を遂げています。プラグマティストは、われわれの心に訴え、われわれを外部から動かすこれらエネルギーのメタファーと置きかえることができるような何を持っているのでしょうか？　この大問題に対して、私はこう答えます。「今や彼らは自己組織化（self-organization）、つまり自己が自らを組織化するという概念を有しているのだ」、と。われわれが自分自身を組織化するのだって？　まさしくその通り。しかし、このニューロダイナミクス的観念は、デカルト的魂が放つ魅力にどこまで対抗することができるのでしょうか？

ヒトは極めて単純な生物から進化してきました。これらの古い形の生物は、われわれの豊かで多彩な志向的行動の原型を示しています。進化はわれわれに、他人の志向性をそれとして特定することなしに探知する能力を授けてくれました。われわれは、目的を持った行動を、それを目にした途端に認識することができます。ある種の対象に遭遇したとき、われわれは先ずそれが生きているか死んでいるか、攻撃してくるか、それを捕まえようとしたらすぐに逃げ出すのかを考えます。もしそれがじっとしていたら、それがわれわれを見ているのか考えます。それが動いていたら、その動きがわれわれに近づいているのか遠ざかっているのか、あるいは外界の他の場所へと向かっているのか考えます。現代世界において、有能ではあるが自分が何をしているのかを知らない機械の活動を、志向性を有する動物の活動と見分けることに、われわれは何の困難も感じません。動物学の文献には、われわれ以外の脊椎動物、さらにはタコ・ハチ・ロブスターなどの無脊椎動物が示す知的な行動の実例が数多く記録されています。チャールズ・ダーウィンはミミズが志向的行動を有することを示す明らかな証拠を発見しました。また、バクテリアでさえそのような行動を示すと信じている科学者もいます。私のアプローチは、先ずヒトよりも単純な脊椎動物の脳から研究を始めることですが、それはあまりに単純すぎても、違い過ぎてもいけません。というのは、適度な単純さを有する脳でなければ、ヒト脳の段階に至る道筋を辿ることができないからです。

比較神経学者であるチャールズ・ジャドソン・ヘリックは、トラフサンショウウオ *Ambystoma tigrinum* の脳が、現存する他のいかなる脳よりも脊椎動物の最古の祖先の脳に近いことを示しました。その構造の単純さは、脳機能の理解を目指す旅の出発点とする上で最適なものです。ヘリックの見解を、図3に描き直して示します。このサンショウウオの脳は次の三つの主要部分から成っています。二つの半球を有する前脳、中脳、および痕跡的な小脳を有する後脳。中脳と後脳は、前脳を脊髄と末梢神経系（この図では示されていない）と結んでおり、末梢神経系は感覚・運動神経を、骨格筋および植物的機能を調節する自律神経系のニューロン集団と結んでいます。

前脳各半球の大脳皮質は三つの主な領域に分かれます。前三分の一は感覚入力の処理を行います。嗅覚は最も直接的で重要な感覚ですが、他のすべての感覚（視覚・聴覚・味覚・触覚）も、脳幹を通じて多少は入力されます。各半球の外側部（梨状葉 pyriform）は、身体運動を形成する運動皮質です。内側部（H）は連合領域であり、そこで全ての感覚が結合されて、時空の定位が行われる領野を形成します。

志向的行動は内部的に生み出された目的によって方向づけられ、志向性を有する他の生物と分かち合っている世界における時空間の中に発現します。この時空的プロセスに対応する唯物論者および認知主義者の用語は、短期記憶、および認知地図です。イメージの一時的保存とか表象（認知）地図などというものは存在しないと考えるプラグマティストにとって、記憶・認知地図・命令・特徴などというメタファーは紛らわしく空

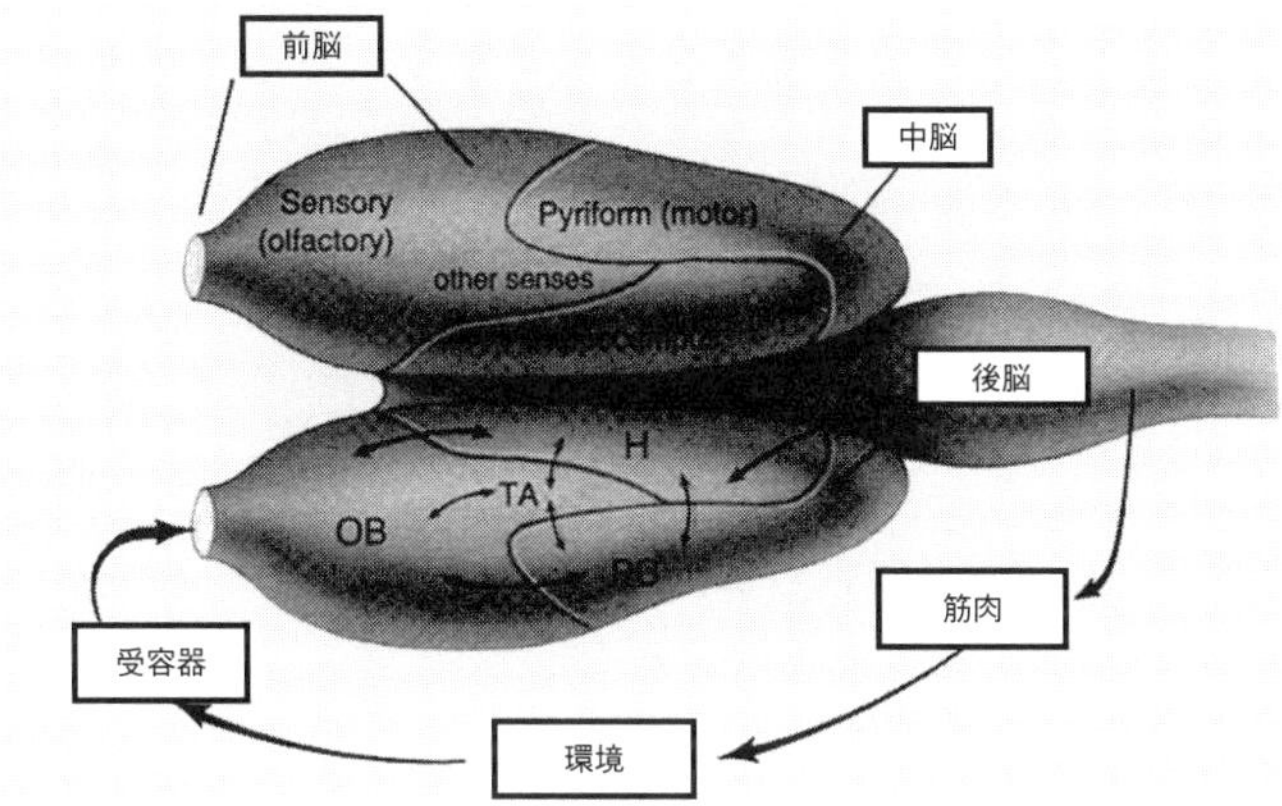

OB：嗅球；Pyriform：梨状葉；Hippocampus：海馬

図３　前脳は、脊椎動物における志向性組織化における中心部である。現在も生息しているサンショウウオの最も単純な脳は、次の三つの不可欠な構成要素を有している：感覚皮質（ここでは嗅球，OB として表示；運動皮質；連合皮質（ここでは海馬 hippocampus, H として表示）。これら各部分の基本的構築は、脳の哺乳類およびヒトへの進化を通じて、辺縁系 limbic system として維持されてきた。ほとんどの脊椎動物脳において、辺縁系の大部分は嗅覚に関与しているが、そのヒトにおける発達は、古代の町がその中心部が持つ役割と街並みを保持したまま現代的な市街へと発展してきたことに似ている。

疎なものでしかありませんが、それらに適切な生物学的内容を与えることも、プラグマティストが取り組まなければならない問題の一つです。どのように分類され理解されたとしても、これらの複合的機能が、トラフサンショウウオの個々の志向的状態を構成する行動に時空間の拡がりを与えることは確かです。この時空間を構成する脳領域は、期待された報酬が得られる場所へと移動し、動いている餌を追い、餌の隠れ場所を探り当てることを可能とします。サンショウウオの脳におけるこの連合野が、われわれの海馬（図１）の先駆けです。海馬は、学習、空間的定位、および記憶の形成において不可欠な役割を果たしています。感覚・運動・連合皮質は全体として、「TA」と表記した小さな中心部分を囲む、相互に連絡しあう神経組織の輪を形成します。この中心部分をヘリックは移行領域

(transitional area：TA）と呼び、その成長と拡大が、より進化した脳における新たな部分――特に哺乳類の新皮質――の発生を導いたと考えました。ともかく、半球におけるこれら三つの原始的部分は、辺縁系（limbic system：「帯」を意味するラテン語 *limbus* に由来します）として、それぞれの大脳半球と中脳を結ぶ軸の周囲に存在し続けました。このトピックについては第5章で再び述べることとします。

サンショウウオ・カエル・イヌ・およびヒトを含む多くの脊椎動物において、脳疾患あるいは脳損傷が行動に及ぼす影響についての研究が行われてきました。その結果、知覚およびほとんどの種類の学習を含むすべての志向的行動において辺縁系が不可欠であることが明らかとなりました。脳幹と大脳半球との連絡路（図1）を切断し辺縁系を孤立させると、動物は全ての志向的行動を失ってしまいます。その場合も動物は、口に入れてやった食物の咀嚼・嚥下・いくつかの歩き方による移動・ハーバード大学の生理学者であるウォルター・キャノンがホメオスタシスと名付けた様々な身体調節機能を保持しています。しかし、行動を環境の内に定位するパターンを生み出す脳部分が失われるために、運動を遂行する能力が方向づけを失ってしまいます。一方、ヘリックの移行領域に由来しない全ての部分を脳から切除した場合は、動物は耳が聞こえず、眼も見えず、また部分的に四肢の麻痺が生じるためにその行動が極端に制限されますが、まぎれもなく志向的な行動が残存します。

この単純な脳の三つの部分の間の関係は、それらがどのようにして志向的行動を生み出すのかを理解する上で極めて重要です。それぞれの半球において、感覚皮質は入力を受け取り、運動皮質は行動を遂行し、海馬は多種類の感覚を統合して時空間の内に定位します。各部分は相互的な連絡を有しています（図3）。大脳半球は全体として、相互作用的な神経活動パターンの生成を介して、目的となる状態を構成します。これらのパターンを伴う活動は、行動の複雑な連鎖へと身体を導くと同時に、これから実行しようとする目的を持った行動の結果として予想される匂い・光景・音・味を選択し、それらに関わる感覚皮質を準備状態に置きます。この核心的プロセスをわれわれはプリアフェレンス（preafference）と呼んでおり、それはわれわれが注意および期待として経験するものの基盤を成しています。それは、これからとろうとしている行動が、眼・鼻・耳・指の世界に対する関係をどのように変化させるかについての感覚皮質による予測を可能とします。随伴発射（corollary discharges）と呼ばれるこのメッセージが、われわれの身体の志向的動作が引き起こす環境への変化を、環境に自然に起きる変化から区別することを可能としているのです。実際にわれわれは、眼を動かす際に周囲が動くようには知覚しません。このことによってわれわれは、聞く声、見る手、あるいは嗅ぐ匂いが自分のものか他人のものかを区別することが出来るのです。

また体性感覚皮質は、筋肉と関節からのメッセージを受け取り、志向された行動が遂行されたか否かの確認を行います。このフィードバックの過程は、外界からの外部感覚や、臓器からの内部感覚と区別するために、自己受容感覚（proprioception：筋肉と関節からの感覚）と呼ばれています。自己受容感覚と内部感覚は、プリアフェレンスと随伴発射のメカニズムを有する点において、外部感覚（環境に対する感覚システム）と同類です。これらの感覚の主な相違点は、自己受容感覚と内部感覚についての行動—知覚サイクルが身体の内部で完結するのに対して、外部感覚についてのそれは身体の外部で完結することにあります（訳注9）。全ての皮質において、プリアフェレンスは、もし何事かが起きるとした場合、あるいは実際に起きた場合に、それがどのようなものであるか想像することを可能ならしめる過程です。一次感覚皮質は、その活動を常に周囲に伝達していますが、報告すべき事が何もない場合においても、プリアフェレンスによる馴化（priming）に伴って形成されたものすべてを辺縁系に伝えます。感覚受容体は、その種のパターン形成にかかわる選択的自律性を有していません。皮質は錯視や錯覚を生み出しますが、受容体は痒みや耳鳴りしか引き起こしません。

身体と脳の基底状態における代謝を維持するために燃料が消費されるので、その貯畜が底をつくと空腹感が生じます。腹を空かせた動物であるあなたは、周囲を嗅ぎ回り食物の匂いを探します。その匂いを嗅ぎ当てると、あなたはその匂いに従って頭と体を動かし、また匂いを嗅ぎ、前のものと比較します。それはより強くなっているのか、あるいは弱くなっているのか？　左、右、あるいはまっすぐに進むべきか？　それを決めるためには、自分が今までどこにいて、今どこにいるか、そこからここに来るまでに食べ物を得るために何をして、それにどのくらいの時間がかかったか、などについて記憶していなければなりません。この極めて単純な志向的行動を行う際においても、あなたの脳は、一つ一つの行動において期待された結果が得られたか否かを確認するために、感覚によって引き起こされた全ての活動パターンを、海馬の時空間領野へと伝達しなければなりません。つまり脳の各部は、間断なく相互に作用し合っています。こうして統合された活動が、統一性と全体性と合目的性を獲得するのです。

動物は資源の争奪を軸として進化してきたのですが、それが成功するか否かは、可能な一連の行動の範囲と複雑性に加えて、意味の構築をどこまで増大できるかにかかっています。そのために脳は、その大きさと内部連絡の複雑性を増大させなければなりません。意味を構成する活動のダイナミクスは、一次感覚皮質と辺縁系との連絡を、それらの間の基本的フィードバックを維持しつつより精巧なレベルへと向上させることを必要とします。帯状回・下側頭回・前頭眼野の皮質活動を非侵襲的な脳画像検査によって調べることが可能となった現在において、ヒトにおいて到達された新たなレベルについての解明の進捗が期待されます。新たに獲得された部分と線維連絡のさらなる複雑化によって、主に左外側大脳半球において言語の基盤が形成され、さらに前頭葉前部の巨大化によって、社会的行動の基盤が形成されました。これらの「付加された」部分を局所的に破壊すると、失明・難聴・部分麻痺・言語能力喪失・および前頭葉損傷に特徴的な「社会的盲目 social blindness」などが生じます。その場合も志向的行動は、意味が乏しくなるにしても、アルツハイマー病におけるような辺縁系の破壊が生じない限りは維持されます。アルツハイマー病で特に障害されやすいのは、感覚皮質から海馬への全径路です。一方、両側側頭葉内側部に限局した損傷では、志向的活動の全面的停止は生じません。その代わりに、時空間の定位と新たなエピソード記憶の追加ができなくなります。つまり統一性と全体性の喪失が生じます。目標へと向かう能力は、決して辺縁系のみに依存しているのではありません。

さて、私が本書で提起したいのは、次のような事柄です。脳活動のパターンは、どのようにして外的対象へと志向的に向けられ、学習による意味の創造と同化を生じさせるのだろうか？　ニューロン集団の特性に基づいて、どのようにしてパターンが生じ、それがどのようにしてミクロスコピックな運動ニューロンの発射を協調させ、世界に対する行動へと導くのだろうか？　私は、辺縁系を構成するニューロン集団が、志向性の生物学を理解する鍵を握っていると考えています。ポール・マクリーンは、この中心的前脳システムを「爬虫類脳」と呼びました。その呼び名は、気味が悪く、動物的で、高等な認知機能とは関係ないという印象を与えるかもしれません。しかし、実のところそれは、時空間における行動の中心的構築者として認知的なのです。

以後の章において私は、ニューロン集団が志向性のダイナミクスをいかに維持しているかを理解する上で不可欠な、一〇の構成ブロックについて順次解説していくこととします。このダイナミクスこそが、ヒトの行動の柔軟性・創造性・そして意味を生み出すのです。下見として、この一〇のブロックを箇条書きとして下に示します。以前は知られていなかった概念、および脳画像検査法とニューロダイナミクスの発達が明らかとした過程に与えられた術語を太字で示しました。

1．興奮性ニューロン集団の、活動度ゼロの点アトラクター（不動点）から定常的活動を有する点アトラクターへの、**正のフィードバック**による**状態遷移**（図８）。

2. 興奮性および抑制性ニューロン集団における、**負のフィードバック**による**振動**（oscillation）の発生（図9）。

3. **興奮性・抑制性皮質ニューロン混合集団**の定常的振動を調節する、点アトラクターから**リミットサイクル・アトラクター**への状態遷移（図10）。

4. 興奮性・抑制性皮質ニューロンの三、またはそれ以上の数の混合集団間におけるネガティブおよび正のフィードバックの複合による、**背景活動**としてのカオスの生成（図11）。

5. 波の局所的な高さから成る**振幅修飾**（amplitude modulation）の空間的パターンを伝達する樹状突起のカオス的な活動が生み出す波の拡がり（図12）。

6. 混合ニューロン集団への入力によって駆動される**非線形なフィードバック・ゲイン**（nonlinear feedback gain）の増加。その結果として、知覚の第一段階である振幅修飾パターンが構成される（図13）。

7. 神経活動の振幅修飾パターンへの**意味の身体への埋め込み**。それは学習によって変化するシナプス相互作用によって形成される（図14）。

8. 皮質ニューロンの**発散・収束的な皮質投射**によって起こるミクロスコピックな感覚依存性活動の**減弱化**とメゾスコピックな振幅修飾パターンの**増進**が独我論的な孤立を作り出す基盤となる（図15）。

9. **プリアフェレンス**（preafference）における随伴発射の拡散が内嗅皮質への**多感覚収束**（multisensory convergence）に引き継がれ、ゲシュタルト形成の基盤となる（図17）。

10. カオス的活動の**大域的な振幅修飾パターン**の連鎖の形成が、半球全体の志向状態を統合し方向づける（図18）。

ここに示した構成ブロックの夫々は難解であり、たやすく把握できるものではありませんが、脳がどのようにして心を形成するかを理解する上で不可欠なものです。

訳注

（１）訳者との文通において、フリーマンは自らをプラグマティストであり、トミスト（Thomist トマス主義者）であり、また不可知論者（agnostic）であると述べている。

（２）志向性 intentionality と、その三つの特質である統一性 unity・全体性 wholeness・意図 intent という概念についてより深く理解するために、フリーマンが前著「Societies of Brains, 1995」において夫々に与えている定義を下に示す。「志向性とは、脳の働きにおける統一性・全体性・突き出し（stretching forth）という性質を有するプロセスであり、それは行動・知覚・学習が結合されたものである。統一性とは、それによって自己を非自己から区別する統合された状態を意味する．この性質は、バクテリア・ニューロン・脳・多細胞動物の免疫系にも付与されている。全体性とは、自己がその成熟形―最終的には死―の実現に向かって段階的に進んでいく境界付けられたプロセスであり、植物・動物・脳・治癒能力を有する身体などに当てはまる。意図は自己がそれ自身を、非自己の形に合致するように変えていく関係を意味する」。トマス・アクィナスが生み出した志向性という概念は、近・現代においてフッサールによって創始され、ハイデガー、サルトル、メルロ＝ポンティ、サールなどによって発展させられた現象学の中心概念として蘇った。しかし、これらの哲学者たちそれぞれの志向性についての観念は、本文で説明されているように大きく異なる。

（３）「随意的 voluntary」という語は、ラテン語の「意志 *voluntas* に由来する。湯浅泰雄著『身体論―東洋的心身論と現代』（講談社学術文庫、一九九〇）によると、アウグスティヌスはその『三位一体論』において、心 *mens* の作用を、父・子・精霊という神の三つの位相に対応させて、記憶 *memoria*・知解 *intelligentia*・意志 *voluntas*

の三つに分けた。記憶とは万物の創造の原因である神の存在を想起する作用、知解とは神と結ばれた人間としての自己の本性を知る作用、そして意志とはそういう自己の本性を愛する作用である。彼の『告白』では、この三つの作用が時間に即して説明され、過去の把持（記憶）、現在の把持（直観）、未来の把持（期待）としてとらえられている。つまり心とは、自己の許に時間を把持している意識であり、このようなアウグスティヌスの見方の根底には、キリスト教の霊肉二元論と、「無からの創造 *creatio ex nihilo*」という宇宙観がある。フリーマンは、このようなキリスト教の教義を踏まえて、「随意的」と言う語が古臭く宗教的なものであると言っているのである。

（4）金属製品や建物などをハードウェアと呼ぶのに対して、柔らかく湿っている脳をウェットウェアと呼ぶ。

（5）カントは、〈認識〉とは現象界を構成する能力であるから、物自体に関わる能力である〈意志〉を知ることはできないと考え、「われわれは〈物自体 Ding an sich〉を知ることはできない」と述べた。木田元氏（木田元、『反哲学史』、二〇〇〇、講談社）によれば、この考えはライプニッツが「モナド（単子）」の属性と見た〈意欲〉と〈表象〉の捉えなおしであり、後に〈意志の形而上学〉としてショーペンハウアーやニーチェに受け継がれた。

（6）テキストの語は「in-form」であり、「知らせる」と「内部で形成する」という二重の意味を持つ。

（7）ルイ・メナンド（Louis Menand）著の『The Metaphysical Club』（Farrar, Straus and Giroux, 2001）では、いわゆるアメリカン・マインドの根幹が、一九世紀後半にウィリアムズ・ジェームズやジョン・デューイらによって創始されたプラグマティズムにあることが綿密な資料に基づいて立証されている。メナンドによると、一九―二十世紀の転換期におけるプラグマティズムは、利益の追求を是認するにせよ、いかなる事物をわれわれが欲するのかという問題に触れていないという点において大きな問題を抱えていた。本節においてフリーマンは、行動として表される志向性が、脳の自己組織性に起因することを主張している。一般的には、行動に先だって欲求が生じると考えられているが、それらの関係については、「序論」および「本文」第5章におけるフリーマンの説明を参照されたい。

（8）オルゴン（Orgone）とは、ドイツの生理学者ヴィルヘルム・ライヒが仮定した宇宙に充満する生命力であり、オルガスムス（性的絶頂）に由来する。性的エネルギー、生命エネルギーであるとされ、東洋のいわゆる「気qi」のエネルギーに似ている。

（9）この文は、訳者の質問に答えてフリーマンが訂正したものであり、原著とは若干異なっている。また、図18に示されている「プリアフェレンス」と「エフェレンス・コピー」との違いについての、フリーマンの補足説明を次に示す。「フォン・ホルストとミッテルシュテットのエフェレンス・コピーという概念は、筋肉に対するフィードバック・コントロールについてのモデルに向けられています。このモデルにおいては、予想された筋収縮の状態と実際の収縮状態の違いが誤差信号となって送られ、それによってさらなる調節が行われます。しかし、プリアフェレンスは全ての感覚システムに対する一般化であり、誤差はあるクラスの入力に関する一般化を連合によって拡大し、あるいは選択的なれ（selective habituation）によって抽象の鮮明さを増大させます」。

第3章　ニューロンおよびニューロン集団のダイナミクス

脳は、身体の他の臓器と同様に統合された細胞集団であり、その細胞の一つ一つが半自律的な活動主体（agent）です。この点において、個々の細胞は社会における個人のようなものであり、そのそれぞれは無限に複雑であるとしても、全体との関係を失った場合は、機能し続けることも生延びることもできません。ルドルフ・ウィルヒョウの細胞説とそれから派生したニューロン説は、今や、ニューロンとニューロン間の相互関係を理解する基盤となっています。脳がどのようにして心を形成するかを知りたいと願う人々は、脳を構成するニューロンが有する性質に注意を向けなければなりません。多くの面において、ニューロンは他のすべての細胞に似た細胞です。それは膜によって完全に囲まれ、その遺伝物質は細胞質中の核に存在し、ミトコンドリアという代謝的エネルギー源から力を得ています。しかし他の細胞と異なり、ニューロンはその膜の延長である二種類の糸状の突起を出しています。その一つは樹状突起であり、灌木あるいは樹木のような形をしています。ニューロンは通常数本の主たる樹状突起を有しており、それぞれが繰り返し枝分かれしています。もう一つの突起は軸索であり、それは一個のニューロンに一本しかなく、広く枝分かれしています。入力は樹状突起を介してニューロンに到達し、出力は軸索を介してニューロンから発射されます。出生後、樹状突起も軸索も、細胞分裂を伴うことなしに著しく成長します（図4）。特に軸索は、腕をニューロンの大きさに例えれば一〇キロメートル先まで手が届くほど、非常に長い距離にわたって延びています。このような糸状の突起を有していることが、脳と、例えば肝臓のような他臓器との主な相違点です。

脳内ニューロンには二つの主なタイプが存在します。投射ニューロンは、直径一ミリメータほどまで成長できる樹状突起の分枝を持っています。その分枝の主なものは皮質表面へと伸びています。細胞基部から出る三—四本の枝は細胞表面に平行に走って、近くのニューロンに到達します。投射ニューロンの軸索は樹状突起が占める空間を越えて、各半球内の他の皮質領域へ、一側の半球から他側の半球へ、そして脳幹と脊髄のターゲットへと到達します。驚くべきことに、軸索は通常、ヒト体長のほぼ半分に当たる一メートルもの距離まで伸びています。軸索は、それが細胞体から出る部分で軸策側副枝と呼ばれる側枝を、近くのニューロンに向けて出しています。第二のタイプのニューロンは局在ニューロン、あるいは介在ニューロンと呼ばれ、その樹状突起は多数の分枝を全方向に向けて出しています。その直径は約一〇分の一ミリメータ、大まかに言って細胞体直径の二五～五〇倍に達します。これら二つのタイプのニューロンが果たしている役割は、道路システムに喩えることができます。一方、介在ニューロンは街中の細い通り道のようなものであり、近隣のニューロン同士を密に連絡しています。投射ニューロンは幹線道路であり、脳を通り、さらに脊髄までの長距離連絡を担っています。

ニューロンはできるだけ多くの他のニューロンにパルスを送らなければならないので、その軸索の枝分かれが広大な範囲に及んでいます。個々のニューロンにおいて、その膜は全ての突起を連続的に被っており、その軸索の先端は球根状の膨らみを作って他のニューロンの樹状突起と接合しており、その典型的なものをシナプスと呼んでいます。一つのニューロンは他のニューロンに多くのシナプスで結合していますが、それら全て

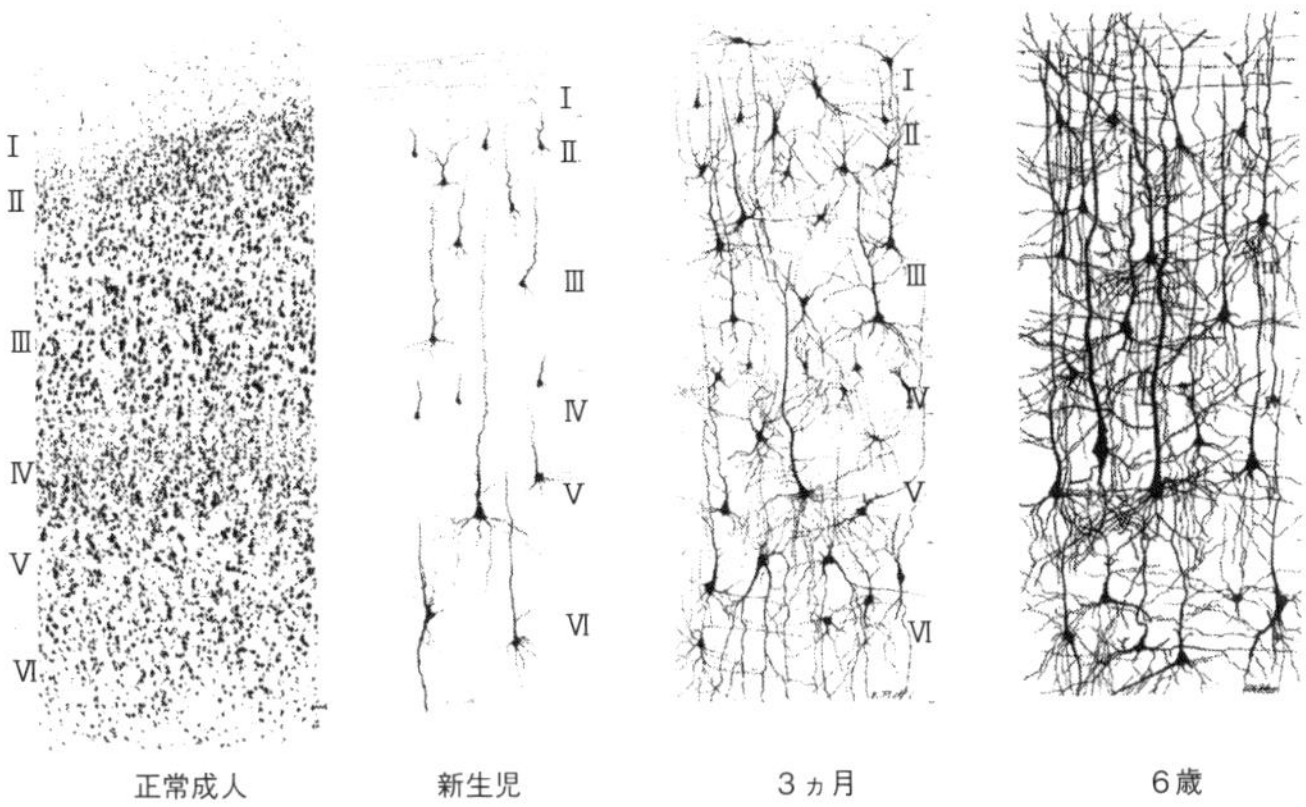

図4　神経絨は、高い密度で詰め込まれたニューロン細胞体と、補助的役割を果たすグリア細胞の突起から構成されている。ニューロンは、入り組んだ枝を持つ樹木のように樹状突起と軸索を伸ばしているためにより大きな表面積を有することになり、それがまた多数のシナプスの形成を可能としている。新たな結合は一生を通じて増え続けるが、それはニューロン数が増えることによるのではない。シナプス連絡は、学習を通して、継続的に変化する（形成・強化・減弱化・消滅）。図はヒト脳の組織図である。左端の図の、銀河の星のように見える点の一つ一つは、ニューロンの核を示す。右の三つの図は100個中1個程度のニューロンを示しているにすぎないが、その突起と枝分かれの様子がよく示されている。ニューロンはぎっしりと詰め込まれているために、この程度の比率でしか染色による可視化ができない。ローマ数字は、2～3ミリメータの厚さを有する新皮質においてニューロンが通常構成する6層を示す。*The Postnatal Development of the Cerebral Cortex* by J.L.Conel, Cambridge: Harvard University Press. Copyright © 1939-1967 by the President and Fellows of Harvard College. Vol. Ⅰ, plate L; vol.Ⅲ, Plate LVI; volume Ⅷ, plates LXXXIV and LXXXVI より、許諾にて複製。

は、ほぼ共通した効果を及ぼします。それは標的細胞の活動を賦活するか抑制するかのいずれかであるので、以後の考察においては、興奮性あるいは抑制性ニューロンという呼び名を用いることとします。前脳の投射ニューロンのほとんどは興奮性ですが、介在ニューロンは興奮性と抑制性のいずれでもあり得ます。

各ニューロンの樹状突起は数千個のシナプスを有し、大きな空間を占めています。樹状突起が樹木のように多数枝分かれして表面積が大きくなっていることによって、多数のシナプス間での接触が可能となります。こうして樹状突起のシナプスは、細胞体に近い位置で、他のニューロンとその出力を生み出す軸策末端部のシナプスを通して直接的に連絡しています。樹状突起の成長が継続的に新たな表面積を付加するために、さらに多くの接触が可能となりますが、それは幼年期および成人期のみならず、マリアン・ダイアモンドが示したように、健康な老人においても継続します。また、軸索とその側副枝も成長し枝分かれするので、他のニューロンとの連絡が増加します。シナプス形成のための空間を確保するために、シナプス間で熾烈な競争が行われており、連絡の作成と維持が成功するか否かは、そのシナプスが活性化されるか否かに掛かっています。損傷とか不使用によって不活性となった場合には接触が失われ、シナプスは消滅します。その場合、ニューロンさえも消滅することがあります。老年期において健康な神経連絡を維持するためには、筋肉と同様に、脳の活動を維持することが不可欠です。活性化された結合の生涯にわたる成長と維持が、学習、記憶、およびシナプスの数と強度の修飾による適応を可能としているのであり、そのために日毎の訓練が必要なのです。

ニューロン活動の記述に適した用語は、ダイナミクスすなわち変化に関する言葉によって提供されます。ニューロンの状態は、その一生にわたって、静止状態、様々な程度の興奮、ないし抑制状態や学習によって変化した状態などの間で多様に変化します。全ての可能な状態をひとまとめにして、ニューロンの状態空間と呼んでいます。状態空間とは、実際の物理空間ではなく、例えば様々な度合いの覚醒・疲労・満足・失意などを経験する個人の心理変動のような、状態の可能な変動を意味します。ニューロンの状態変化は、軌道と呼ばれる状態空間の通り道を形成しますが、それは休止から興奮へ、それから抑制を経てふたたび休止に至るというようなことを意味しています。各ニューロンは、通いなれた道のような優先的軌道を有しており、それを津田一郎は、セールスマンが商品を売り歩く旅行に喩えて「遍歴 itinerancy」と呼んでいます。このようなニューロンの遍歴的行動は、その活動を繰り返し観察することによって予測することができます。ニューロンはその遍歴の間、各状態に長時間、あるいは短時間止まりながらふらついているのですが、常にその基底状態、あるいは静止状態に戻ってきます。

ニューロンの状態の変化は、状態変数によって記述することができます。ヒトの心理的変化が無数のパラメーターを有するように、ニューロンが示す観察・計測可能な様相の一つ一つが状態変数です。それは、例えば大きさ・樹状突起と軸索の枝分かれの数・エネルギー消費速度・内外部のイオンや分子の濃度・これらの物質の膜の様々な部分を介しての透過速度などです（図５）。私の目的のために最も有用な状態変数は、ニューロンがその膜を介して（膜電位）、あるいはその周囲の組織において（細胞外電位場）作り出す電気的ポテンシャル（電位）です。細胞によって消費されるエネルギー量の目安であるこれらの電気的ポテンシャルの記録によって、軸索に対して一つの、また樹状突起に対して他の一つの状態変数を定義することができますが、それらは非常に性質が異なっています。

一つのニューロンは、他のニューロンの樹状突起に、シナプスを介して電気的パルスを送ることによって作用します。このパルスを受けたニューロンの樹状突起は、直ちにそれ自体のパルスを生じるのではなく、樹状突起に生じた電流が細胞体に流れ込み、そのために後シナプス電位が生じます。つまり、軸索はその状態を活動電位の頻度（パルス・レート）として表現しますが、樹状突起はその状態をシナプス電流の強さ（波の振幅）として表現します。このことが、軸索と樹状突起の活動パターンにおける基本的な相違点です。

ニューロンがその健康を保つためには、活性化された状態を維持しなければなりません。静止状態において、典型的な皮質ニューロンは、平均して一秒に一回程度の低い頻度でパルスを発射しています。それぞれのパルスは千分の一秒程度の持続しかできないので、ニューロンがパルス発射状態にあることは稀ですが、それ

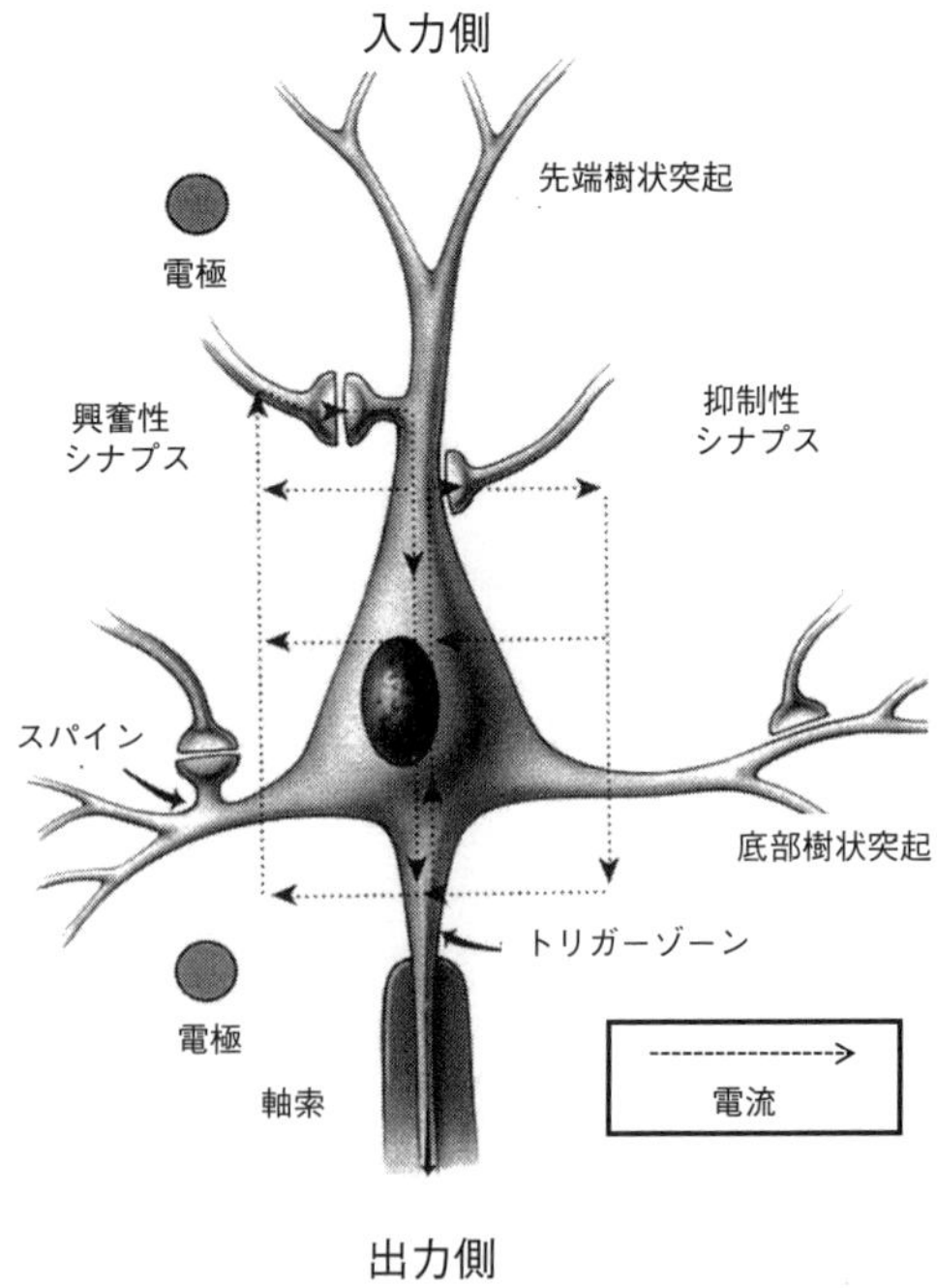

図5　典型的なニューロンの樹状突起はシナプスによって結ばれている。その数本の樹状突起はシナプス入力を受け取り、1本の広く枝分かれした軸索は出力を送り出す。各シナプスは電池のスイッチのように働く。軸索に到着した入力は、短時間、電流をオンにする。この電流は樹状突起の興奮性シナプスにおいては内向き電流（点線）を、抑制性シナプスにおいては外向き電流を生じる。トリガー・ゾーンにおいては、興奮性電流が外向きに、抑制性電流が内向きに流れることによって出力が開始される。こうしてループ電流は、またそれのみが、シナプス活動のトリガー・ゾーンに対する迅速な作用を可能とするのである。樹状突起入力がここに生じさせるミクロスコピックなループ電流の総和によって、軸索の出力強度が決定される。各ニューロンからのミクロスコピックな電流は、神経絨における他のニューロンで発生する電流と重なり合う。その総和がマクロスコピックな電位差を生じ、それをわれわれは一対の電極を用いて、脳波（EEG）として測定している。

でも持続的に活動していることが、その健康を維持するために不可欠な条件です。ニューロンの平均的パルス出力に対応して、樹状突起にも不規則なシナプス電流が生じます。これらの活動が、脳の静止状態、あるいは睡眠時における正常なニューロンの基底状態を構成しています。このような基底的ニューロン活動は、麻酔状態や、生きたままでシャーレに保存された脳切片においては抑制されています。したがって、正常ではない状態のニューロンを用いた研究は、間違った方向に向かう恐れがあります。

軸索パルスと樹状突起に流れる電流との違いが持つ意義は、これらニューロンの二つの部分が異なる性質の仕事を担っていることにあります。樹状突起は、パルスを電流へと変換することによってそれが得たパルス入力を統合しますが、軸索はニューロン出力をパルス系列として伝達します。軸索パルスの高さは比較的一定であるために、出力の強度はパルス・レート、具体的にはパルスとパルスを隔てる時間間隔によって表現されます。パルスを生じるためのエネルギーは軸索の全長にわたって供給されるので、パルスは軸索の起始部からその枝の末端に到達するまで減衰（パルス高の低下）しません。しかし、軸索におけるパルスの伝導にはある程度の時間が掛かるために、僅かな遅延が生じます。最も重要なことは、軸索は一つのパルスに引き続いて直ちに次のパルスを生じることができないために、二つあるいは三つのパルスが同一の軸索上で重なり合うことがないということです。この相対不応期の間に、次のパルスを生じる能力が回復しますが、それは男性が射精後暫くの間勃起不能となることに似ています。このようにして、ニューロン活動は軸索パルス系列によってある場所から他の場所へと、時間的遅延はあるにしても減衰することなしに、それどころか分枝ごとに数を増やしながら伝達されますが、どの分枝においても一度に一つのパルスしか生じません。

パルスがシナプスに到達すると神経伝達物質が放出され、それは樹状突起の受容体と結合して膜電池のスイッチをオンにするために、樹状突起に電流が発生します。パルスがシナプスにおいて引き起こす樹状突起に流れる電流は、パルスが持続している千分の一秒間は急速に増大し、その後、静止レベルへとゆっくり戻っていきます。一定の高さと持続時間を有するこの電流が、他のシナプスが生じた電流の波と重なり合うことが、パルスと大きく異なる点です。それは、シナプス電流の発生が（樹状突起シナプスへのパルス入力によって）連続的である場合でも、あるいは基底状態の活動の場合でも同様です。樹状突起は、電流が重なり合う（重畳する）という性質によって、その入力を統合しています。一個のニューロンの全樹状突起が生じる電流の波は、そのシナプス全体が受取るパルス数に比例して連続的に変化します。

一対の電極から発射された電気パルスによって樹状突起に向かう軸索を刺激した場合を例にとると、前節で述べた事柄を明瞭に理解することができます。各シナプスで膜を通ってある方向に流れる電流は、他のどこにおいてもそれと反対の方向に流れ（図５）、またそれはどこでも膜を通して流れるので、電位の差が生じます。その総和がシナプス後電位です。この事実は、われわれが状態変数を波として観察し計測する良い方法を与えます（それとは別に、脳磁図 magnetoencephalography：MEG すなわち頭蓋の外部においた磁気センサーによって樹状突起の主軸を流れる電流によって生じる磁場を測定する方法があります）。シナプス後電位の強さはシナプスと細胞体との距離が大きくなるにつれて減弱するので、遠くにあるシナプスが細胞体に及ぼす影響は、近くのシナプスのそれよりも小さくなります。このような、距離による電流の減弱は、遠くに伸びた樹状突起がより広い表面積と、したがってより多数のシナプスを有し、その全てが樹状突起の主軸を介して細胞体および軸索と結ばれていることによって補償されています。

この樹状突起のループ電流は、シナプスが樹状突起から軸索へと迅速にシグナルを送るための唯一の手段です。さらに、活動電位の発生は、トリガー・ゾーンにおけるループ電流の強さに全面的に依存しています。したがって、シナプス電流、および活動電位に関わる電気的（ＥＥＧ）・磁気的（ＭＥＧ）ポテンシャル差の計測は、ニューロンの活動状態を最も直接的に知る方法なのです。それによってわれわれは、ニューロンが受取り、且つ送り出しているメッセージを盗み見ることができるのです。

各ニューロンは、間断なく入ってくるパルスを波に変換し、それらが総和され統合された波をパルス系列へと変換し、それを全ての軸索分枝へと送っています。これらの変換を記述するためには、定量的な見方が必要です（図６）。一つのパルスがシナプスに届くと、神経伝達物質がシナプスの電池にスイッチを入れますが、伝達物質自体はその後の拡散、分解、あるいはリサイクルによって取り除かれます。興奮性シナプスにおいて電池がオンになった時、電流はシナプスでは内向きに、他の全ての場所では外向きに流れますが（図５、左）、それが主に向かう先は、全ての樹状突起電流が総和される細胞体です。細胞体に接して存在する軸索起始部は、その膜にパルスを生み出す分子装置を有しています。トリガー・ゾーンと呼ばれるこの部分における外向き電流が、それまで閾値に達していなかったニューロンではパルスを発射させ、すでに活性化されていたニューロンではそのパルス・レートを増大させるのです。

抑制性シナプスは、興奮性シナプスとは異なる神経伝達物質を放出し、それは膜電池を反対の方向にオンにします。つまり電流は、シナプスでは外向きに、他の全ての場所では内向きに流れます（図５、右）。これまでに述べたのと同じ電気的性質によって、電流はトリガー・ゾーンに収束し、興奮性シナプスによる逆向きの電流と打ち消し合います。そのために静止状態のニューロンの発射確率が低下し、既に発射していたニューロンではパルス・レートが減少するのです。

樹状突起で生じた波の、トリガー・ゾーンにおける軸索パルス系列への変換は、波→パルス変換と呼ばれています。図６（右上）に示したように、単一ニューロンにおいて、パルス・レートは波の振幅に直接的に比例します。この関係は直線として示すことができますが、この直線的関係は上下の閾値の間においてのみ当ては

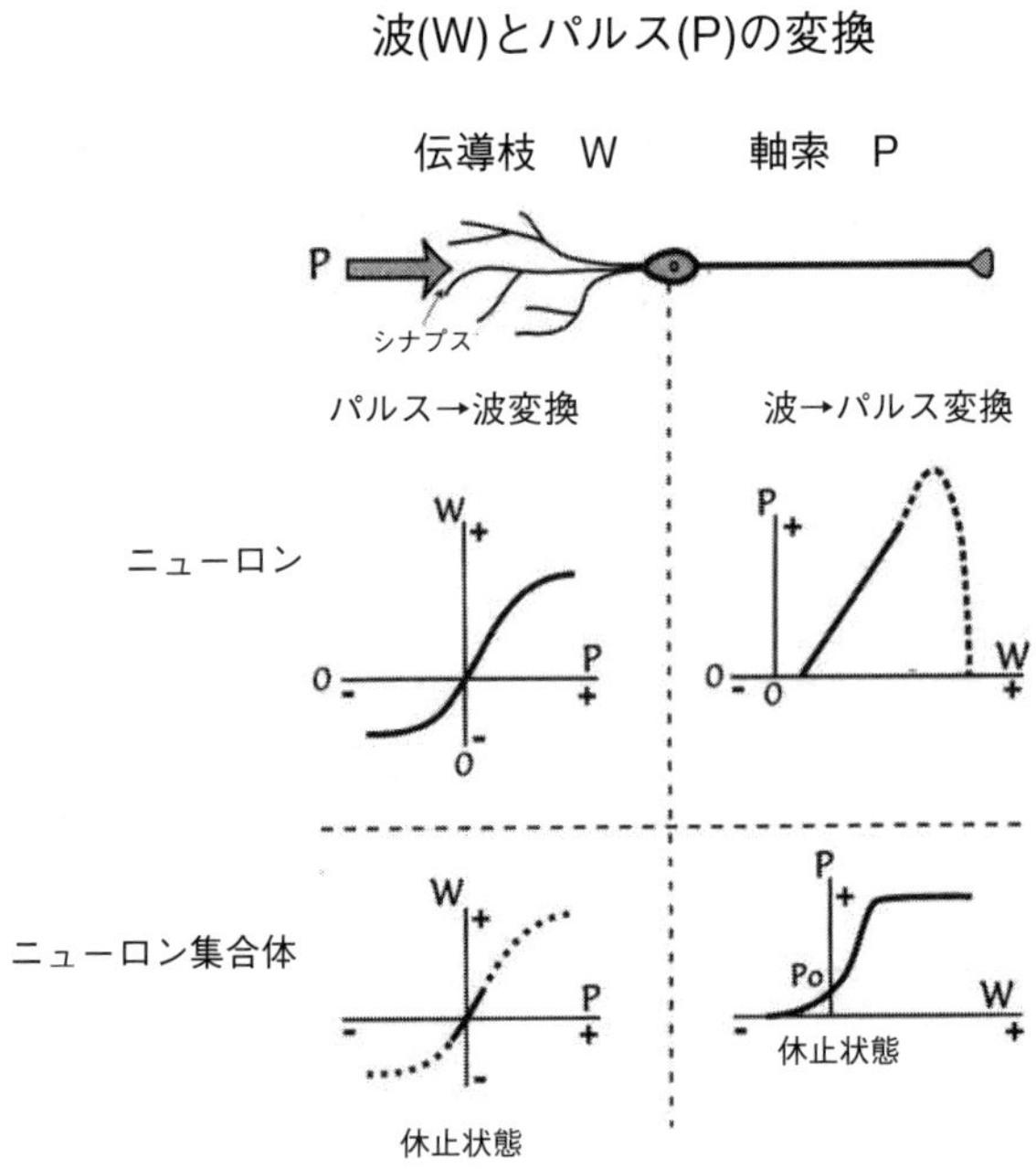

図 6　変換の働き方　樹状突起は波（W）を生み出し、軸索はパルス（P）を生み出す。シナプスはパルスを波に変換し、トリガー・ゾーンは波をパルスへと変換する。単一ニューロンについて、われわれはそのミクロスコピックなパルス頻度（周波数）と波の大きさ（振幅）を測定する。ニューロン集団については、マクロスコピックなパルスと波の密度を測定する。この四つの変換のそれぞれを区別する曲線を下に示す。全ての曲線は、興奮性および抑制性入力の増大（水平軸）に対する出力（垂直軸）の上限と下限を有しており、そのことを両側性飽和と呼んでいる。S字状の曲線はシグモイドと呼ばれる。曲線上の各点の傾きは、変換のゲインを表す。曲線が飽和によって平らになる場所ではゲインがゼロとなる。飽和によって安定性（恒常性）が最大となるが、そのことがホメオスタシス調節の特徴である。パルス→波変換曲線の傾きは、入力ゼロの静止時において最大となる（左上）。ニューロン集団（Ensemble）における波→パルス変換の傾きが最大となる点は、静止時ではなくやや興奮側に存在するので、非対称性シグモイドと呼ばれる（右下）。この非対称性が局所的な不安定性を保証しているのである。これらの曲線の中央部分はいずれもほぼ直線的であるが、全体としては非線形的である。この非線形性によって、神経活動が構築的であると同時に予測不可能なものとなる。ニューロンはミクロスコピックであるのに対して、ニューロン集団はメゾスコピックであることから、両者の性質の違いが生じる。

まるのであって、下限より下ではパルスは生じません。一方、最大興奮の閾値を越える場合（パルス間隔が極端に短い場合）、ニューロンは先に生じたパルスからの回復が不十分であるために、次のパルスを発射することができません。このような限界（閾値）の存在が非線形性を生み出します。またシナプスにおけるパルス→波変換も、曲線の広い中間域ではほぼ線形ですが、その上下端では飽和してしまいます（左上）。興奮性パルスの数が増加すると、興奮性・抑制性電流の総和である波の振幅は増大しますが、トリガー・ゾーンの特性にしたがって、入力の新たな増加分に対する振幅の増加分が減少します。このように応答が減少していくことは、ニューロンの波の振幅が無限に増加したり減少したりすることができないことを示しています。この関係はシグモイド、あるいはS字状曲線（図6、上左）の形を有しており、それは神経活動がいずれの方向においても制限されていること、すなわち無限に増大も減少もできないことを意味しています。このような制限が存在することにより、神経活動、すなわち脳活動が正常範囲に保たれているのです。言い換えれば、各ニューロンの諸々の状態空間は弾力的な境界を持っており、ニューロンがそれに近づけば近づくほど、それより先に進むことが難しくなるのです。

電流は閉ざされたループ（閉回路）においてしか流れないから、それは先ずシナプス膜を通して、次に樹状突起内部を通して細胞体へ、最後にトリガー・ゾーンから細胞外液を通して元のシナプスへと反対方向に流れることによって、回路を完成させます（図５）。このループ電流の細胞内における流れは、細胞内に挿入した電極を用いて計測した膜電位の変化によって示されます。このようなやり方で、われわれは、単一ニューロンの樹状突起に生じる波の状態変数を評価しています。同じ電流のニューロン外部の流れは、電気的ポテンシャル（電位）の変化によっても示されますが、ニューロン外部組織の電気抵抗は膜抵抗よりもはるかに低いために、そこで生じる変化は非常に小さなものです。しかし、それよりもさらに重要な相違点が存在します。樹状突起内部の通路は、いうなればそのニューロンの私道ですが、外部の通路は公道です。この通路を、近くに存在するすべての他のニューロンのループ電流が通るのですから、図5が示すように、外部に置かれた電極によって測定された皮質電位は、近隣における樹状突起電流の総和を示します。同じ電流が膜電位および皮質電位を発生させるのですが、観察と測定におけるこれら二つの方法は、一方はミクロスコピックで他方はメゾスコピックという、細胞活動の異なる側面を表しています。

ここで、ニューロンがどのようにして集団を形成し、その状態をわれわれはどのようにして測定できるのかについて考えてみましょう。ニューロンは、分裂する胚細胞から発生し厖大な数に達するまで増殖するので、密に詰め込まれたほぼ球形の細胞となります。軸索と樹状突起が成長を始めると、それらは細胞体の間で、多くの枝分かれをしながら急速に伸長します。多くのニューロンは、適切な結合を生じることができないために死んでいきます。それにもかかわらず、成人脳における細胞体の密度は非常に高く、一つのニューロンの全樹状突起が囲む空間の内部には通常一〇〇万個あるいはそれ以上のニューロンが存在します。その空間に存在するニューロン同士の連絡は、全体の約一%に過ぎませんが、それでも各ニューロンは、少なくとも一万個の入出力連絡路を有していることになります。血管、およびグリアと呼ばれる補助細胞（訳注1）の分枝に沿って存在する軸索・樹状突起・シナプス・および相互に連絡し合うニューロンの密度の高いネットワークを、われわれは神経絨（ニューロピル neuropil：ギリシア語の neuro と pilus――「フェルト」を意味する――の合成語）と呼んでいます。この神経絨が脳と脊髄の灰白質を構成しています。大脳皮質の神経絨は明瞭な構造を有しており、そこでは投射細胞（その形から錐体細胞とも呼ばれる）の細胞体が層状に存在し、それらの先端樹状突起が皮質表面に対して垂直に走っています（図4）。

胎児脳皮質におけるニューロン同士の最初の連絡は、盲目的なやり方、つまり神経絨の細胞が軸索と樹状突起の伸長と枝分かれに伴って偶然に出会うことによって生じます（訳注2）。連絡の強度は低いレベルの基底活動によって維持されますが、皮質は、学習および習慣的使用によるシナプス強度の変化を待ち受けています。成人脳の皮質には線維連絡の基本的なパターンがいくつか存在するので、以下ではそれらに即して、相互作用のダイナミクスについて述べます。複数のニューロンから他の一つのニューロンへの入力は収束（convergence）と呼ばれ、ある一つのニューロンから他の複数のニューロンへの出力は発散（divergence）と呼ばれます（図7）。シナプスが連続して続くことをシナプス連鎖と、また神経・神経経路・神経束を形成する軸索のそれぞれが活動電位を同時に送ることを並列的伝達と呼んでいます。他のニューロンを興奮させ、そのお返しとして自分も興奮させられるようなニューロン同士は、同時に活動する傾向を有するので、協調的フィードバックのネットワークを形成します。それは正のフィードバックの一つの形です。他を抑制し、そのお返しに自分が抑制から解除されるようなニューロンは、相手を完全に黙らせた場合にのみ抑制から解除されますが、その場合その細胞は、さらに強い抑制作用を周辺のニューロンに及ぼすので、競合的と呼ばれるフィードバック回路を形成します。それは、ある方向の活動がニューロン間の相互作用によって増強されるという意味において、正のフィードバックの一つの形と見なすことができます。それは負のフィードバックとは、次の点において対照的です。すなわち後者においては、興奮性ニューロンが抑制性介在ニューロンを賦活し、それによって自らが抑制されます。つまり負のフィードバックとは、最初の活動の方向を逆転するように働くものです。このホメオスタティックなフィードバックが、ある時点における活動状態をそのまま維持する上で役立っています。

われわれはこのような連絡パターンを、ゴルジ染色と呼ばれる重金属で染色されたニューロン像（図4）によって観察することができます。この染色法によって、神経ネットワークにおける線維連絡の基本的なタイプが明らかにされました。しかし、こうして得られたイメージは誤解を招きやすいのです。というのは、こうして描出された神経線維は電気回路における電線と同じく決して動かないのですが、生きている樹状突起はバケツ一杯の虫のように蠢いているからであり、またゴルジ法では、皮質に存在するニューロンの一％以下しか染色されないからです。したがって、そのイメージは疎なネットワークという誤った印象を与えますが、実際のところ、ニューロンは途方もない密度で詰め込まれているために、そのどの一つ、あるいはどの小集団をなすニューロンも、それら単独で他のニューロンを発射させたり発射させなかったりすることはできないのです。それと同じ理由によって、「自己フィードバック」（図7）も生じません。なぜならば、一個のニューロンがそれ自体と連絡している可能性は一〇〇万分の一であり、また仮にそういうことがあったとしても、その刺激は出力後の不応期の最中に戻ってくるので、それに対してニューロンは反応できないからです。重要なのは、図7に示したフィードバック連絡のタイプが、神経絨に存在するニューロン集団についても当てはまるということです。各ニューロンは近傍のニューロンとは直接的に、またシナプス連鎖によって間接的に作用し合うので、一個のニューロンの出力は数個のシナプス連鎖を経るだけで脳全体に波及することとなります。

全てのニューロンがフィードバック的なシナプス結合によって結ばれているわけではありません。体感覚・聴覚・味覚・嗅覚システムの感覚ニューロンのグループは並列的に、かつ発散的に情報を伝達しますが、相互間のフィードバックを全く有しておりません。このようなニューロンの塊を、私はニューロン集合と呼んでいますが、それについてはまた第4章で述べることとします。一方皮質ニューロンは、シナプス結合によってニューロン集団を形成しています。ニューロン集団の特徴は、その内部の各ニューロンと他の多数のニューロンが、高い密度で存在するシナプスを介して相互作用を営んでいることにあります。われわれは、単一ニューロンの活動を記述するために、ミクロスコピックなパルスと波の状態変数を用いています。一方、ニューロン

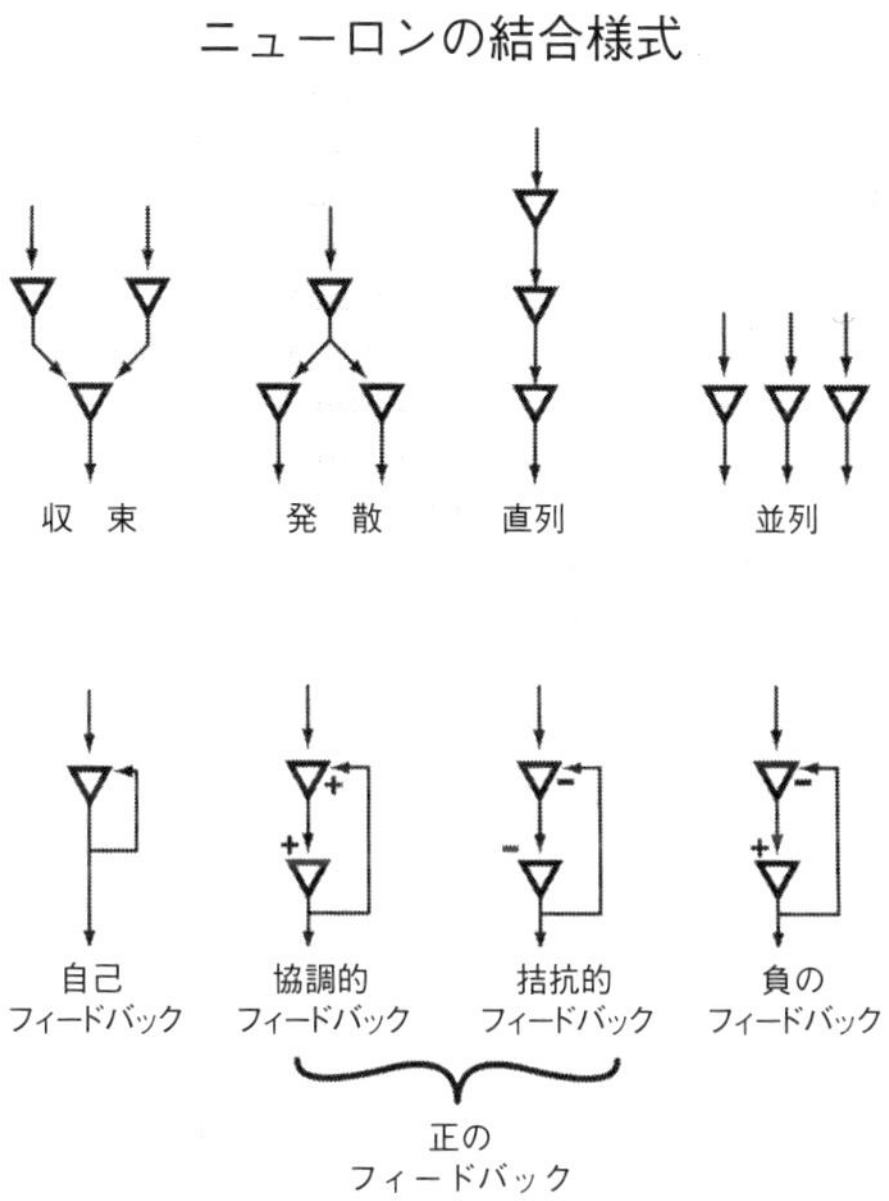

図7　ネットワークと集団を形成するニューロン間の結合が、志向的行動の物質的基盤である。この図はフィードフォワード型およびフィードバック型結合の基本型を示し、+と−はそれぞれ興奮性、抑制性を示す。ニューロンは、自己フィードバックとしては、自分自身の出力の100万分の1しか受け取らないので、それ自体で興奮や抑制を引き起こすことはない。

の集団的活動を記述するためには、波モードおよびパルス・モードにおけるメゾスコピックな状態変数を用います。ミクロスコピックな状態変数の時間的および空間的スケールは、それぞれ一〇〇〇分の一秒、一〇〇〇分の一ミリメータです。ニューロン集団の活動は個々のニューロンのそれよりも規模が大きく、またより緩除に作用するので、そのメゾスコピックな状態変数は一〇分の一秒と一ミリメータの単位で、また大脳半球やその各葉のマクロスコピックな状態変数は一秒と一センチメータの単位で計測されます。

　脳局所におけるニューロンの集団的活動は、パルス頻度ではなくパルス密度によって記述することができます。パルス密度とは、周辺に存在する多数のニューロンの同時的発射を細胞の外側で記録したものです。一方波モードにおいて、波の振幅は、皮質の表面と深部における電位差として計測されます。この電位差は、樹状突起ループ電流のニューロン外部を流れる電流に対する皮質の電気抵抗によって生じます。図5の左上下に示した電極は、この電位差の測定方法を示しています。この電流がニューロン発射を調節し、脳波（EEG）を生み出します。この方法によって個々のニューロンの働きを知ることはできませんが、それを知る必要も無いのです。

一個のニューロンが軸索と樹状突起の膜に存在する蛋白やイオンチャンネルの孔（pores）の集合として記述されるように、ニューロン集団は近接するもの同士のニューロンの集合であって、それは通常、皮質円柱と呼ばれる構造を形成しています。皮質円柱とは脳幹の神経核のように明確に定めることができる解剖学的構造ではなく、雲や渦のように特有な大きさとエネルギー的内容を有するダイナミックな活動パターンを示す脳の小領域を意味します。皮質領域におけるメゾスコピックな状態は、皮質表面における二次元の空間パターンを決定する、皮質円柱の集合が生み出すパルス密度と波の振幅によって記述することができます。

パルス→波変換と波→パルス変換は共に、局所領域において生じます。トリガー・ゾーンの集合において波密度がパルス密度へと変換される関係は、単一ニューロンにおいて樹状突起の波の振幅が軸索のパルス・レートへと変換される関係とは大きく異なっています。別の言い方をすれば、メゾスコピックな事象はミクロスコピックな事象とは異なるのです。シナプスのミクロスコピックなレベルにおける波→パルス変換は、閾値と抑制によって定められる限界の間では直線的であり、その傾きは時間とともに急速に変化します。しかしメゾスコピックなレベルにおいて、それらの関係は非線形的であり、時間とともに変化することはありません。単一ニューロンとは異なり、ニューロン集団における波→パルス変換は、上限を有するシグモイド曲線（図6右下）

で表されます。静止時のパルス活動は低いレベルにあるがゼロではありません。それは皮質ニューロン集団が、感覚入力や運動出力の有無にかかわらず、ランダムな時間間隔で相互にパルスを送り合う背景活動を維持していることによっています。

図６左上のシグモイド曲線において、近隣脳領域における波の振幅が抑制によって減少した場合、そこでの軸索の発射確率が減少し、パルス密度がゼロに近づいていきます。この曲線の反対側、つまり波密度が興奮により増大した場合、パルス密度が増加するにつれて集団中のより多くのトリガー・ゾーンがニューロンが回復するまでに必要な時間である不応期に入るために、その値が上限値に近づきます。近隣ニューロンのより高い活動レベルへの賦活に伴って、前の発射からの回復の途次にある細胞数が増加していきます。集団におけるパルス密度の平均値は、シナプスでの遅延時間に加えて、絶対および相対不応期を含んでいるので、それが単一ニューロンにおけるパルス頻度のピーク値に近づくことは決してありません。

近隣同士のシナプスが一体として示すメゾスコピックなパルス→波変換は、樹状突起におけるシナプスの活動が正常範囲を大きく越えることがないために、シグモイド（S字状曲線で表わされる非線形関数）となります。しかし、個々のシナプスにおけるパルス→波変換のシグモイド曲線は、トリガー・ゾーンにおける波→パルス変換よりも遥かに広い範囲にわたっています。パルス→波変換の幅よりも波→パルス変換の幅が常に狭いことが、フィードバック・ループにおけるループ活動の限界を定めるのです。トリガー・ゾーンの活動幅に限界が存在することから、その集合的活動は樹状突起におけるシグモイド曲線の中央付近に集まり、その部分は直線に近くなります（図６、左下）。このことから、集団についての記述を大きく簡略化することができます。メゾスコピックなパルス→波変換がほぼ直線的であることから、ニューロン集団のダイナミクスを記述するためには、ただ一つの主たる非線形性（波→パルス変換における）を考えればよいことになります。さらに、それは長時間一定です。一方、単一ニューロンでは、その非線形性が急速に変化することが、ミクロスコピックなダイナミクスを非常に複雑なものとしているのです。

ニューロン集団は、様々な複雑系のメゾスコピックな部分集団に類似しています。このような集団が形成されるためには、次の四つの条件が満たされなければなりません。先ず、ニューロンのように半自律的で独立した要素が存在しなければなりません。それらは他の多くの構成員と弱い相互作用を有していなければなりませんが、対を形成するほど強く結合している必要はありません。要素間の入力—出力関係は非線形的でなければなりません。物質とエネルギーの資源および廃用物質と熱の捨て場が無限に大きくなければなりません。これらの条件に合致するシステムを、開放系と呼びます。脳とその構成要素であるニューロンは、特に皮質においてこの全ての条件を満たしていますが、それは脳に限ったことではありません。マクロスコピックな集合は、多くの物質において、また時空間における多数の次元において存在し得るのであり、そこには単一細胞内部の化学的集合から、環境ネットワーク・社会組織・ハリケーンや竜巻のような気候システム・さらには銀河までもが含まれます。このどの例においても、ミクロスコピックな要素あるいは粒子の活動は、それが埋め込まれている全体によって制約されています。ミクロスコピックな活動は、メゾスコピックおよびマクロスコピックな活動パターンとの関係においてしか理解することができないのです。

メゾスコピックな状態の形成は、ニューロンがその集合的な活動によって細胞レベルを超えた生命体のレベルに近づくための最初の段階です。このプロセスは、ある一つのニューロンが主導するのでもなければ、全てが予め決定されている独自な軌道に従って進むというのでもありません。樹状突起と軸索の成長によってその解剖学的連絡がある密度に達すると（図4）、ニューロンは独自に活動することを止め、それぞれが関与し、それによって全体的活動の方向が決定されるような集団の一員として活動し始めます。つまり、（相互作用を有さない）集合を成すニューロンは、解剖学的連絡密度がある閾値を越えると、（相互作用を有する）集団を構成する均質的なニューロンへとその状態が変化するのです。図６が示すように、ニューロンの行動は変化するものです。ニューロンにおける、ある存在様式から他の存在様式への移行は、状態遷移の一つの例です。その活動レベルは、今や個体によってではなく、集団によって決定されるのです。このことが、ニューロダイナミクスを構成する第一のブロックです。

状態遷移の閾値は、各ニューロンが、それが近接するニューロンに送っている数に等しいパルスをそれらから受け取るときに到達されます。例えば、閾値より下にある興奮性集合において、興奮性ニューロンは正のフィードバックによって相互に賦活し合います（図7、8、中段）。ここで、平均して一〇〇個のパルスを送っているあるニューロンが、お返しとして八〇個のパルスしか受け取らなかったとすれば、次にそれが出す八〇個のパルスのお返しは僅か六四個となり、この繰り返しは活動がゼロになるまで続きます。この八〇／一〇〇、または〇・八という比率は、ループのゲインと呼ばれています。結合の密度が引き続き増大するにつれて、各ニューロンは一〇〇個に対して一〇〇個のお返しを受けることになります。これが集団形成のための閾値です。この時のゲインは一〇〇／一〇〇、すなわち一となります。

今や集団を形成したニューロンの集合は、一旦賦活されると、それがどれほど短時間であっても、さらなる入力なしにずっとその活動を続けます。成長が続き、各ニューロンが一〇〇個に対して一二〇個のお返しを受けたとすれば、一・二というゲインは一を超えることとなり、その活動レベルは理論的にはループを巡って一つのサイクルが回るごとに一二〇から一四〇へと増加し、それが際限なく繰り返されることになりますが、実際上そういうことは起こりません。というのは飽和が生じるからです。各ニューロンの不応期が、その集団のシグモイド曲線の上限を決定します。どれほど精力的な男性でもそうであるように、全てのニューロンは発射と発射の間では休息するのです。飽和はゲインを効果的に減少させるので、ゲインは一に戻って、活動がある定常状態（nonzero steady state）となります。それは、ニューロンが撹乱の後に全く沈黙してしまう静止状態としての定常状態とは対照的なものです。集団のニューロンが十分に強く互いに賦活し合う時は、お互いを黙らせることができないので、それらはうるさく喋り続けます。しかし、成長によってシナプス連絡がどれほど高い密度になったとしても、興奮性集団の活動は常にある定常レベルに落ち着くので、抑制によってそれを黙らせる必要はありません。この定常状態において外部からの刺激を受けた場合、それは興奮状態から回復することもあるし、抑制状態を脱してリバウンドすることもあります。別の表現をすれば、集団は半自律的(semi-autonomous）となるのです。

成長が続くと、それに比例して定常状態の振幅が大きくなるので、成人の定常状態の強さは小児におけるそれより大きくなります。飢え・渇き・性的興味・好奇心などの経験に伴う覚醒を含めた他の要因もここに加わります。この変化は、ニューロン集団のシグモイド曲線の傾きの増大として表れます。それは辺縁系による支配の下に脳幹から分泌された神経化学物質によって調節されているので、志向的状態の強度が変化すると、興奮性集団の定常状態が高いレベルになったり低いレベルになったりするのです。

メゾスコピックな状態が有する性質の内で特に重要なのは、その安定性です。その集団を化学的あるいは電気的刺激によって撹乱することによって、その安定性がどれほどのものか評価することができます。興奮性パルスは活動レベルを一時的に増大させます（図8、中段）。抑制的刺激は活動レベルを一時的に減少させますが、それは再び定常状態へと戻ります。このような集団は、広範囲にわたる強さと持続を有する刺激が止んだ後に以前と同じレベルに戻る（あるいは引き寄せられる）ので、点アトラクターを有すると言われます。そのパルスと波の密度の変化幅が、神経集団の状態空間を定義します。その集団が定常状態へと戻ることができる

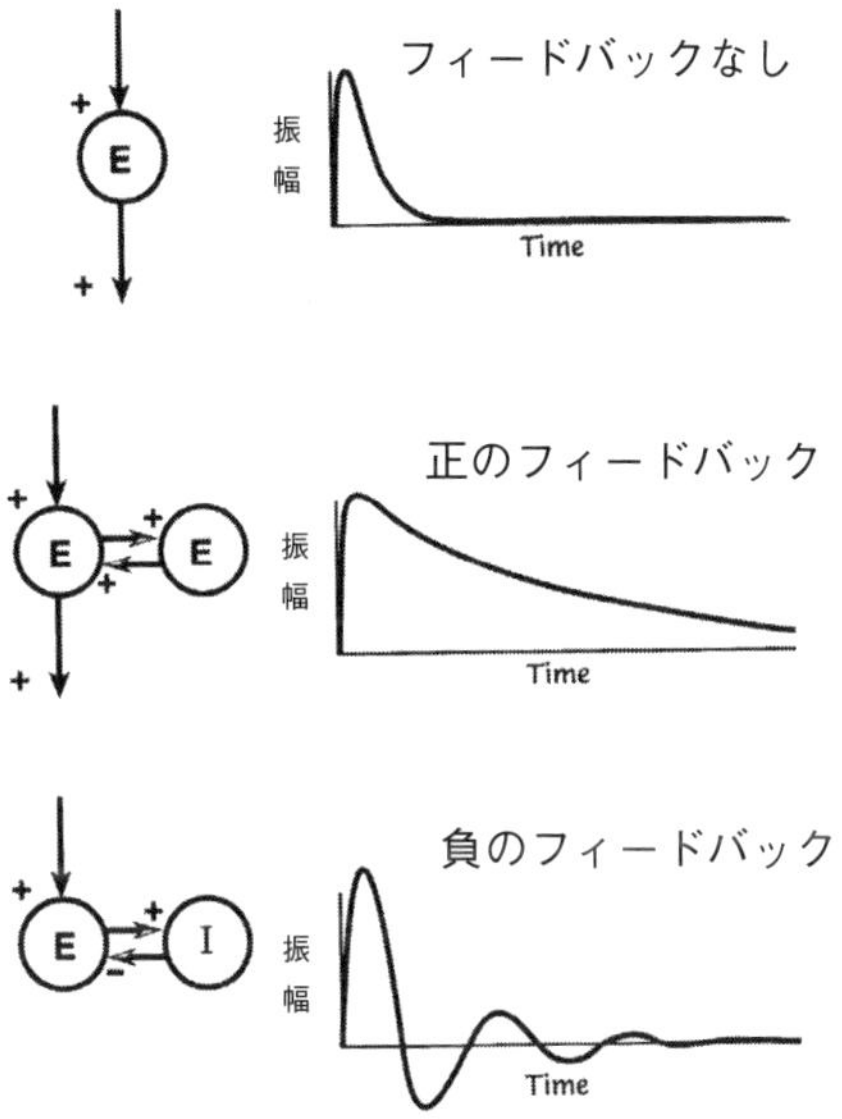

図8　神経絨のパルス入力に対するメゾスコピックな応答の形は、相互作用の型と強さを表す。強さはフィードバック・ゲインとして測定される。それがゼロの場合、応答は急速に減衰する（上段）。それは典型的な、単一ニューロンにおけるミクロスコピックなシナプス後電位を表す。興奮性ニューロン(E)が相互に作用する時(正のフィードバック)、反応はより持続的となる（中段）。もしゲインが1に等しければ、一つのパルスに対する応答はいつまでも続く。ゲインが1より大きいと、応答は、飽和が状態遷移を介して新しい定常状態をもたらすまで増加する。興奮性ニューロンが抑制性ニューロン（I）と負のフィードバックによって相互作用すると、応答は振動（oscillate）する。ゲインが高いほど、振動はより長く続く。皮質において、興奮性ニューロンと抑制性ニューロンの数の比率は10対1と前者が圧倒的に多いので、ほとんどのシナプスは興奮性ニューロン同士のものである。この正のフィードバックにおいて、細胞は相互に継続的に刺激し合うので、それは「自発的な」背景活動の源泉となる。静止状態への復帰は点アトラクターを表すが、その呼び名は、神経絨の活動が、撹乱的な入力の強さ如何にかかわらず、ある限界内においてそのレベルへと復帰する（引き寄せられる）ことに基づいている。その限界を、アトラクターのベイスンと呼んでいる。ゼロ活動における点アトラクターから、定常状態における活動を生じる点アトラクターへの状態遷移は、志向性のニューロダイナミクスにおける10の構成ブロックの第1番目である。

状態空間の領域はベイスンと呼ばれますが、それは鉢の中のボールが、最初にどこに落とされても最も低いところへと転がり落ちることに似ていることから付けられた名称です。

このベイスンの外側にあって注目すべき状態が、ゼロ活動です。集団の活動が完全に抑制されて単なるニューロンの集まりとなった場合、その活動を再開させるためには少なくとも一つのパルスを与えることが必要です。どんなパルスでも活動の再開を引き起こすので、この状態は不安定です。しかし、背景活動が抑制されている深麻酔におけるゼロ活動は、トリガー・ゾーンのゲインがゼロであるために安定的です。これはオープン・ループ状態と呼ばれており、麻酔薬はどのような撹乱にもかかわらず、ゼロ活動を安定化させるのです。この状態において、パルスとして与えられた刺激は、単一ニューロンののシナプス後電位（すなわち樹状突起の電位）と同じ形を持つ短い応答を引き起こします（図8、上段）。神経生物学者が誘発電位と呼ぶそれは、ニューロン活動の安定性を調べる上で有用な測定方法です。

目覚めている脳において、興奮性ニューロンによって賦活される抑制性ニューロンがその興奮性ニューロンを抑制するとき負のフィードバックを及ぼすので、インパルス応答は振動的となります（図7）。振動は極めて重要なので、それが皮質において生じるメカニズムについて説明しておきましょう（図8、下段）。多くの神経生物学者は、単一ニューロンは心臓のように自発的・律動的に発射すると考えています。しかしミクロスコピックな皮質ニューロンの発射は、稲妻のバリバリいう音のように不規則です。安定な点アトラクターは、各興奮性ニューロンと周辺細胞とのメゾスコピックな相互作用によって生じますが、それは厖大な数の活動電位が、混雑した道路のざわめきのように、全体として一定した活動レベルを保っていることに起因します。各ニューロンはその閾値に近いところで静止状態にあり、ざわめきの高まりがパルスを生じさせた後に、再び静止状態に戻ります。メゾスコピックな調節に関する上と同じ原理が、振動にも当てはまります。各興奮性ニューロンは、抑制性ニューロン集団と相互作用する興奮性ニューロン集団の一員です。もしこのような混合集団がそのまま放置されたならば、それは点アトラクターを有するために、自律的に定常状態に落ち着きます。入力を伝達する軸索に電気ショックを与えることによって、それが有する振動能力を調べることができます。電気ショックは、鐘をハンマーで叩くことに似ています。鐘の音は、特有の周波数を有する響きを放ちながら定常状態へと静まっていきます。皮質活動における誘発電位とは、この鐘の音のようなものです。この振動が、われわれの二番目の構成ブロックです。

振幅（強さ）が時間と共にどのように変化するかを示すグラフ（図9）において、興奮性および抑制性集団のいずれにおける振動も、同じ周波数と減衰率を有しています。しかし抑制性の波は、興奮性の波より四分の一サイクル遅れます。インパルス応答を状態空間にプロットすることによって、この遅れの理由を知ることができます。興奮性の状態変数（上のグラフにおいて太線で示す曲線）を水平軸に、抑制性の状態変数（点線で示す）を垂直軸とし、これらが交差する空間の中央点の周りを反時計回りに回転する点として時間を表示します。この点の軌道を太い曲線で示します。図9aは、皮質に入ってくる軸索を介する興奮性ニューロンの賦活を示します。図9bは、興奮性細胞が抑制性細胞を賦活し、その興奮のピークが、興奮性細胞の賦活のピークよりも四分の一サイクル遅れることを示します。この時点において、興奮性細胞はすでにその基底的休止レベルに達していますが、抑制性細胞からの入力が続いている状況下で、オーバーシュートしてなおも発射を続けます。抑制の最大値は、抑制性細胞がその基底レベルに戻る時点において到達されます（図9c）。このフェーズにおいて抑制性細胞は、興奮性細胞から通常得ている背景的興奮入力が受けられなくなるので、抑制されます（図9d）。正常な強さの抑制から解放されるということは、興奮性細胞の賦活がリバウンドすることを意味しますが、それは興奮性刺激源が存在する場合に限られます。

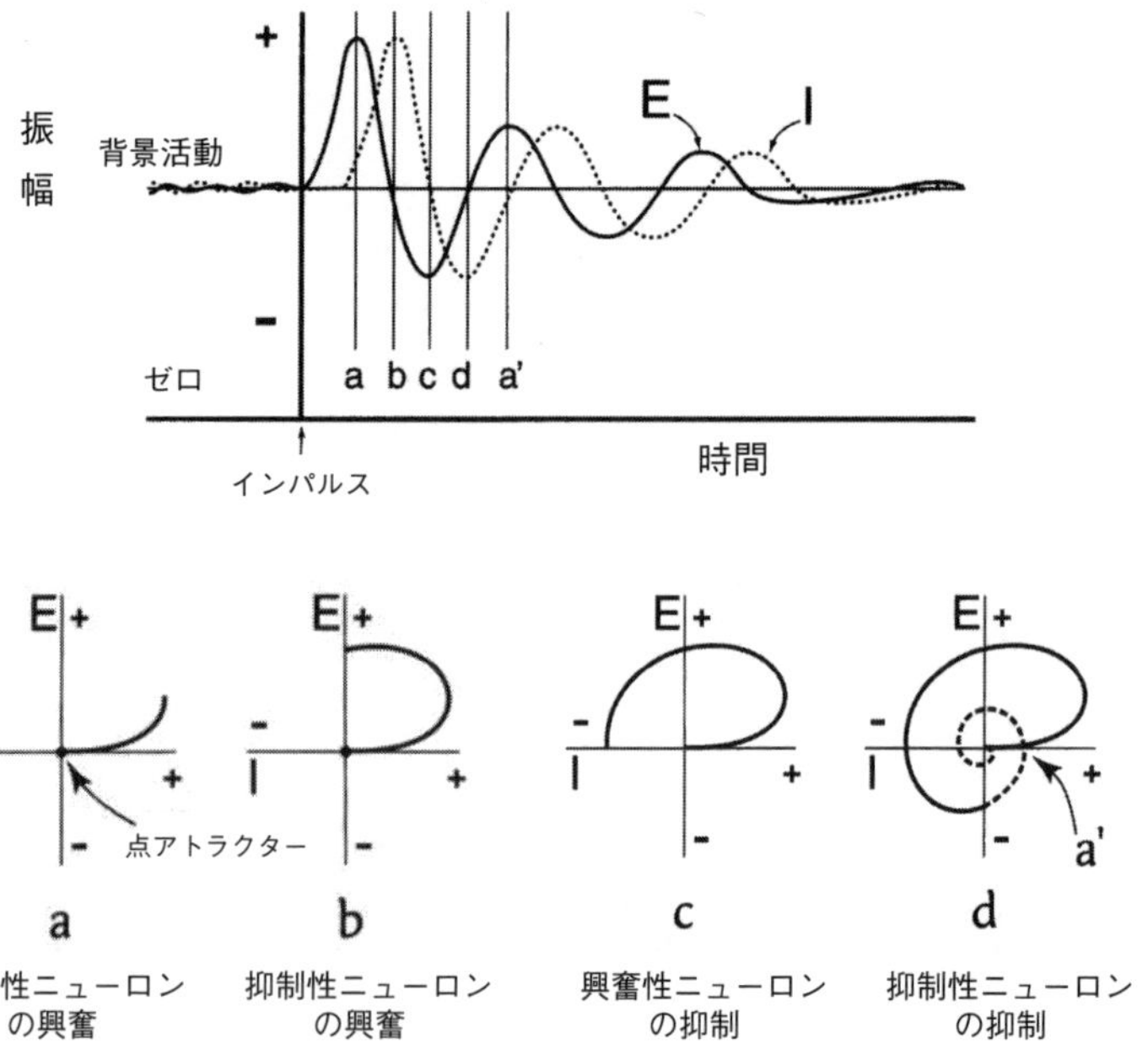

図 9　上段のグラフは、興奮性ニューロン（E）と抑制性ニューロン（I）の間の負のフィードバックにおいて、脳波振動を生み出す事象の時間的経過を示す。振動は、飽和によって安定化される興奮性ニューロン間の正のフィードバックから生じる背景活動の存在下に生じる。下の四つのグラフは、興奮性状態変数（上のグラフにおいて太線で示す曲線）を水平軸に、抑制性の状態変数（上のグラフにおいて点線で示す）を垂直軸として、皮質領域の状態変数をプロットしたものである。静止状態へと向かう内向きの螺旋は、定常活動である点アトラクターを表す。神経絨の活動は、撹乱的入力の強さがどうであろうと、両側性飽和（図 6）のためにベイスン内部に存在する定常活動の点アトラクターに落ち着く。負のフィードバックを介する振動の発生は、志向性のダイナミクスにおける 2 番目の構成ブロックである。

そのような刺激源が、実際に存在します。この時点（図９ａ）において、もし相互的興奮作用に基づく背景活動が無いとしたら、応答は終了してしまうでしょう。抑制が解除されると、興奮性細胞は背景活動に対して自由に応答することができるようになり、それは抑制性細胞集団に対する新たな興奮作用を引き起こします。こうして振動の新たなサイクルが、より低い強度で始まり、それは鐘の響きが消え失せるまで繰り返されるのです。この周波数は二〇～一〇〇サイクル／秒であり、脳波のガンマ帯域に対応します。通常、「40 Hz」と誤って呼ばれているこの周波数帯域の振動は、極めて身近に存在するものです。実例としては、変電所の発するハム音・自動車やバイクのエンジンの唸り・ネコがごろごろ喉を鳴らす音などです。誘発電位が刺激前の基底的静止レベルに戻る度に振動が減弱することは、点アトラクターの存在を示しています。皮質への興奮性および抑制性パルス入力は、その強度の広い範囲にわたってこのパターンを生じさせますが、その範囲がアトラクターのベイスンに他なりません。皮質が持続的入力から解放されるとその出発点に戻るということは、基底状態が安定的であることを示しています。この点によって示される状態は、それが安定でない限りは、アトラクターとは成り得ません。一般的に言って、基底状態が安定であることは当然であると思われます。そしてこのことを認めれば、パルスによる駆動を使うことでアトラクターのベイスンの大きさと等価である安定性の度合いを決定することができるということもまた自然なことと理解されるでしょう。

振幅のピークの、それに先行するピークに対する比率を測定するために、減衰率、すなわち基底レベルへの復帰率が用いられます。この比率は、脳皮質領域における負のフィードバックのゲインを評価する際に用いられます。このゲインは、様々な操作によって変化します。覚醒している動物の皮質における誘発電位が〇・八のゲインを示した場合を例として考えてみましょう。浅麻酔下において、減衰率は〇・六か、それ以下に低下します。深麻酔下では背景活動が抑制されるので、ゲインはオープン・ループ状態（図８、上段）、において、ゼロとなってしまいます。興奮性細胞の出力が麻酔薬によって抑制されるので、誘発電位も生じなくなります（図9b）。動物が興奮性シナプスを賦活する薬剤を投与されると、振動は延長し、ゲインは〇・九か、それ以上に上昇します。減衰率とゲインが一を超えると、一つのピークは先行するピークよりも大きくなり、集団は点アトラクターに戻らなくなるので状態遷移が生じます。振動は非線形的な効果が効いて限界点に達するまで大きくなり、そこで止まります。この定常状態における振動をわれわれはリミット・サイクルと呼んでおり、それがわれわれの第三の構成ブロックです（図10）。

相互的賦活が定常的な背景活動を生み出すように、振動は半自律的・持続的・そして自己組織的です。その状態に興奮性あるいは抑制性の入力を加えた場合、振動は一時的に増大したり減少したりしますが、集団は常に基底的な振動状態に復帰するので、それは安定状態にあります。別の言葉を用いれば、それは安定なリミット・サイクル・アトラクターです（図10、下段）。この集団的状態変数が、図10の点線で示した円の内部あるいは外部からのパルス入力によって揺り動かされたとしても、その入力が止むと、出力は円周上に復帰します。

これまでわれわれは、ニューロンが脳機能を生み出すためにその活動をどのように組織化しているのかについて学んできました。ここで重要なのは、分子が液体を、また個人が社会を構成するのとほぼ同じように、ニューロンは大きなスケールにおける相互作用を介してメゾスコピックな統一体を作るということです。この一見自明な事柄に実質的な内容を与える方法は、単一ニューロンの活動とその集団活動との違いに注目することです。一つの良い例として、リミット・サイクル・アトラクターに支配されている集団中に存在する単一ニューロンのパルス系列の測定が挙げられます。典型的には、集団の脳波が一秒につき約四〇回のピークを持つ規則的な振動を示している時、単一ニューロンは毎秒一～数回、脳波の一～数個のピーク毎に不規則に発射します。これらのニューロンが振動に影響されていると同時にその形成にも関与しているということを示すた

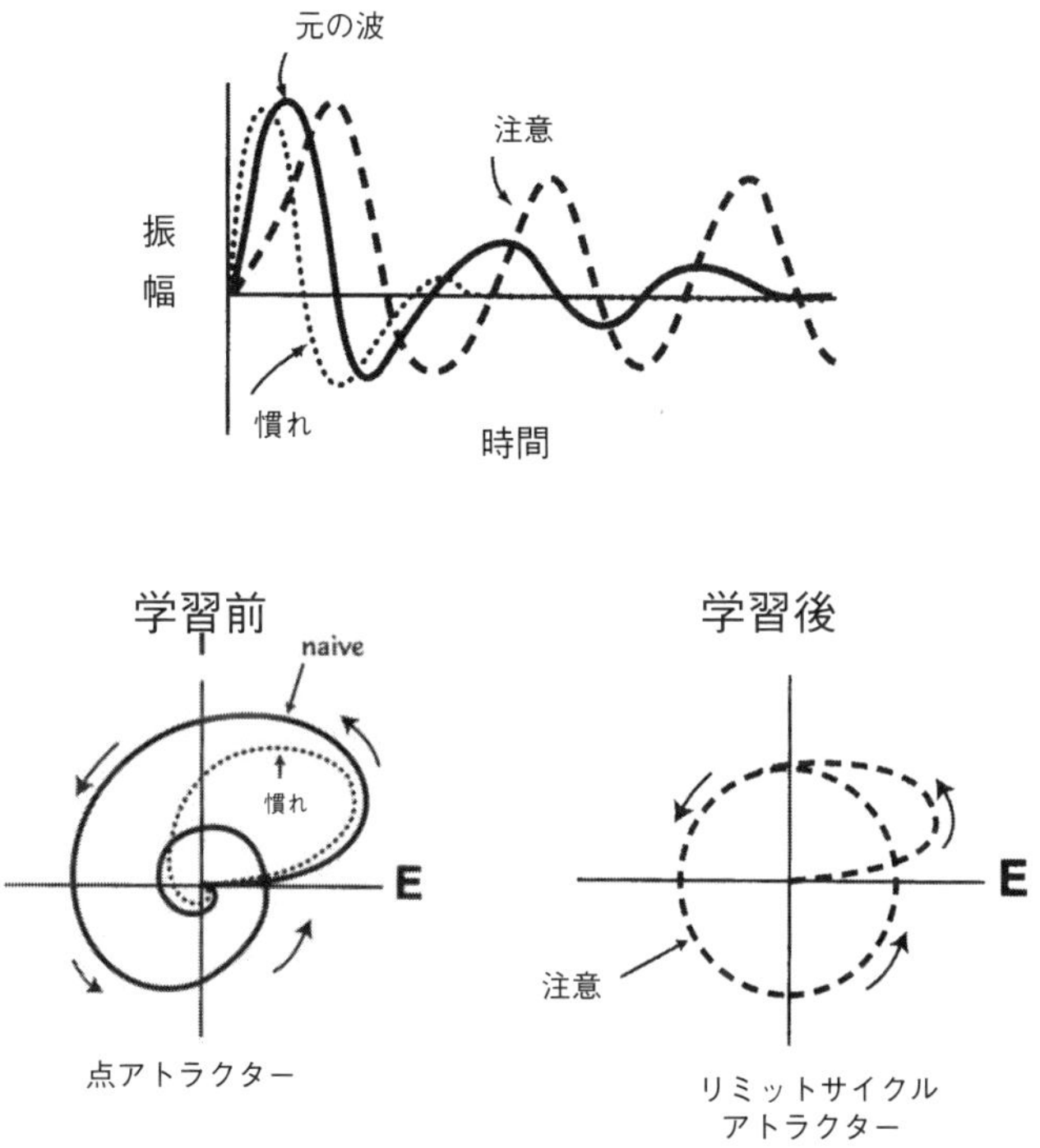

図10　点アトラクターの定常状態からリミット・サイクル・アトラクターにおける持続的な振動に移るためには状態遷移が必要である。それは学習がインパルスに対する応答に及ぼす変化によく表れている。学習前の嗅皮質の誘発電位を太い黒線で示す。先ず動物は、誘発刺激を無視することを学習する（馴れ）。それによってループ・ゲインが減少し、皮質はより急速に静止点に戻る（点線）。この刺激に関して、皮質は安定化している。それから動物は、この刺激に対して行動的に応答すること（注意）を学ぶ。それによってループ・ゲインが増大するので、振動が持続する（ダッシュで示した曲線）。これがリミット・サイクル・アトラクターであり、この振動システムは撹乱を受けた場合においても、同じパターンの振動に戻る。その後に興奮や抑制が広い幅をもって与えられても影響を受けない。その幅がアトラクターのベイスンを規定する。点アトラクターからリミット・サイクル・アトラクターへの状態遷移が、志向性の自己組織的ダイナミクスを構成する第3のブロックである。

めには、統計学的な検討が不可欠です。単一ニューロンの集団全体に対する関与は、一見して明白でもなければ必然的でもありません。単一ニューロンはほとんど自律的であり、己の活動に専念しているのですが、その活動のわずかな一部分が全体に対して何らかの貢献をしているという事実が、脳の働きに対するその意義を図る目安となります。皮質は、ある点アトラクターからリミット・サイクル・アトラクターへ、さらに次のアトラクターへと飛び移ることによって次々と仕事をしていきます。すべてのニューロンはそこに、いつもある程度関与しているのであり、その関与の性質は各々の状態遷移に伴って変化していくのです。

皮質の状態遷移は、行動の変化をもたらす薬剤――動物を眠らせる麻酔薬、あるいはそれを興奮状態に陥れるアンフェタミンのような――によって引き起こすことができます。しかしこれらの薬剤の効果は、志向性とは何の関係も有していないことを、ここで強調しておかなければなりません。行動の変化は、特に誘発電位と深い関係を有しています。誘発電位を生じさせるために用いる電気刺激を無視するように動物を訓練すると、刺激に対する馴れが生じ、振動の比率が減少します。馴れによって、その刺激に対するゲインが選択的に減少するからです。皮質は、他の刺激に対する応答を損なうことなしに、ある刺激に対する応答をより安定的なものとするような選択的状態遷移を遂げるのです（図10、上段）。

しかし、例えば刺激が与えられた時にレバーを押すと餌が与えられるというような条件付けによってその刺激が強化された場合、誘発電位の振動がより長く続くようになります。それはゲインの増大を意味します。別の言い方をすれば、連合学習は正のフィードバックのゲインを増大させることにより、条件刺激に対する皮質の安定性を選択的に低下させるのです（図10、下段）。このゲインが一以上となって、入力よりも出力が大きくなった場合、学習された刺激がリミット・サイクル・アトラクターへの遷移を引き起こすことがありうるでしょうか？　誘発電位を用いた実験でこの質問に答えることはできませんが、脳波を用いた実験は、その答えがイエスであることを示しています。この結果については第4章で述べますが、感覚皮質の各々は、静止状態の（オープン・ループ）点アトラクターと活動状態にある（定常状態）点アトラクターのみならず、学習によって獲得されたリミット・サイクル・アトラクターの集合を有しています。それらは厳密な意味でのリミット・サイクル・アトラクターではありませんが、それと密接に関係するものです。こうして皮質の状態空間は、学習された刺激のクラスのそれぞれに対するベイスンが複数個並置されているような、アトラクター地形を有しています。覚醒した動物の感覚皮質の活動を、われわれはアトラクター地形における遍歴的軌道（訳注3）と呼んでいます。というのは、学習された刺激が到達すると、皮質活動はアトラクターのベイスンの内部にしばし止まりながらそれらの間を続けて渡り歩くことを、脳波活動が示しているからです。アトラクターは刺激によって直接的に形成されるのではありません。これらの刺激についての以前の経験──感覚入力に加えて、プリアフェレント・シグナルや神経修飾物質──が、同じくここに関与しています。これらは共同して神経絨におけるシナプス連絡を修飾することによって、アトラクター地形を変えるのです。

要約すると、ニューロンはミクロスコピックなレベルにおいて個々に活動し、感覚入力を脳と脊髄に、また運動出力を筋肉や分泌腺に伝えています。脳のニューロンは、相互にシナプス連絡することによってある集団をメゾスコピックな状態へと形成し、そのことからニューロン活動は各領域における平均強度に従うように制約されます。相互的興奮による相互作用から、覚醒あるいは睡眠状態における脳の背景活動の活性化された定常状態が生じます。ここで点アトラクターと呼ばれる安定な状態は、脳活動がその周辺に落ち着くような集合としての点です。それは、負のフィードバックによってシナプス的に結ばれている興奮性および抑制性神経集団の振動を生み出すために不可欠なものです。一方、安定な振動状態は、リミット・サイクル・アトラクターによって支配されています。これから見ていくように、志向性の基本的性質は、刺激に対して受動的に応答するだけではなくて、脳の内部から行動を生み出すことにあります。瞬間ごとに新しい行動を創造していくこの能力の源泉は、神経集団における正負のフィードバック・ループにあります。アトラクター間の状態遷移によって生みだされる脳の遍歴的軌道は、われわれの経験における習慣的行動を支配しています。学習によって形成されたアトラクター地形が、目標を目指す行動の信頼できる継起を生み出します。これらのアトラクターや行動は脳によって構築されたものであって、固定的な活動パターンの単なる読み出しではありません。いかなる複製も決して同一ではありません。それは手書きのサインが同一人のものであることはすぐに判定できるけれども、そのどの一つも全く同じではないことに似ています。次章では、感覚皮質がどのように構築されているかを詳細に考察し、ニューロダイナミクスの四番目の構成ブロックについて述べることとします。

訳注

（1）グリア細胞は、二〇世紀初め、ニューロンとほぼ同時に発見されたが、ニューロンのような電気的活動を有さないため、脳構造の物理的支持（glia と言う語は、ギリシア語で膠を意味する）およびニューロンに対する栄養・代謝的保護作用を有すると考えられてきた。しかし、グリア細胞が脳循環調節、シナプス可塑性、シナプスおよびニューロンの新生などに大きな役割を果たすことが近年明らかとなり、またグリア細胞は全体として、ニューロンと脳体積を二分するほど大量に存在することから、「The other half of the brain：脳の他の半分」として注目されている。特に、大脳皮質アストロサイトは、ほとんどすべてのシナプスの全面を覆って、いわゆるトリパータイト・シナプスを形成し、その活動状態と全ての可塑性の調節に中心的な役割を果たしている。したがって、その活動がニューラル・ネットワークの活動、特に精神活動に影響を与えるという新たな考えが有力となりつつある。フリーマンが本書を執筆した当時、上のような見地からのグリア細胞研究は端緒についたばかりだったので、グリア細胞は従来通り、補助的（supportive）細胞として述べられている。現在フリーマンは、ニューロンとグリア細胞の関係についての研究の重要性を認めているが、アストロサイトの役割はミクロスコピックなレベルに限られていると考えている。現時点におけるグリア学（Neuro-gliology）の概要と、それを踏まえた心脳論については、『プシューケーの脳科学』（浅野孝雄・藤田哲也、産業図書、二〇一〇）に述べられているので、ご参照いただければ幸いである。

（2）軸索と樹状突起間のシナプス形成には、ニューロン間の相互作用のみならず、アストロサイトが大きな役割を果たすことが近年確立されているが、その機序については、藤田哲也・浅野孝雄『脳科学のコスモロジー』（医学書院、二〇〇九）などを参照されたい。

（3）「カオス的遍歴 chaotic itinerancy」とも呼ばれる。第4章訳注3を参照。

第4章　感覚と知覚

他の動物と同様に、われわれは世界の内部で活動し、世界がその活動に対して身体に与えるインパクトに合わせて、われわれ自身を変えていきます。この循環的プロセスは、運動出力と感覚入力という二つの分枝から成り立っています。大半の生物学者は、その入力部分のみを取り出して、それを事象の直線的連鎖として研究し、被験者の身体に刺激を与えることによって、その連鎖を開始させます。刺激の時間・場所・方法などを研究者が自由に設定することができるこのやり方においては、問題が合理的に単純化されています。一方、出力部分についての予測・測定・制御は、被験者によって開始される志向的活動の発現を決定するのが検査者ではなく被験者であるために、はるかに困難です。われわれは先ず入力部分から見ていきますが、究極的な意味において、最初に働くのは出力部分――特にそれを生み出すプロセスとしての志向性――なのです。

入力部分は二つの主なステップ、すなわち感覚（sensation）と知覚（perception）から成り立っていますが、それらは昼と夜ほどに異なっています。感覚を司る原理を理解するために用いられる概念や実験方法をそのまま延長して、知覚の説明に用いることはできません。先ず、すべての感覚システムに当てはまる大よその基本的性質から考察を始めましょう。感覚径路は、同一刺激に対する受容体出力の一般化という大きな問題を提起しています。鼻・目・皮膚のような感覚器官は膨大な数の受容細胞を有しており、それらは匂い分子・光子・接触による体毛の動きなどの捕捉を最適化するように働いています。この受容表面は、有限な身体と、無限に複雑な世界の境界に存在しています。同一刺激を繰り返し与えた場合、一つの刺激によって活性化されるのは受容体のごく一部にすぎず、刺激ごとにその部位が異なります。とすると、脳はどのようにして、それを同じ刺激として知覚するのでしょうか？ このような知覚の性質は、「同一感覚受容体における一般化」、「感覚の恒常性」、あるいは「知覚の不変性」などと呼ばれています。脳が知覚の恒常性に関わる問題を、その感覚皮質を用いてどのように解決しているかについて、第3章で述べたニューロダイナミクスに基づいて考えてみましょう。

感覚受容体の典型的な構造は、他のすべてのニューロンとほぼ同じです。その細胞体からは、長い糸状の突起が通常二つの方向に伸びています。その入力側の先端は樹状突起に対応し、皮膚・筋肉・関節・鼻の内側など身体各部に伸びています。脳と脊髄は、光・伸展・温度・ホルモン・血液中の化学成分などに対する感覚受容体をその内部に有していますが、痛覚に対する受容体は有していません。受容体の出力側軸索の先端はそれぞれ、脳あるいは脊髄の定まった領域まで伸びています。ニューロン全体が、一枚の膜で被われています。しかし感覚受容体は、その樹状突起の末端で膜が特殊化している点において、他のニューロンと異なっています。それぞれの受容ニューロンは、膜の内部あるいは周辺に、多種多様な化学的構造のいずれか一つを有しており、それが嗅覚と味覚における特殊な化学物質に対する感受性、あるいは聴覚・視覚・触覚における力学的な力・振動・熱・光、そして電気的・磁気的ポテンシャルに対する選択的な感受性を生み出すのです。このような多様性にもかかわらず、入力末端部の基本的な働きは、他のニューロン樹状突起におけるそれと同じです。化学結合あるいはエネルギー吸収によって、膜電池のスイッチが入り、ループ電流が生じます。この電流は、軸索起始部にあるトリガー・ゾーンに向けて細胞内部を流れ、そこから細胞外部をシナプスへと流れてループを完成します。この電流によって生じた一連の活動電位は軸索分枝末端へと伝達されます。電流の強さとパルス周波数は、共に刺激の強度に比例します。

この短いシグナル変形の連鎖を変換と呼ぶことには誰しもが同意しているのですが、その語の解釈は立場によって大きく異なります。唯物論者の見解によると、受容体は物理エネルギーの一つの形式から情報を抽出し、軸索がそれをアナログ量として脳に伝えます。認知論者の見解では、軸索のパルス連鎖は二進法で表される数字であり、それは刺激の物理的な形を表すシンボルです。プラグマティストの見解では、軸索のパルス連鎖は、身体の一点において環境から入力されたエネルギーに比例する量を持つ単なるエネルギーです。受容体が刺激から情報や意味を抽出するということはありえないし、またパルスがそれらを表すことができないことは明白です。

すべての受容体は、全くミクロスコピックなものです。それは膨大な数の同種の受容体の内の一つとして働き、世界と脳の境界におけるその二次元的な集合は、シナプスの介在なしに機能しています。したがって、感覚刺激の局所的な強さに従って吸収されたエネルギーが、各ニューロンが伝達する軸索のパルス系列を決定します。受容体の刺激に対する選択性に加えて、それが視覚における色彩・音の周波数・化学物質の濃度など、入力種類別の刺激の強さに対する選択的感受性も有していることは、一つの刺激によって活性化されるのが、受容体集合を形成する受容体全体の内の僅かな一部に過ぎないことを意味しています。この一部の受容体が、受容体集合の内部で空間的パターンを形成し、それが軸索によって並列的に伝達され、新たな空間的パターンとして脳に伝達されるのです。

この並列的伝達によって、受容体集合におけるパターンの局所的な地図が脳皮質感覚領域へと移されます。

受容体ニューロンは相互作用しませんから、それらの集合および中枢部のターゲットにおいて形成された空間的パターンは、夜空に瞬く星のように、パルスごとに点滅するミクロスコピックな点の集まりとなります。神経生物学者は、試験刺激を光点・純音・あるいは一本の髪の毛への接触のような、受容体の一個あるいは少数個からなる組に限定することを好みます。その場合入力は、パルス・レートがある一点で高く、他所のどこでもゼロとなるような空間的パターンを作り出すと想定されていますが、その考えが実地に証明されたことはほとんどありません。嗅覚はほとんどの動物にとって最も重要な感覚であり、脊椎動物では全ての感覚についての知覚の原型と見なし得ることから、以下、嗅覚の知覚についてより深く調べていくこととします。嗅覚は最も単純なシステムであり、視覚や聴覚のシステムが光景や音の知覚をより精密なものとするために必要としているような予備的処理は最小限度にしか行われていません。解剖学的に、それは辺縁系の最も近くに位置し、感情表現に関与する脳領域に直接的に結びついています。嗅覚・視覚・聴覚・体性感覚等の異なるシステムが引き起こす感覚はかなり異なっていますが、それらのメッセージは脳のあるレベルにおいて結合され、統一的多感覚知覚を形成します。したがってそれらは、知覚に関しては本質的に同じメカニズムを有しているに違いないと考えられることが、最も重要な点です。

嗅覚システムは、このようなシステムの良い実例です。それは先ず受容体の集合（図11）から始まり、並列する軸索を、一次嗅神経を介して嗅球まで送っています。軸索は興奮性シナプスを形成して嗅球投射ニューロンに連絡し、後者の軸索は外側嗅覚路を通って前脳の各部に到達します。吸気のたびに匂い物質が鼻腔に入り、それに対する感受性を有する特化した受容体の少数の下位集団を興奮させます。多くの動物の鼻には、約一億個の受容体が存在し、ゲノム分析から、その感受性のプロフィールが約一千のタイプに分かれていること、したがって各種類の受容体がそれぞれ約一〇万個存在することが知られています。一嗅ぎごとに興奮するのは、各種類の受容体の一部分、おそらくは数百～数千個にすぎません。したがって、特定の匂い物質を含んだ空気を吸入するたびに嗅球へと送られるパルスの空間的パターンは極めて疎です。しかし、それに多数の背景的匂いが加わるので、この疎なパターンは、地滑りのように全てを呑み込んでしまう受容体活動電位の内に埋もれてしまいます。嗅球の役割は、この圧倒的な雑音のために不明瞭となってしまった、期待に一致するパターンを検出することにあります。

夥しい数の、また高い密度をもって存在する受容体を有する鼻は、極めて低濃度の匂い分子を捉えることができますが、鼻を通って入ってくる空気は乱流となるので、その分子は一嗅ぎごとに異なるセットの受容体へと運ばれます。それは同じ物質が繰り返し吸入された場合においても、受容体が出すパルスの空間的パターンが一嗅ぎごとに異なることを意味します。受容体の位置の変化に伴ってこのようなパルスの変化が生じることは、他の感覚システムにおいても良く知られています。例えば、音は耳の位置によって変化し、繰り返し刺激による網膜興奮の空間的パターンは、注視方向にしたがって変化します。実際、視覚像が人工的に網膜の一定部位に固定されると、それは視野から急速に消えてしまいます。つまり、視覚イメージを得るためには、注視方向を細かく変化させることが不可欠なのです。

このような多様性にもかかわらず、ヒトの言葉による報告や他の動物の動作などの同一刺激に対する行動的応答は恒常性を維持しています。この恒常性は、脳が繰り返し刺激の多様性を一般化し、それらに共通する性質を抽出することができることを示しています。したがって、同一の匂い物質による刺激が繰り返された場合に、それが同じ匂いとして知覚されるためには、脳活動のどこかで一定の空間的パターンが生じていなければならないと考えられます。

この問題の研究に着手したばかりの頃、私は嗅球ニューロンのミクロスコピックなパルスのパターンは受容

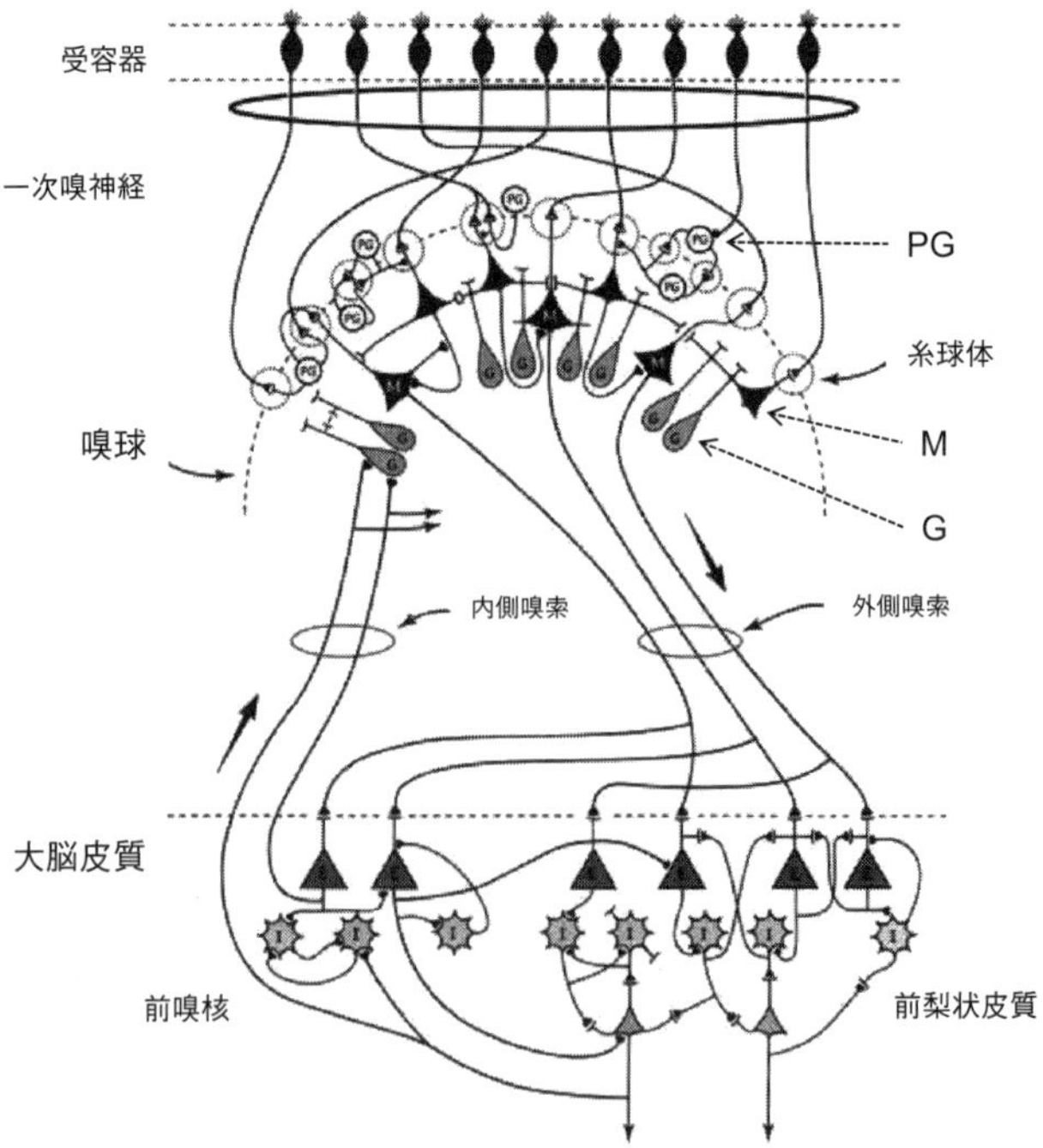

図 11　嗅覚システムは、鼻における受容体の配列・嗅球・神経核・および皮質という、四つの大きな部分から成る。受容体から嗅球への前方伝達は一次嗅神経を通って嗅球に至り、そこから外側嗅索を通ってさらに先へと向かっている。神経核と皮質は内側嗅索を通って嗅球へとフィードバックしているが、それは受容体には達していない。嗅球には次の 2 種類の介在ニューロンが存在する。外部介在ニューロン（PG）は、ニューロン集団の背景活動に必要な興奮性バイアスを与える。内部介在ニューロン（G）は、投射ニューロン（M）を抑制し、負のフィードバックによって嗅球脳波（EEG）として表れる振動を作り出す。核と皮質に存在する投射ニューロン（E）と介在ニューロン（I）との間の負のフィードバックも振動を作り出すが、内部的なフィードバック・ゲインが異なるために、上とは異なる周波数を有する。嗅覚システム中心部におけるこれら三つの部分は、周波数においては一致しないが、かといって互いを無視することもできない。つまりそれらは、3 人同居（ménage à trois：男女およびいずれかの愛人との同居；三角関係）のようなカオスの内で暮らしているのである。フィードバックによるカオス的背景活動の発生は、志向性のダイナミクスの 4 番目の構成ブロックである。

細胞におけるそれと同じくらい変化に富んでいると予測していました。なぜならば、受容体の軸索と嗅球の投射ニューロンの間には、僅か一つのシナプスしか存在しないからです。したがって、事実その通りであることが確認されても驚きはしませんでした。違う言い方をすれば、同じ匂いを繰り返し嗅がせることによってもたらされた刺激のクラスに対して、嗅球ニューロンはミクロスコピックには何ら一般化を行っていません。しかし、同じ匂いを多数回嗅がせた場合に、嗅球活動の空間的パターンがほとんど変化しないという発見は、私を驚かせました。このパターンとは、メゾスコピックなレベルにおいて嗅球ＥＥＧが示すパターンです。さらに、このパターンは嗅球全体に共通しているので、嗅球におけるすべてのニューロンが、毎回の刺激に常に関与していることになります。このような特性は、学習された匂いが引き起こす全てのパターンにおいて認められたので、全てのニューロンが全ての匂い知覚に関与していると私は結論しました。

このイメージは、感覚から知覚への移行に関して神経生物学者や認知主義者が一般的に抱いているものと極めて異なっています。彼らは匂い物質からの情報は、嗅球の一握りのニューロンに集中していると考えています。私が得た結果は、事実がそれとは異なることを示しています。脳は活動のメゾスコピックなパターンを形成することによって一般化を行い、それには、この活動を脳に伝達する少数のニューロンのみならず、その周辺のはるかに多数のニューロンが共に関与しているのです。そしてそれは、受容体細胞の軸索が脳に入り、最初のシナプス連鎖を形成する場である嗅球において生じているのです。この結論は非常に重要なので、その後私と協力者たちがどのような観察を行い、どのように測定結果を解釈したかについて最初に述べ、次にそれに関連するメゾスコピックな性質について詳しく論じることとします。

嗅球ＥＥＧの一般化パターンは、われわれがガンマ帯域と呼ぶ、高い周波数を持つ振動として表れます。ここで注目すべきは、樹状突起電位の振動が嗅球全体にわたって同じ波形を有していることです。嗅球ニューロンと、受容体あるいは脳の間には、このように広い高周波帯域の振動を全ての嗅球ニューロンに同じように生じさせる神経経路が存在していません。したがってこの共通の波は、嗅球全域に存在するニューロンの相互作用に起因すると考えられます。言い換えれば、このパターンは嗅球内のニューロン集団が形成したものであって、外部から持ち込まれたものではありません。パターン形成は、化学的・物理的システムにおいてはありふれた現象です。例えば、晴れ渡った青空に、わずか数分の内にぽっかりと雲が浮かぶことがあります。このようなメゾスコピックなプロセスが感覚皮質で働いていることに何の不思議もありません。それが今まで見過ごされてきた唯一の理由は、ガンマ帯域脳波の内に何を探索すべきかを、誰も知らなかったことにあります。

さらに観察を進めるために、われわれは麻酔薬でウサギを眠らせ、感覚皮質を外科的に露出して幾列もの電極を頭蓋に固定し、感染を予防し動物の苦痛を軽減するように十分注意を払いながら創を閉じました。術中に、六四個の電極を〇・五ミリメータの間隔で配列した四×四ミリメータの正方形の電極板（ウィンドウと呼ぶ）を嗅球の上に設置しました。獣医師の協力の下に、ウサギが完全に覚醒するまで見守りました。その後、ウサギをわれわれの記録装置に慣れさせ、埋め込まれた電極を一組の増幅器とコンピュータに接続し、ＥＥＧ波形を観察したのです。

この記録システムでは、ウィンドウが嗅球の一部を被っているに過ぎないにも関わらず、嗅球全体の活動パターンを検出することができます。というのは、嗅球が一つのユニットとして働いており、その大半を手術で切除した後でどの部分が残されていようとも、動物はなお匂いを判別することができることが別の実験で証明されているからです。嗅覚の判別に必要なのは、受容体から嗅球まで、そして嗅球から嗅皮質に至るまでに存在する二、三のシナプス連絡にすぎません。嗅球のすべての部分はこのように均質であることから、われわれは嗅球上の、技術的に最も適切な場所にウィンドウを設置することができたのです。またこの事実は、それぞ

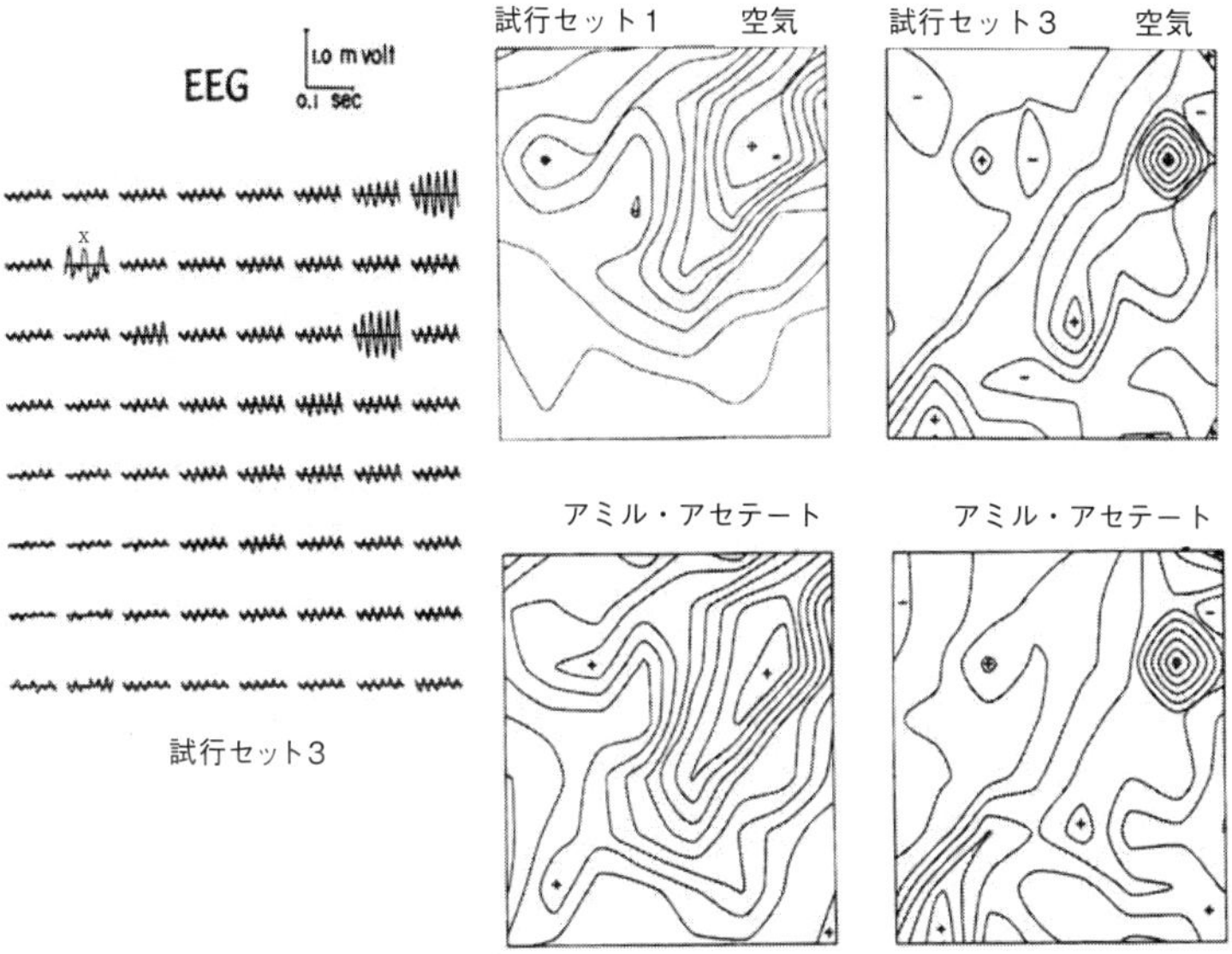

図12　4×4ミリメータの基盤（ウィンドウ）に8×8列の電極を配列し、それを嗅球表面に密着するよう設置した。この64の脳波記録は吸気ごとに、バーストと呼ばれる、短い持続を有する振動を示す。各バーストは、嗅球あるいはウィンドウのどこでも同じカオス的な波形を有している（左図のxマークは、嗅球と嗅皮質におけるEEGの違いを示すために選んだ一つのチャンネルを示す）。各試行のセットは、刺激前（Air）と刺激中（Amyl）のパターンを示す。同じ波形を有する嗅球の波は、場所によって異なる振幅（amplitude）を有し、空間的振幅変調の搬送波としての役割を果たしている。これが志向性のダイナミクスの第5の構成ブロックである。振幅変調パターンは学習によって変化し、脳活動の意味を担っている。それが嗅覚のみならず全ての一次感覚皮質における意味形成の第1段階である。搬送波の振動はよく「40Hz」と呼ばれるが、その周波数は同種および異種の動物において20～100Hz以上の帯域で変化するので、ガンマ活動というのがより正確な呼び方である。四つの振幅変調パターンは、波の大きさ（振幅）の山と谷を表す等高線として表示されている。試行1と試行3とでは、匂い物質は変わらないのに、AirとAmylに対するパターンが共に変化していることに注意されたい。Freeman and Schneider (1982) より。

れの匂いに対する反応が、コンピュータのキーボードにおけるそれぞれのキーのように、嗅球の小さな一部に局在するという唯物論者や認知主義者の予想に全く反するものです。

こうして得られた知見のうち特に重要な四つについて次に述べます。第一に、嗅球神経絨は非周期的な、従って予測不可能な波形を有する持続的な背景活動を示します。この背景活動は、投射ニューロン（図11におけるM）と外部介在ニューロン（PG）の相互賦活によって維持されています。この自己維持的な背景活動が、ニューロダイナミクスの四番目の構成ブロックです。

第二に、吸気の度にニューロンの一斉発射（バースト）が生じ、それは呼気において停止します。このバーストはウィンドウのどこでも観察され、それは嗅球全体において同一の瞬時周波数をもって生じます（図12）。ただしその周波数は、バーストの最中、およびバーストとバーストの間で絶え間なく変化します。この振動は、興奮性投射ニューロンが抑制性内部介在ニューロン（G）と相互作用する際に生じる負のフィードバックに起因するものです。瞬時周波数が同じであることは、投射ニューロン間に広い相互連絡が存在することに起因し、それによって各興奮性ニューロンは、二、三のシナプスを経由するだけで他の全てのニューロンにパルスを送ることができるのです。

第三に、この共有された波は、嗅球の異なる部位で異なる振幅（強さ）を有するので、それは嗅球全体にわたる振幅変調の空間的パターンを表すガンマ帯域の搬送波として働きます。この波が搬送波である理由は、波形はどこでも同じであるがその振幅が異なることにあります。この振幅変調パターンが、脳ダイナミクスの五番目の構成ブロックです。ＥＥＧを決定する樹状突起電流は内部介在ニューロン活動の空間パターンを決定し、それが今度は投射ニューロンのパルス密度に影響を及ぼすので、脳波が有する振幅変調パターンを測定することによって、嗅球の出力を推定することができるのです。われわれは各電極において共通である波の振幅

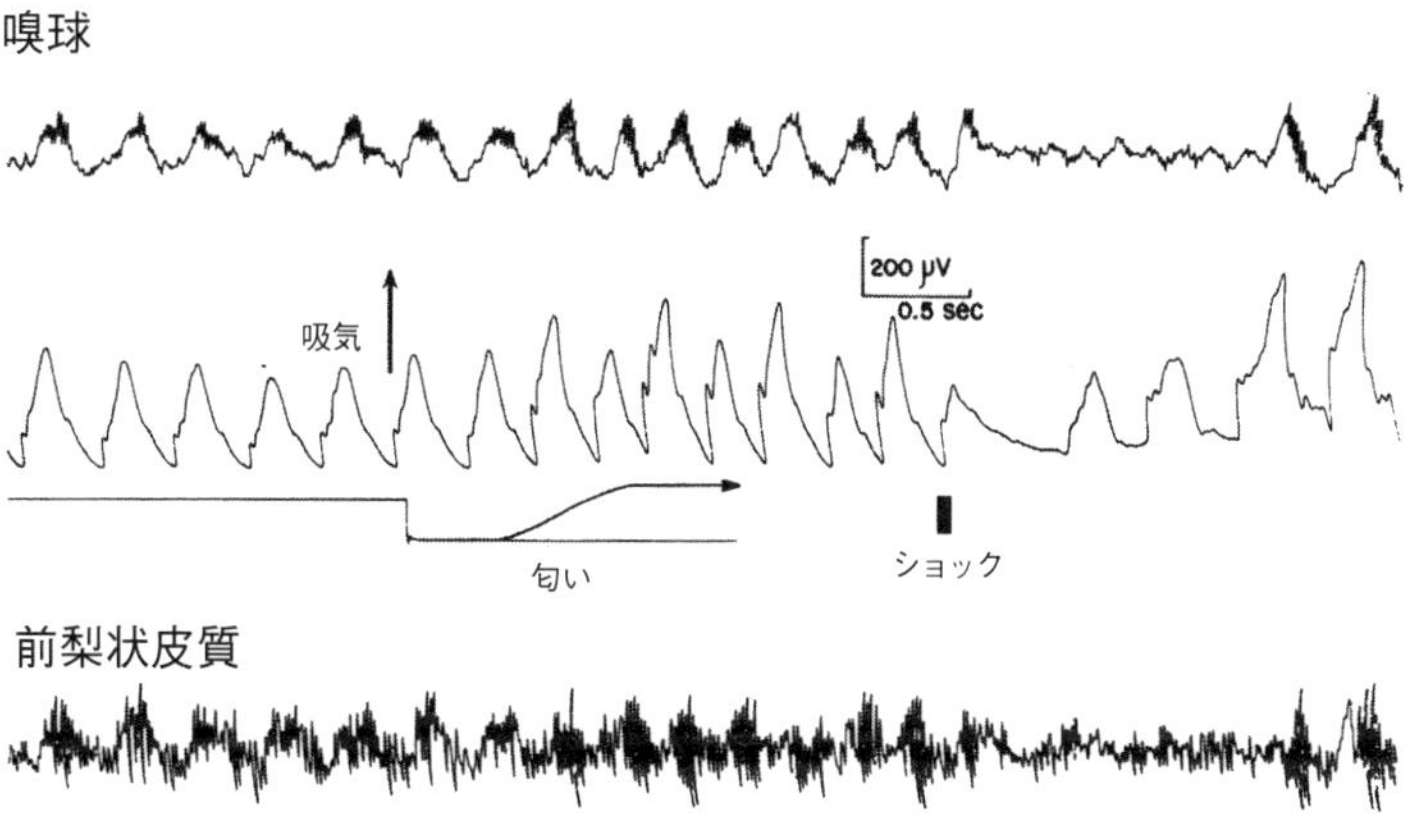

図13　バーストは、映画フィルムのような連続的時間枠の内で生じる。嗅覚においては、外側嗅索のパルス密度が、嗅球から嗅核や嗅皮質、さらには内嗅皮質へと振幅変調パターンを伝達する。バーストは、吸気に伴う興奮性入力がループ・ゲインを増大させることによって生じる。興奮によって、システムは非対称シグモイド曲線（図6、下段右）の、より急峻な傾きを有する部位へと移行する。動物がすでに学習して知覚した入力は感覚皮質における状態遷移を誘導する。この入力依存性のゲイン増大が、志向性のダイナミクスにおける6番目の構成ブロックである。上図は、バナナ油（または図12に示したアミル・アセテート）の匂いに引き続いて軽い電気ショックを与え、その匂いを知覚した時に注意（警戒）することを学習させたウサギにおける、嗅球と皮質（前梨状皮質）のEEG（上段および下段）をそれぞれ示す。匂い物質の到来（呼吸記録を中段に示す）に伴う呼吸の頻度と深さの増大は、ウサギの匂いを嗅ぐ動作に起因する。Freeman and Schneider (1982)。

を測定し、こうして得られた六四個の振幅を、山と谷のように嗅球における振幅の高低を表す等高線としてプロットしました（図12の四つの図）。この等高線プロットは、嗅球の状態を示す簡便な方法です。このプロットを連続的に行うことによって、吸気の繰り返しに伴う状態遷移を示すことができます（図13、上段）。われわれは匂い物質に関するEEGパターンを、等高線プロットで示される振幅変調パターンを用いて分類しました。振幅変調パターンを分類する上で、記録チャンネルのそれぞれがパターン形成に等しく寄与することが明らかとなりました。どれか一つのチャンネルが他のどれかよりも重要であるとかないとかいうことはありません。

統計的解析によって、全てのニューロンが、その発射が急速であろうと緩除であろうと、全ての匂いの判別に関わっていることが明らかとなりました。全てのパターンは明るい部分と共に暗い部分を持っていなければなりません。つまり、あるニューロンが刺激に対する反応時に発射していないからといって、それがパターンの一部を成していないということは言えないのです。それは、沈黙していることが嗅球のメゾスコピックな状態から割り当てられた役割であるためにそうしているだけなのかもしれません。

第四に、それぞれのウサギは、常にとは限らないが、他のウサギのそれとは容易に見分けることができる、サインのように特徴的な振幅変調パターンを持っています。個々の振幅変調パターンは、それぞれのウサギの個体史や、身体の形、また毛の色などと同じように、個体的特徴を有しています。

この発見から、嗅球における個々のバーストがどのように形成されるのかという疑問が生じます（図13）。嗅覚受容体からの入力が必須であることは、鼻孔を閉鎖し呼吸を口から行うようにしたウサギではバーストが消失することから明らかです。このメカニズムは、図6（下段右）に示した神経集団のトリガー・ゾーンにおける波→パルス変換を支配しているシグモイド曲線に基づいています。われわれの実験から得られたシグモイド曲線の傾きは、与えられた波入力の変化に対してパルス出力がどの位変化するかを表しています。違う言い方をすれば、それは波密度の各レベルにおいて、嗅球神経集団がどれほど強く相互作用するかを決定する非線形的なゲインを表しているのです。このグラフは、受容体からの入力による嗅球の興奮が波の活動を増大させること、また入力が、ニューロン相互のシナプス活動の強さの指標であるゲインを増大させることを示しています。ゲインが高いほど、振動はより長く持続します。第3章で述べたように、ゲインが十分に高くなると、振動は消失とは逆に、爆発的なものへと変化します。こうして嗅球は、吸気によって不安定化されます。入力は、嗅球を休止状態から持続的バースト状態へと遷移させ、それは呼気において嗅球が休止状態に戻るまで続きます。バーストへの移行とその終了という状態遷移は、嗅球における知覚の第一段階の全てを開始させ、あるいは終了させる上で決定的な役割を果たしています。入力依存のゲインによる不安定化が、脳ダイナミクスにおける六番目の構成ブロックです。

シグモイド曲線と、その傾きである非線形的なゲイン変化を支配する唯一のパラメーターは、ウサギが眠っているか、麻酔されているか、目覚めていても非活動的であるか、あるいは覚醒していて活動的であるかということです。非線形的なゲインは覚醒に伴って増大します。つまり、動物が興奮するにつれてシグモイド曲線の傾きが大きくなり、入力が嗅球を不安定化する可能性が高くなります。このことは、匂い物質が吸入されているか否かにかかわらず、覚醒していない動物ではめったにバーストが生じない理由を説明します。嗅球は覚醒によってスイッチが入り、待ち受け状態へと変化すると言えますが、それは脳幹神経核から分泌される神経修飾物質、特にセロトニン放出を制御する辺縁系の働きによって支配されており、それが知覚を可能ならしめるのです。

脳波に認められるバーストは、嗅球のスイッチが二つの状態のいずれかへと切り替えられることを示しています。それは各バーストの前では待ち受け状態にあり、バーストの最中では伝達状態にあります。このことは、単一ニューロンがパルスを受取る状態、あるいは発出する状態のいずれかにあることに対応しています。吸気による状態遷移が生じる前では、嗅球ニューロンはほとんど刺激入力に対してのみ反応しますが、バーストにおいて、それらは主に相互間で反応し合うのです。嗅球は状態遷移をするまでは入力に対して扉を開いているが、バーストが一旦生じるとそれは閉じられ、振幅変調パターンは刺激よりもむしろ嗅球神経絨におけるシナプス連絡によって決定されるようになります。バーストの最中、嗅球はその振幅変調パターンを脳の他の部位に伝達します。バースト間においては、嗅球は刺激入力と共にプリアフェレントな随伴発射（次章にて説明）

を受け取ります。

それぞれの匂い物質が引き起こす空間的振幅変調パターンはどのように異なるのでしょう？　唯物論者と認知主義者は、嗅球における振動の空間的振幅変調パターンの形成は匂い物質による刺激入力によって始動し、リミットサイクルで表されるような繰り返し起こる振動状態によって維持されると考えています。それは第3章で述べたように、叩かれた鐘が決まった響きを出すようなことでしかありません。一つの匂いに対して振幅変調パターンが変化することは、鼻腔内の乱流によって受容体刺激のパターンが変化することによると説明されています。しかし、この仮説に従うならば、脳は訓練期間中に出現した振幅変調パターンの全ての組み合わせを保存し、集積し、平均化することができなければなりません。脳は、こうして平均化された振幅変調パターンを基準パターンとして記憶から取り出し、それを試験期間中に入ってくるパターンと比較するのですが、そこで最良の一致を見出すためには、一つの平均化されたパターンではなく、他の全ての平均化されたパターンを用いなければならないのです。

私のデータは、脳がこのような工学的操作を行う神経装置を持ち合わせていないことを示しています。また仮に持っていたとしても、それを働かせるための時間を有していません。より詳しく、かつ具体的に述べるならば、実験条件と刺激が固定されている場合でも、それぞれのクラスの匂い物質が生じさせるパターンの一定性は二〜三日しか持続しません。一般的な規則として、この緩除な振幅変調パターンの変化は数日から数週間にわたって、髪の毛や爪が伸びるのと同じような割合で変化します。この変化は神経絨における軸索と樹状突起の定常的な成長、シナプスの削除・再配置・新生などに部分的に依存すると考えられます。これらの比較的緩除な変化の頂点に位置するものを、われわれは知覚の流動性と呼んでいます。それは匂い物質の投与を、強化刺激——皮膚に軽い電気ショックを与えるとか、腹をすかせ、あるいはのどが渇いてる状態で食べ物や水を与える――と組み合わせた場合に動物が示す劇的な変化を意味します。

匂いの種類に特異的な振幅変調パターンは、匂いを判別するようにウサギを訓練した場合においてのみ形成されます。その典型的な実験においては、二つの匂い物質のいずれかが与えられ、それは条件刺激（ＣＳ）と呼ばれます。強化刺激と組み合わせた二つの内の一つをＣＳプラス、そうしなかった他方をＣＳマイナスとします。強化によって、ウサギは不快な、あるいは快適な経験を避けたり予測したりすることができるようになるので、以前は重要でなかったＣＳがウサギにとって意味を持つものとなります。われわれの実験において、ウサギはＣＳプラスに対してのみ条件反射（ＣＲ）を発現しました。図12の四つの枠は振幅変調パターンが学習によってどのように変化するかを示しています。上段左は、ＣＳプラスが与えられる前の対照期間における平均振幅変調パターンを示します。下段左は、ウサギがＣＳプラスに反応することを学習した後の、異なる振幅変調パターンを示します。バーストは、ＣＳプラスが開始された後に、ＣＲの発現に先行して出現しました。この実験において、対照は背景環境の匂いであり、それはＣＳマイナスに該当します。われわれはＣＳプラスとＣＳマイナスがそれぞれ異なる振幅変調パターンを生じると予想し、その通りの結果が得られました。しかし、次に観察されたことは、われわれの予想の範囲を越えていました。これらの振幅変調パターンのいずれもが変化したのです。上段右（trial set ３）は、二週間後の対照刺激とＣＳプラス刺激において生じたパターンを示します。刺激とそれに伴う行動は同じであったにも関わらず、両者における振幅変調パターンは共に変化していました。この結果は、振幅変調パターンが同一刺激に対する応答の恒常性を欠如していることを明白に示しています。

恒常性の欠如を示す別の例は、図14に示すような、連続的条件付けにおいて得られた結果です。われわれは先ず、動物を実験装置に慣らし（それ自体が一つの学習です）、次に、おが屑↓アミルアセテート↓ブチルア

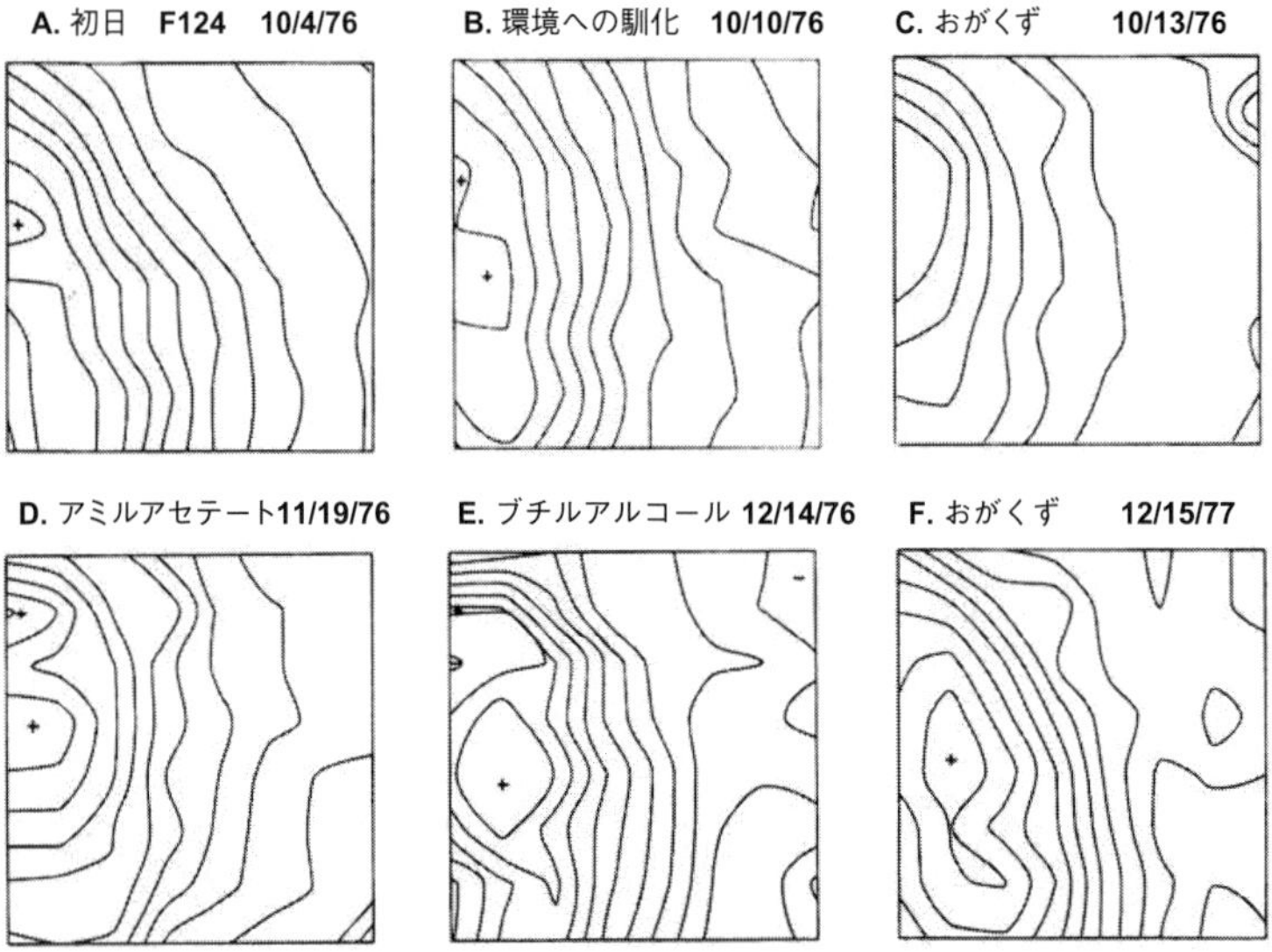

図 14　嗅球における振幅変調パターンは、脳波のガンマ帯域に見出される。CS プラス（本文参照）は報酬と罰のいずれかと一組にして与えられるので、それが引き起こす振幅変調パターンは動物が新しい匂いに対する反応を学習するたびに変化する。私は、動物がすでに学習した匂い（ここではおが屑）を改めて与えた時には以前のパターンが再現されると予測していたのであるが、そうではなかった。全く新たな振幅変調パターンが出現し、またすでに獲得されていた全ての他のパターンも変化したのである。刺激が固定されている場合におけるパターン変化の他の例としては、図 12 のセッション 1 と 3 における空気（対照刺激）に対するパターン変化がある。上の結果は、振幅変調パターンの構造が、個々の刺激ではなく、学習が引き起こすシナプス修飾によって神経絨に埋め込まれた歴史に依存することを示している。それは学習された入力の種類についての一般化を反映している。過去の経験がここに入り込むことから、それは刺激の意味の諸側面を表しており、それを構成した当の動物にしか当てはまらないものである。振幅変調パターンへの意味の埋め込みが、志向性のダイナミクスにおける 7 番目の構成ブロックである。Freeman and Schneider（1982）。

ルコール↓おが屑の順で与えられた刺激に反応するように訓練しました。新しい匂いに対する振幅変調パターンは、その都度変化しました。最初の匂いであるおが屑に戻った時、その振幅変調パターンは最初に記録されたものとは異なっていました（ＣとＦ）。つまり、振幅変調パターンは、文脈と歴史と重要性、一言で言うならば意味に依存しているのであって、それがニューロダイナミクスにおける七番目の構成ブロックです。

学習がどのような影響を振幅変調パターンに及ぼすかを最も劇的に示す例は、ＣＳプラスとＣＳマイナスにおいて強化刺激を入れ替えた際に得られました。われわれは、のどの渇いたウサギを、水と組にしたＣＳプラスに対しては舐めるように、水を与えないＣＳマイナスの時は匂いを嗅ぐように訓練しました。それから、最初の匂いにおける報酬を二番目の匂いのそれと入れ替えました。ウサギはそれを素早く学習し、二番目に対して舐め、一番目に対しては匂いを嗅ぐようになりました。この実験では、用いた化学物質も生じた運動パターンも全く同じでしたが、三つの振幅変調パターンのすべてが異なっていました。この変化量は小さなものでしたが、日ごとに生じる変化から予測される変化量を有意に上回っていました。

このような振幅変調パターンの変化が神経絨におけるシナプス修飾に起因することを、われわれは次のようにして証明しました。外側嗅索に埋め込んだ電極から与えた電気パルスに応答するようにネコおよびラットを訓練し、動物がＣＳプラスとして与えられたパルスに反応することを学習する前後で、皮質と嗅球における誘発電位を比較しました。多くの研究者は、学習に伴ってゲインが増大するのは受容体と投射ニューロンを結ぶシナプスであると考えていますが、それを裏付ける結果は得られませんでした。本実験で得られた結果は、誘発電位の波形変化（図10上段）は、嗅球と皮質の投射ニューロン（図11におけるＭとＥ）を結合するシナプスのゲイン増大に起因することを示しています。換言すると、連合学習におけるシナプス・ゲインの増加は神経絨を不安定化させますが、それは強化を通じて意味を獲得した刺激に対してのみ生じるのです。学習に伴う変化は訓練期間中に与えられた刺激に基づいており、極めて選択的です。

未知の刺激が強化と組み合わされていない場合には、上と異なる結果が生じます。新たな嗅覚刺激が到達して最初に起こることは、バーストが生じないことです。動物は、すでに知っている匂いを、よく慣れた匂いの背景環境と共に期待しています。新しい匂いは、期待したようには背景環境の活動が起こらなかったことを意味します。予想外の未知の匂い物質を嗅ぐと、動物はそのありかを突き止めるために、頭や眼を動かしたり、匂いを嗅いだりする位置探索的な反応を示しますが、それは匂いが期待していたものと異なるということが、動物にとって一つのシグナルであることを示しています。バーストの抑制は、背景環境が新しい匂いによって汚染されることによって、不安定化した嗅球がアトラクターのベイスンに入り込むことも、振幅変調パターンを形成することもできないことに起因すると考えられます。バーストの欠如は、「それが何だか分からないが、大事なものかもしれない」ということを示しているのです。この新しい匂いが強化を受けることにより、すでに存在していた振幅変調パターンが揺れ動いて修飾され、新たな振幅変調パターンが形成されます。強化がなされない場合には、脳波反応も、元々あった反射行動も消失します。それが慣れ（habituation）と呼ばれるものです。それは未確定の刺激を背景環境へと組み込んでしまう、自動的且つ局所的なプロセスです。未確定の、望ましくない、無関係な入力をふるい分けることは、全ての感覚皮質にとって極めて大事な、また継続的な仕事です。受容体自体は感覚パターンにアクセスすることができないから、この仕事をしていないし、その能力も有していません。それらは単にパルスをパターン形成のために提供するだけ、言うなれば点描派の絵画における一つ一つの点を与えるにすぎないのです。

これまでに述べた諸現象は極めて高い重要性を有しています。それらは、嗅球の振幅変調パターンが、学習された匂いに対しては選択的かつ個別的であるが、匂い物質の化学構造に対する恒常性を欠如していることを示しています。個々の振幅変調パターンは、一つだけでなく、全ての匂いに対する曝露の歴史に依存しています。さらに、それぞれの新たに学習された匂いと、それに偶々付随して生じた強化は、振幅変調パターンの全体的なまとまり（ensemble）に変化を来します。このまとまりは、樹状突起と軸索の成長、また学習によるシナプス修飾に基づいて形成されます。したがって、嗅球がその内容を振幅変調パターンとして表現するためには、個体と環境の行動を介した継続的な相互作用と感覚の流れの総体が、ともに必要とされるのです。

第3章で述べたダイナミクスの用語を用いるならば、嗅球には単一の大きなアトラクターが存在し、それは「アトラクター地形 attractor landscape」を形成する複数の翼を持っています。このシステムは、吸気と吸気の間で優先的となる基底としての振幅変調パターンを有しており、それは大きなアトラクターの一つの翼によって支配されています。吸気に伴って背景環境を成す空気が到来すると、嗅球は他の翼であるアトラクターのベイスンへと移行し、それが対照としての振幅変調パターンとなります。呼気によって嗅球はそれから解放され、元の基底的な翼へと戻ります。このアトラクター地形は、嗅覚アトラクターの諸々の翼を構成する全ての学習された状態を包含しているので、その一つ一つが、それに対応する刺激が与えられた場合に現れるのです。各アトラクターは固有のベイスンを有しており、それは動物が訓練で得た刺激の種類に従って形成されています。刺激が嗅球を個々のベイスン内部のどこに導こうとも、嗅球はそのベイスンを有するアトラクターに従って作動するので、その匂いについての一般化が生じます。新たな匂いを学習するということは、ベイスンを有する新たなアトラクターを付け加えることですが、コンピュータ・メモリーとは異なって、アトラクター地形は柔軟性を有しています。新たな種類の匂いが学習された時、それに伴うシナプス修飾は、神経絨におけ る神経連絡が継ぎ目のない組織を形成しているために、すでに詰め込まれているアトラクターのベイスンを揺り動かします。それは「アトラクター密集（attractor crowding）」として知られています。いかなるベイスンも、他と独立して存在するわけではありません。

学習された刺激において一般化が生じることを説明する上で必要なシナプスのメカニズムとしては、入力によって状態遷移が生じた後に嗅球ニューロン間で生じる相互作用の増大が考えられます。受容細胞のレベルではニューロン間の相互作用がないので、そのようなことは起こりません。学習に伴う変化とは、シナプスが強化されること、それもCSプラスの条件下に、受容体入力によって駆動される嗅球興奮性ニューロン間のシナプスのみが強化されることです。CSプラスにおける受容体からの入力が複数の投射細胞に同時に到達すると、それらは同時に活性化されます。ここで直ちに強化が加えられると、このグループにおいて相互を連絡するシナプスが強化されます。間欠的に与えられたCSマイナスの匂い、あるいは背景環境に強化が加えられない場合、この結合は、受容体レベルではなく皮質レベルにおける慣れによって弱くなってしまいます。それぞれの新しい匂いについての訓練における試行を通じて、CSプラスに感受性を有する受容体と、それが興奮させる投射細胞の異なるグループが、一嗅ぎごとに選択され賦活されます。こうして一つの試行ごとに、新たなグループが、既存のグループ、および現在活性化されているグループを含んだネットワークに追加されていくのです。

シナプス・ゲインを増加させるための共同活動はヘッブの法則として知られているものであり、それに従って、ヘッブのニューロン集成体（neuron assembly）と呼ばれるものが形成されます。ドナルド・ヘッブはカナダの精神科医であり、シナプス修飾が行動において果たす役割と意義をドラマチックに記述しました。興奮性結合の強化によって結ばれたニューロン・グループ、すなわちニューロン集成体を構成するニューロンのどの一つが入力を受けたとしても、ニューロン集成体全体にわたる活性化が生じます。しかし、脳内部で再構成されるパターンは元々外部に存在するものではないということから、このことをパターンの完成と呼ぶことはできません。それは匂い分子が、点アトラクターにランダムに舞い落ちることに過ぎません。ニューロン集成体形成は、同質の刺激に対する一般化の一つの例です。シナプス修飾の積み重ねがアトラクターのベイスンを形成し、振幅変調パターンの発生へと導きます。こうして、以前に刺激を受けた受容体のいかなる新たな組み合わせも、それが学習期間において生じたことがあるか否かにかかわらず、アトラクターへの収束を可能にするのです。何故ならば、その組み合わせは、嗅球を学習されたアトラクターのベイスンへと落としこむからです。以上が、一般化を可能とするシナプスのメカニズムです。

強化刺激の下に未知の匂いを特定することを学習している嗅球で働いているこのメカニズムは、意味の創造を目指す脳の働きにおける最も基本的なステップへとわれわれを導きます。それは嗅球ニューロンが、それ自体を世界における刺激の形へと似せていく仕方であり、それによって同化のプロセスが実行されるのです。トマス・アクィナスやジャン・ピアジェにおけると同様に、同化という概念が、私の意味論の基盤です。それは、匂い物質がある数の受容体に接触し、それらを同時に活性化することから始まります。一つの刺激は、それに対して感受性を有する受容体を、タイプの違いにかかわらず同時に活性化します。その受容体を有する細胞が同じタイプのものである必要はないし、また多くの場合そうではありません。というのは、異なる受容体を有する細胞（受容体細胞）はそれぞれ異なる種類の匂い物質に反応しますが、同じ匂い刺激はどちらの受容体細胞も興奮させるからです。これらの受容体細胞の軸索はその活動電位を一組の投射ニューロンへと送ってそれらを興奮させますが、それによってこれらの投射ニューロンの相互的賦活作用が増大します。この投射細胞のグループが、強化によって放出される神経修飾物質（第5章で詳しく説明します）を受け取った場合においてのみ、ヘッブの法則に従うシナプス結合の強化が生じるのです。将来においてその一つが興奮した場合、それらすべてが互いを優先的に興奮させます。投射細胞はこのような協調によって、受容体におけるのと同じように、吸気中の刺激に対して反応することができるようになるのです。

もちろん、一回の吸気ごとに多くの受容体の組が、また吸気の繰り返しにおいては異なってはいるが重複した受容体の組が賦活されます。強化を伴う数回の試行によって成長するニューロン・ニューロン集成体の形は匂いの形に同化しますが、そこにおける類似性とは化学構造の類似性を意味するものではありません。それはむしろ、化学構造と、それに対して親和性を有する受容体の鼻腔における空間分布との対応なのです。各受容体は空間における一点において働き、各投射細胞はその樹状突起の広がりが有する活動を統合していますが、どの細胞もそれ一個だけで空間的パターンを伝えることはできません。世界からの入力の形は、脳における創造の逐次的な段階を経て形成される振幅変調パターンの形として同化され、それはミクロスコピックからメゾスコピックなスケールへと進んでいきます。このプロセスは、入力の形が、脳の意味構造への情報としてそのまま伝達あるいは注入されるのではないことの理由を示しています。その代わりに、脳は過去の歴史と、その目的に即した個体独自のパターンを作り上げます。これが細胞における同化の基本的プロセスであり、自己の世界に対する一方向的な関係の実行です（訳注1）。振幅変調パターンに示されるこのような構造は、アクィナスが想像と呼んだもの、また私がニューロン集団の非線形的ダイナミクスと呼ぶものに起因します。それが関係しているのは刺激の意味なのであって、感覚入力の個別的ですぐに失われてしまう細部ではないのです。

個々の振幅変調パターンは、嗅球ニューロン集団のパルス密度によって搬送されるメゾスコピックな状態変数です。物理学者のヘルマン・ハーケンは、この状態変数を、構成員を隷属化する「秩序パラメーター」と呼びました。このメゾスコピックな領域が、それを構成するニューロンのパルス確率を制約し、かつ形成するのです。しかし、この秩序パラメーターが厖大な数のニューロンのそれぞれに与える影響は極めて弱いものですから、それを個々のニューロンの発射パターンにおいて検出することは、パターンの平均化によって初めて可

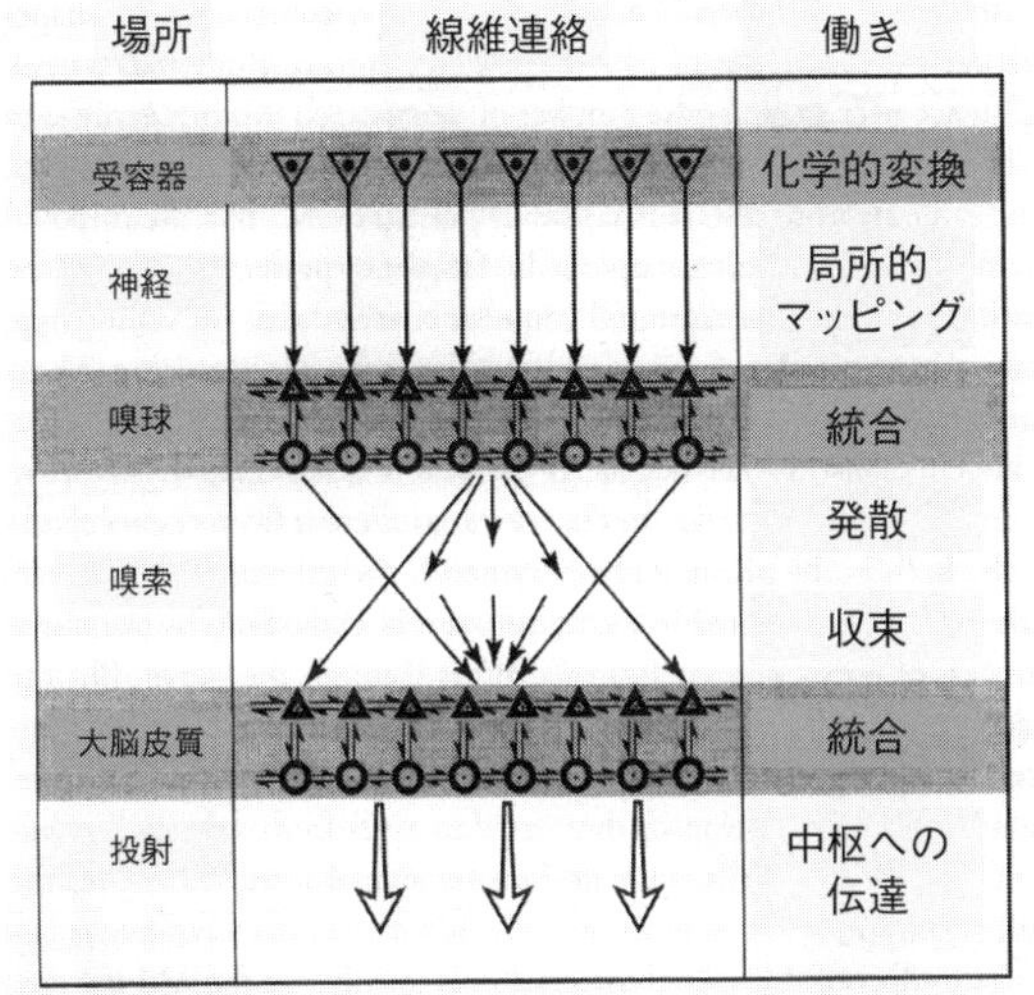

図15　一次嗅神経の軸索は、鼻腔受容体からのミクロスコピックな感覚入力パターンを嗅球の投射ニューロンに送る。これらの軸索は並行して走っており、この種の伝達は場所対応的マッピング（topographical mapping)」と呼ばれている。そこでは入力の個別的な細部、特に空間的関係に関するものが保存されている。嗅球の出力を皮質へと送る神経路はそのような場所対応的秩序を有していない。それは発散－収束回路（図7）であり、個々の嗅球ニューロンはその出力を広くばらまき、一方個々の皮質ニューロンは、広い範囲の嗅球ニューロンから入力を受けている。この神経回路において、嗅球から皮質へと送られるパルス・パターンの平滑化が行われる。この平滑化は、嗅球から送られる感覚に依存するミクロスコピックな活動を減弱させる一方で、意味を伝達するメゾスコピックで自己組織的な振幅変調パターンを強化する。その結果、脳が嗅球から受け取るすべてのものは、嗅球がそれ自体で構築したものとなる。これが志向性ダイナミクスの8番目の構成ブロックである。それは、トマス・アクィナスが確立した志向性における一方向性の基をなす神経メカニズムである。Freeman(1992) より。

能となります。同じニューロンが、入力によって直接的に生じるパルス・パターンにも関与しています。学習された個別的な刺激、あるいは背景刺激から生じるミクロスコピックなパルス列のパターンは、状態遷移のたびに新しく形成されるメゾスコピックなパルス密度パターンと共存しています。これら二つのパルス・パターンは、投射細胞の軸索によって同時に伝達されます。もし嗅球からの神経路が、一次嗅覚神経における受容体の嗅球へのマッピングのように、皮質に対して場所対応的にマッピングされていたとすれば、ミクロスコピックなパターンは、受容体から嗅神経を介して嗅球に伝達される感覚入力と同様に、そのまま皮質に伝達されたことでしょう。しかし、この神経路はそのようには構成されていません。それは発散―収束回路なのです（図15）。個々の投射細胞は、皮質における数多くの標的ニューロンに向けて出力しています。逆に、個々の皮質ニューロンは、嗅球の広い範囲にわたって存在する投射細胞から入力を受けているために、嗅球出力が空間的に統合されるのです。

この空間的統合の結果として振幅変調パターンの形成が促進されます。というのは、それはどこでも同じ波形を有しているために、その波形を搬送するすべての投射細胞のパルス系列が捨てられることなく追加されていくからです。しかし、刺激が直接的に生じさせる活動は空間的なまとまりを有していないために、スムージングによって減弱します。私はこのプロセスを、「脳の洗濯 brain laundry」と呼んでいます。脳の活動は神経パルスが煮えたぎる大鍋のようなものです。一回伝達する度に、神経回路はシグナルをきれいにし、雑音を消さなければなりません。神経回路においてなされる空間的統合は、嗅球からのシグナルとして前脳に与えられるメゾスコピックな振幅変調パターンを確定すると同時に、雑音的刺激が生み出すミクロスコピックな活動を消し去るのです。局所的電流の総和が、空間的統合の一つの形としての脳波を生み出します（図5）。したがって、皮質表面で測定される脳波は、ミクロスコピックなパルスよりもはるかによい皮質シグナルの指標です。このことこそ、脳波が極めて大きな価値を有する所以です。それは嗅球出力のいかなる要素が、実際に脳に送られているのかを示しています。パルス記録の内に、それを見出すことはできません。

ここまでわれわれは一般化のメカニズムについて考察してきましたが、ここで、知覚の恒常性の異なるレベル、すなわち刺激―応答の恒常性に関わる問題について考察しましょう。同じ匂いが、同じ振幅変調パターンを二度と生じることはありませんが、同じＣＳ（条件刺激）は同じＣＲ（条件反射）を生じます。それは、学習によって嗅球内部でニューロン集成体が作られると同時に、皮質のニューロン集団においてもニューロン・ニューロン集成体が作られることによります。嗅球のニューロン集成体があるクラス（刺激の種類とその階層）の受容体入力を一般化するのと全く同様に、皮質ニューロン集成体は同じクラスの嗅球振幅変調パターンを一般化します。新しい刺激や、強化の新たなプログラムが加えられた時に生じるアトラクター密集のために、ドリフトや二次的変化が引き起こされた場合においても、この一般化が生じるのです。これらの変化があまりにも大きいために嗅球入力が適切な嗅球アトラクターのベイスンに近づくことができない場合、動物は適切な行動を構築することができません。それは間違いを犯し、期待された報酬が得られないか、あるいは罰を受けることとなります。したがってその動物は、アトラクター・ベイスンの地形が現在の環境に合うように更新されるまで学習を続けなければなりません。環境の変化が避けられない以上、それはいずれ変化しなければならないのです。

一般化と知覚の恒常性は、それを生み出す神経活動が一見ランダムで秩序だっていないことを考えると、ひときわ目立つ特性です。このことを理解するためには、カオスとノイズの違いを明確にしておかなければなりません。嗅球と脳皮質各領域の背景活動は、ニューロンの持続的発射によって構成されています。パルスは、それ自体の履歴と近隣におけるパルス発射系列の影響の下に、不規則で予測不可能な仕方で発生します。ミクロスコピックなレベルにおいて、それは周期的振動のような時間的・空間的パターンを有していません。この活動を拡声器で音として再生した場合、それはラジオのダイアルを回して放送局を探している時のような雑音でしかありません。このことからわれわれは、それをノイズと呼んでいるのです。しかしこのノイズは、それをメゾスコピックな秩序パラメーターとして見た場合、背景活動の重要な構成部分となります。というのは、興奮性ニューロンの非相関的な活動電位が引き起こす相互作用は、振動を可能ならしめる興奮性バイアスを生み出すからです。ミクロスコピックな活動電位は同期していませんが、嗅球のメゾスコピックな脳波活動はどこでも同じ周波数を有し、それはバーストとバーストの間においてもそうです。ニューロンがその相互作用を介して互いに及ぼし合う制約からメゾスコピックな秩序パラメーターが生じ、それはハーケンが言うところの隷属化に該当します。そのことを、物理学者は自由度の逓減と呼んでいます。つまり、それは自律性が働く空間が制限されることを意味します。脳波は時計のカチカチ音のように周期的ではなく不規則であり、したがってノイズのように見えます。ミクロスコピックな活動は実際ノイズに他なりませんが、メゾスコピックな活動はカオスです。これらの主たる相違点は、ノイズは簡単にその出現を制御できませんが、カオスは決定論的なノイズとして現れるので、電灯のスイッチのように入れたり切ったりすることが出来るという点にあります。

嗅覚システムは、それを脳から切り離して孤立させた場合においても、そのカオス的活動を維持しています(訳注2)。その波形は、睡眠、覚醒、および強化による連合学習などに伴う状態遷移が生じないという点を除いては、正常脳におけるものと見分けがつきません。手術前後の脳波はともに、嗅覚システムの基底状態の安定性を示す統計学的な規則性を有し、それはカオスアトラクターによって支配されています。この背景状態の安定性は、このシステムを電気ショック、匂い、あるいは短時間作用性の薬剤によってシナプス・ゲインを少しの間変化させた後に、嗅球が再び以前と同じ状態を取り戻すことによって確かめられます。軌道をグラフとして表した場合、カオス的アトラクターは、図10に示したリミット・サイクル・アトラクターのようなものではなく、皿に盛ったスパゲッティのような形をしています。その軌道は、予測不可能な形で捻じれたり折れ曲がったりしながら、積み重なっています。絵画的イメージが特に情報に富むというわけではないので、この話はここで止めておきましょう。

背景に存在するカオス的アトラクターは、嗅球単独ではなく、嗅覚システム全体が有する特性です。そのミクロスコピックな要素（ニューロン）とメゾスコピックなモジュール（嗅球・前嗅核・前梨状皮質）は、ある状況においてはカオス的活動を示しますが、それぞれ単独の状態においてそれを生じることはありません。すなわち、各モジュールは点アトラクターと、特有な周波数を有するリミットサイクル・アトラクターのみを有しています。これら三つのモジュールのカップリングから、カオス的活動が生じるのです（図11）。これらから三つの異なる周波数を生じるので、システムはそのどれか一つに落ち着くことができません。とは言え、それらはフィードフォワード的な興奮性径路とフィードバック的な興奮性・抑制性径路によって結合されているために、お互いに相手から逃げることができません。負のフィードバックは活動の強さ（振幅）を、その予測し得る境界内に常に止めるように働きます。正の興奮性フィードバックは、システムが点アトラクターに落ち着くことを妨げるように働きます。これらの三つのモジュールが、私が神経的三角関係（neural ménage à trois）と呼ぶものを作り出すのです。この語は、カオス的状況を記述する上で、直観的に訴えるものをもっています。

脳における他の多くの領域もカオス的アトラクターと多数の翼をもっており、それらの脳波が安定していることは、それが極めて強固なものであることを示しています。カオス・ダイナミクスは理想的な特性を有する基底状態を作り出します。嗅覚システムは、ニューロンが沈黙してしまう、あるいは不活性なニューロンが萎縮し死んでしまうような状態においてでなければ、点アトラクターに留まることができません。ニューロンの基底的活動は周期的なものとはなり得ません。というのは、その場合、ニューロンは遅かれ早かれ固定的で変えることのできない同期的発射に陥るからです。このような状態は、てんかん発作やパーキンソン病で見られる高度に同期化した発射において実際に生じますが、それは志向的行動と両立するものではありません。基底的なカオスアトラクターは、いかなる方向にでも動き得るような高度の準備状態にシステムを維持しています。このようなシステムはアトラクターのベイスン境界に近接している、とわれわれは表現します。この状態においては、小さいけれども有意な撹乱によって、近隣のベイスンへの状態遷移が容易に生じるのです。システムが通過することができる一連のベイスンが存在し、その軌道を「カオス的遍歴」と呼びます。それはセールスマンがある町から他の町へと旅し、帰りには違う道筋を辿ることに喩えたアナロジーです（訳注3）。優先的に選択される振幅変調パターンが存在するように、その連鎖についても優先的な選択が行われます。それはアトラクター地形の中で、あるアトラクターから別のアトラクターへと選択された軌道に沿って構成されます。人間の習慣的行動や、良く知っている地域を通る仕方のように、軌道とは、誘い込まれたり、無理に入り込んだり、あるいはよく使ったりする、脳状態空間におけるアトラクター地形の内部に張り巡らされた通り道なのです。

カオス軌道に固有な特性である予測不可能性は、新たな状態遷移の構築に柔軟性と創造性を与えます。カオスは、試行錯誤的学習における新たな試行、また新たな刺激を同化する新たなベイスンを創造する上で必要な無秩序を生み出します。その高い周波数を有する振動は、ヘッブの法則に従う学習の形成に不可欠な同期発射の確率を最大限に高めます。つまり、脳はどっぷりとカオスに浸されています。カオスが、柔軟性と安定性、および適応性と依存性との間の最適なバランスを作り出しているのです。

ここまでわれわれは、嗅覚システムにおける知覚に焦点を当ててきましたが、他の感覚の場合ではどうでしょうか？　光・音・触覚刺激に反応するように訓練したウサギ新皮質一次感覚野の脳波測定から、われわれはこれらの新皮質のニューロン集団は、嗅覚システムと同じカオス的ダイナミクスを有することを見出しました。それは、それらの神経絨が嗅覚システムと基本的に同じ特性を有することに基づいています。膨大な数のニューロンが広い範囲にわたって相互に結びついていますが、ニューロンが高い密度で詰め込まれていることから、この結合は比較的疎です。興奮性・抑制性ニューロンの混合は負のフィードバックによる振動を生み出しますが、この振動が連続的であると同時に非周期的であることは、それがカオス的アトラクターによって支配されていることを示しています。各領域は共通の搬送波形を有しており、それが振幅変調パターンの形成を支えています。動物を異なる条件刺激を判別するように訓練したとき、そのパターンは嗅覚におけると全く同様に変化します。振幅変調パターンは、スタッカート的に、映画フィルムのコマのように生み出されます。それらは嗅覚刺激における強化刺激の逆転におけると同様に恒常性を欠如しており、また長期ドリフトに関しても、嗅覚と同様に、緩徐に変化する傾向を有しています。

前節で述べた諸結果は、すべての中枢感覚システムのダイナミクスと信号伝達の仕方が基本的に同一であることを示している点において極めて重要です。感覚皮質のメッセージが辺縁系において多感覚知覚へと組み立てられるためには、脳のどこかのレベルにおいてこのような一致が存在しなければなりません。視覚・聴覚・体性感覚入力の細部は削ぎ落され、相互に結合されたシグナルとしての刺激の意味だけが残るのです。これが、ニューロダイナミクスの八番目の構成ブロックです。

以上を要約するついでに、振幅変調パターンに関するデータを、哲学的に異なる好みに従ってどのように解釈できるかを見てみましょう。唯物論者の見解では、この振幅変調パターンは情報プロセシングを反映しています。例えばボストン大学のニューラル・ネットワーク研究者であるスティーヴン・グロスバーグによると、匂い刺激によって受容体にもたらされた情報は、そこで活動電位へと変換されます。このパルスは嗅球へと運ばれ、そこで情報はパターンへと結合され、神経路を通って皮質へと中継されます。皮質に蓄えられていた以前の刺激の情報が取り出されて嗅球へと送られ（図11）、そこで新しい振幅変調パターンと、記憶から取り出された振幅変調パターンの各々が照合されます。グロスバーグは、「ＳＮ比（シグナル・ノイズ比）」を最適化するためにシグモイド曲線を用いています。このような匂いの同定において最良の一致が見出された場合に、分類のプロセスが完了します。この最良の振幅変調パターンが脳の他の部分へと送られ、そこで刺激への応答としての固定的な活動パターンが選択され実行へと導かれるというのです。上のような考え方は、工学的な応用に関しては強力なニューラル・ネットワークを提供するとしても、脳波の振幅変調パターンのような脳画像が示す結果とは一致しません。

認知主義者の見解では、個々の振幅変調パターンは一つの匂いを表しています。それは食物あるいは危険の源が存在することを指示するシンボルです。受容体の活動電位は匂いの特徴を表します。嗅球活動電位がその匂いを表すためにシナプス結合を介して同期するプロセスは、諸特徴の結合です。特徴を統合するより高次のニューロンは統合の完成と同時に発射し、その活動が、その特徴を有する対象を表すこととなります。いわゆる状況的認知主義者（訳注4）は、食物と連合し、その在り処やその食物の種類を指示する場所の文脈的匂いと、推論と連合の論理規則にしたがって外的表象から脳において作成される内的トークンとしての振幅変調パターンである内的表象を区別しています。この考え方は、そもそも嗅球が、特定の刺激によって特定の振幅変調パターンを生じるような恒常性を欠如しているという事実と合致しません。

プラグマティストの見解において、振幅変調パターンは意味構築の初期段階です。それはジェームズ・Ｊ・ギブソンの生態学的心理学における「アフォーダンス affordance」と合致しています。それによって動物は、匂いに対して何をすべきか、あるいはそれをどうすべきか、例えば獲物を捕えて食べるべきか、あるいはその匂いの元である猛獣から逃げるべきかを、「内部で形成する in-form」のです。振幅変調パターンは、刺激そのもの、あるいは刺激を脳に運ぶ受容体の活性化が生み出すパルス・パターンのいずれとも合致しないのですから、匂いの表象ではあり得ません。また、受容体活性化のパターンから嗅球において構築されるパターンの詳細を予測することは、その構築がカオス・ダイナミクスに基づいているために不可能です。また、受容体活性化のパターンは発散―収束径路における空間的統合において失われるのですから、振幅変調パターンは情報でもあり得ません。振幅変調パターンは個体の歴史においてユニークであり、嗅球神経絨におけるシナプス結合を形作った過去の経験から浮かび上がるものです。それは感覚パルスによって選択されるアトラクターの翼を表しており、その一つ一つが嗅覚のアトラクター地形において、大きな深い窪みを形成しているのです。

嗅球は、メゾスコピックで自己組織的な振幅変調パターンと、ミクロスコピックで刺激依存性のパルス・パターンの両方を脳の他の部位に送っていますが、その神経径路においては、トポグラフィック（場所対応的）なマッピングではなく、空間的な統合が行われます。したがって実際には振幅変調パターンのみが、他部位において自己組織的応答を開始させる効果を及ぼすのです。それと同じ発散―収束径路がすべての感覚皮質に存在することが、解剖学的・生理学的にすでに証明されています。上の発見は極めて深い含意を有しています。感覚皮質がその出力を送っている脳領域の活動へと統合される唯一のパターンは、感覚皮質がその内部で構築したものです。くだいて言えば、意味を構築するための原料として脳がその感覚皮質から受け取るものは、すべて感覚皮質において作り出されたものです。それは身体内外環境の直接的な複写物―表象―でもなければ、そこから得た印象でもありません。世界についての仮説として、またその仮説を世界に対して適用した際の成功や失敗、またその失敗の仕方を含む結果として脳の内部で作り出されたものが、脳が知ることのできる全てなのです。この事実が、各人のクオリアを他のいかなる人の経験からも隔てている独我論的孤立の神経学的基盤です。またそれは、アクィナスに源を有する知覚の一方向性という帰納的原理に対する神経生理学的証明でもあります。

訳注

（1）知覚と意味の形成が脳の内部における閉ざされたプロセスであることを意味し、「独我論的孤立」を生み出す原因である。

（2）「嗅覚システム」を全体として脳の他の部位から切り離す手術的操作がどのように行われたかは、彼の理論の根幹に関わる重要な事柄であるので、それについてのフリーマンが訳者との文通で補足した説明を要約して次に示す。「この方法は、一九五〇年にDelisle Burnsが報告した大脳皮質局部切離法と同様に、嗅覚システムを〈島 island〉として孤立させるものです。ネコの頭蓋を定位装置に固定し〈聴力が損なわれないように先端が丸くなったピンを使用した〉、左前頭側頭開頭を行いました。硬膜を開き、内側壁と外側脳回を保存し、大脳半球裂から十分に離れた位置で、前頭葉を島の後外側部で、側頭窩に至るまで吸引により部分的に切除し、嗅溝背側部の新皮質を部分的に残しました。このように孤立させた〈嗅覚システムの島〉への血行を維持するために嗅結節と扁桃体後面の前頭葉底部脳組織を多少残しましたが、前側座核は切除しました。その後、嗅球、外側嗅索、前梨状皮質、および傍扁桃体皮質などに双極刺激電極をおき、私が作成した「島」が生きていることを電気刺激に対する反応によって確認しました。その後、各電極を頭蓋に固定したコネクターに接続し、創を閉じました。このようにして、嗅覚システム、すなわち嗅覚受容体・嗅球・嗅結節・傍扁桃体皮質が保存される一方で、海馬・対側嗅覚システム・基底核・および周辺の新皮質等との双方向的線維連絡が全て切断されました。嗅覚システムが、上の処置後も恒常的な覚醒状態を保っていることに私は驚きました。吸気における刺激に伴う正常なバースト活動は継続する一方で、徐波活動は深睡眠時においても生じませんでした。空腹や怒り、また他の覚醒時の反応に伴う振幅の日周期的変動は見られず、それらが学習によって変化することもありませんでした。この結果は、嗅覚システムが自己組織的かつ自己制御的である一方で、それ自体は志向性の発現に必要な活動に関与していないことを示しています」。

（3）「カオス的遍歴」は池田研介・金子邦彦・津田一郎らが、高次元力学系のカオス的な遷移現象を記述するために、三人の個別の欧文論文において互いに引用する形で、共同で提案した概念（一九九〇年前後）である。英語名の「chaotic itinerancy」はピーター・デイビスの注意によって付けられた。この名称は、旅人が宿から宿へと遍歴することに喩えたものである。脳神経系で最初にカオス的遍歴を提唱し、その生物学的意味を議論したのは津田である。フリーマンの発見したカオス的な遷移現象（Freeman 1987）は、カオス的遍歴と呼ぶにふさわしいものであるだけでなく（実際、フリーマンは津田の論文以降そう呼んでいる）、津田の定義（1991, 2001, 2010）とも合致している。

（4）状況的認知主義 situated cognitivism とは、認知における主体と状況の協調的関係の重要性を強調し、学習を実践的共同体への全人格的な参加過程として捉える考え方。

第5章　感情と志向的行動

外はまだ暗く、どうやって起きだしたのかも思い出せないままに、バスルームの鏡に映った自分の顔をぼんやりと眺める冬の朝の目覚めを想像してみましょう。あなたは台所に行き、朝食を作るという、いつもの仕事に取り掛かります。ポットに水を満たし、コーヒーの缶を開けます。空だ！　誰かが使った後で粉を継ぎ足しておかなかったのだ。この時のあなたの欲求不満、憤り、忌々しさはいかばかりでしょうか。今やすっかり目覚めたあなたは、この失望にどう対処すべきかを考え始めます。ここに志向性のエッセンスがあります。それは習慣的な行動と、思い描いていた目標に向かう新たな行動、そしてさらに核心的な、あるべきものがないという刺激に対する強い反応の混合物です。この短い継起のまさにこの時点において、あなたははっきり目を覚まします。この時、あなたの脳の中では何が起こっているのでしょう？　そして、ここで采配を振るっているのは一体誰、あるいは何なのでしょう？

われわれの行動は連続的なループを通して現れ、それは三つの段階に分割することができます。第一段階では、未来における行動のゴールが脳の中に出現し、形を整えていきます。ゴールは入れ子状の層をなしており、次の数秒間に何をするかということから、究極的な生存、および生を楽しむことまでの広い範囲にわたっています。第二段階では、行動の結果として生じた感覚が受容され、その意味が構築されます。第三段階においては、学習によって修飾された脳が、引き続き起こる出来事のパターンを導いていきます。これら三つの段階は、これから行おうとする活動に向けて身体を準備し、その実行を可能ならしめる脳と身体のダイナミックなプロセスを伴います。私の考えでは、このような準備が情動（emotion）として観察され経験されるのですが、それは非常に複雑な側面を有しています。

何かをしなければならないというストレスに満ちた状況に直面した時、特にパニックに陥らないように努力する時、われわれの心臓は動悸し、手は汗ばみ、胃が痛みます。しかし、情動は人の日常的な活動における力の表現であるという一般的な観念についても考慮しなければなりません。情動は多くの人にとって、創造的活動に必要なエネルギーの源泉であり、その制御を失うことが危険であるという意味において、どこか恐ろしいものです。世界中の文献は、情動にからむ演劇・詩・小説・症例報告、および哲学的考察で溢れています。それは行動の起源に関する科学的研究の焦点でもあります。これから私は、志向性と生物学の関係という視点において、物理学的な力としてではなく脳ダイナミクスの表れとして捉えられた情動について記述していきます。この方法によって、志向性、知覚、および意味の構築における、本質的ではありますが二次的なものとしての情動の制御と、その使い方に関するいくつかの問題を解明することができるでしょう。

外部への動き、あるいは意図（intent）を意味するe(x)motionという語は、静穏で落ち着いた状態からの逸脱を表現する上で適切な呼び名です。情動的な状態は、必ずしも直ちに明白な行動として表れるわけではありませんが、何らかの行動が人によって直ちに世界へ向けて示される可能性が高いことを意味します。この状態は容易に認識することができるものであり、多くの場合志向的です。しかし、ある状況において、それは個人の内部で瞬間的に、非論理的に沸騰し、意識された意図とは全く違うものとして表れます。取るに足らない、まるで逆の効果を有するような感覚が過激な行動の引き金となることは一見理解に苦しむ事ですが、そこには、その人の生活史を探り考察することによって初めて明らかとなるような内的論理が存在するのかもしれません。情動とは何でしょう？　そして何故われわれは、それを論理や理性と比較しようとするのでしょう？　このような比較を行うこと自体が間違っている、と私は考えます。

情動を理解するためには、先ずそれを行動への志向として措定し、そこからより高い複雑性のレベルへと向かわなければなりません。最も基本的なレベルにおける志向性の「突き出し stretching forth」は、動物が食物・縄張り・生殖の相手を見つけるための攻撃や、襲ってくる危害を避けたり、隠れ場を見つけたりするための準備的行動に見出されます。その最も重要な特徴は、行動が動物の内部から発出することです。それはある将来の状態に対して向けられており、移り変わる状況や歴史についての知覚に基づいて、動物自身が決定するものです。このような単純な情動の形式は、行動主義者たちによって、「動機づけ motivation」、あるいは「衝動 drive」と呼ばれていますが、それらはあまり適切な言葉ではありません。というのは、彼らは志向的状態を、食物と水の必要性というような生物学的理由と混同しているからです。彼らは行動を、環境刺激によって触発される、遺伝的に固定された活動パターンと見なしており、そのことから心理学者は、外部のスイッチによって制御される玩具の電池と同じような、脳の「衝動センター drive centers」を探し求めています。彼らは、好奇心・自己啓発・自己犠牲というような現象を説明することができません。また動機づけと衝動は、よく覚醒と一緒にされます。覚醒とは神経系の感受性の非特異的な増大であり、それは、これから実行されるかもしれないいかなる活動とも直接的に結びつく必要がなく、引き金となる刺激に引き続いて生じることもそうでないこともあります。違う言い方をすれば、動機づけ・衝動・覚醒という概念は、情動の核心である内部的発生と志向性という二つの性質のいずれか、あるいはその両方を欠如しています。つまりそれらは、意図という問題との取り組みを放棄しているのです。

より生理学的なレベルにおいて、情動は脳の内部状態の表出を含んでいます。生命体の、将来の状態へと向かう世界との相互作用を通じて発現する行動が、志向的運動を支えるための身体的適応を必要とすることは容易に予想できます。このような適応的準備は、ネズミに跳びかかろうとしているネコのように、筋骨格系を用いて適切な姿勢をとること、また筋肉活動に必要な代謝エネルギーを動員することなどから成り立っています。筋肉に酸素と栄養物を供給するため、またエネルギー消費に伴う老廃物を除去するためには心拍出量の増加が必要であり、そこには心血管・呼吸・内分泌システムの全てが参加します。動物が接近し、攻撃し、あるいは逃げ出そうとしているのかを観察者に教えるのは、姿勢・呼吸促進・尻尾の震え・毛の逆立ち・瞳孔拡大などの、方向づけられた身体的準備状態です。

集団や群れを作って生きている社会的動物のなかで、ヒトと他の動物の身体における上のような準備的変化は、チャールズ・ダーウィンが述べたところの進化的適応によって、意味および志向的行動に関わる内部状態を外部に表出する手段となりました。ハアハア息をする・蹄で蹴る・足を踏み鳴らす・性器や体毛を立てる・顔や手足を動かすなどの表出的行動は、動物がその内部状態を周囲に知らせるシグナルです。このシグナルの伝達がうまくいくためには、その基盤が、社会的相互作用に関する過去の経験を通して既に形成されていることが必要です。このような前もっての了解は、社会の構成員間で繰り返し行われる行動——特に親の監視下で行われる模擬的な争いのような子供の遊び——によってのみ形成されます。また、必要な経験の獲得においては、生得的なミラーニューロン・システムが、感情を共有する共感（empathy）を生じさせる上で大きな役割を果たしていると考えられます（訳注1）。情動の社会的意志疎通に関わる側面については、第7章で論じることにします。

多くの人は、より複雑なレベルの情動は経験そのものであると考えています。それは、行動に付随する感情あるいはクオリアであり、他人との関わりにおける得失、生活の安全、好みや利益に従って世界を変えることが可能であるか否かについての可能性などの予想される未来の出来事に向けられています。それはわれわれが、喜び・悲しみ・恐れ・怒り・希望、そして失望などとして知っているものです。これらのクオリアの生物学的メカニズムについては、今なお論争が続けられています。

唯物論の伝統を引き継ぐ生理学者であるウォルター・キャノンは、情動が視床下部に存在し感覚皮質にメッセージを送っている自律神経系の最上位に位置する神経節の働きであるとしました。オハイオ州のジャーク・パンクセップ、メリーランド州ベセスダＮＩＨのキャンデス・パート、およびジョージア州アトランタのトマス・インゼルなどの神経内分泌学者は、情動は脳幹の特殊化したニューロンが前脳に放出する神経ホルモン物質が構成するオペレーターであるとしています。プラグマティストである心理学者ウィリアム・ジェームズは、感情は身体的現象が発生した後に感覚されると述べました。その身体的現象とは、喘ぎ・溜息・体毛の逆立ち・動悸・顔面の紅潮などの、自律神経活動がわれわれの身体に引き起こす変化です。この彼の考えは、それ自体が一つのパズルなのですが、そこではプリアフェレンスが脳に伝達する内部的メッセージという重要要素が脱落していることを、私は指摘したいと思います。唯物論者は、これとは逆の考えを持っています。脳は直接与えられた刺激を感じることができないと一般的には間違って信じられているのですが、にも拘らず唯物論者は、情動や感情は二次的な副作用に過ぎず、あなたが実際に感じているのは神経ホルモンが直接的に皮質や基底核に作用して作り上げた脳の活動パターンなのだと主張します。認知主義者がこの議論に加わることはほとんどありませんでした。というのは、機械は情動を持たず、スター・トレックのミスター・スポックやデータのように「クール」だからです。認知主義者のある学派は、機械に情動のプログラムを組み込むことを望んでいます。しかしそのためには、情動とは一体何であり、何のために存在するのかを先ず明らかにしなければなりません。プラグマティストは、情動は、われわれの自己と身体を含む社会的環境との相互作用において不可欠な要素であると考えます。この身体的プロセスとプリアフェレンスを介して、われわれは自分の感情的状態に気づくのです。われわれの友人や敵は、これらのプロセスをシグナルとして捉え、われわれと同時に、あるいはそれ以前にわれわれの状態に気づきます。われわれにとって重要な人たちの状態と行動について知覚することが、われわれ自身の状態と次の行動についての気づきを生み出します。このことについては、第6章で考察します。

最も高度で複雑な情動のレベルでは、行動に対する社会的な評価と責任の付与という問題が発生します。古典的・プラトン主義的見解によれば、理性と情動は対照的なものです。社会基準に合致し、考え深く生産的な行動は理性的と呼ばれます。一方、われわれが先見の明と呼んでいるところの前もっての論理的分析を欠き、自分自身と社会の他のメンバーに望ましくない損害を与える行動は、情動的と呼ばれます。私の考えでは、上の二種類の行動は、そのいずれもが個人の内部から創発し、短期的あるいは長期的なゴールに向けられているという点において情動的であると同時に志向的ですが、それらの相違点もまた明白です。この違いを生み出す生物学的基盤が脳の自己組織性です。自己組織性によって行動を引き起こすカオスが制約を受け、それと同時に、脳の広汎な領域間の協調によって行動の開始が遅延されます。このプロセスを、われわれは意識として経験するのです。この問題については、第7章でより詳しく述べることとします。

ここでの核心的な問題は、私がすでに第2章で述べたものです。神経活動の自己組織化は最も単純な脳においてさえ生じるものですが、本来情動的である志向的行動が、そこからどのようにして生じるのでしょうか？

第1章では、志向的行動の最も単純な構造を紹介するために、現存する最も単純な脊椎動物の前脳の構造について述べました。進化が付け加えた構造によって紛らわしくなっていますが、それと同じ構造をヒト脳も有しています。以下において私は、脳の基本的構築の解釈に関わる諸見解の相違点を明確にしたいと思います。唯物論者および認知主義者は、脳を入力依存性の情報と表象のプロセッサー（図16）と見なしており、一方プラグマティストは、それを目標へと向かう行動の半自律的なジェネレーターと見なしています（図17）。

唯物論者と認知主義者は、世界からの情報をエネルギーから活動電位へと変換する皮膚・眼・耳・その他に存在する感覚受容器（図16に星印で示す）の分析から出発します。情報は軸索束を介して脳幹へと運ばれ、そこで中継核を介して処理され、脳幹の頂点に位置し、感覚清掃の中心的工場である視床へと集中します。情報は、その色・動き・音色の変化などの特徴に従って、すでに受容器のレベルにおいて細かく区分されています。視床は、この区分された情報をさらに仕分けして、指示された特徴を扱うために特化した脳の一次感覚皮質の内部に存在する小領域のそれぞれに伝達します。

これらの研究者が扱ったほとんどの神経路は軸索の並列的走行に基づく場所対応的なマップを形成しているので、情報は各感覚器官における受容体から脳皮質における小領域へと場所対応的にマップされています。これらの研究者によると視床は、感覚受容体の種類に従って予め定められている目的地へと、ビットの形で情報を伝える郵便局のようなものです。視床において、各中継核は他の核を抑制します。最も強く興奮した核は周囲の核を抑制しますが、抑制された核は興奮している核を抑制することができないので、最も強く興奮した核だけが伝達を行うこととなります。このような相互作用の形式を、認知主義者は「一人勝ちシステム」と呼んでいます。彼らによれば、刺激が際立って強いことが注意を喚起するメカニズムであり、それによって皮質に伝達されるべき情報が選択されます。最も強くきしむ蝶番が油をせしめる、というわけです。

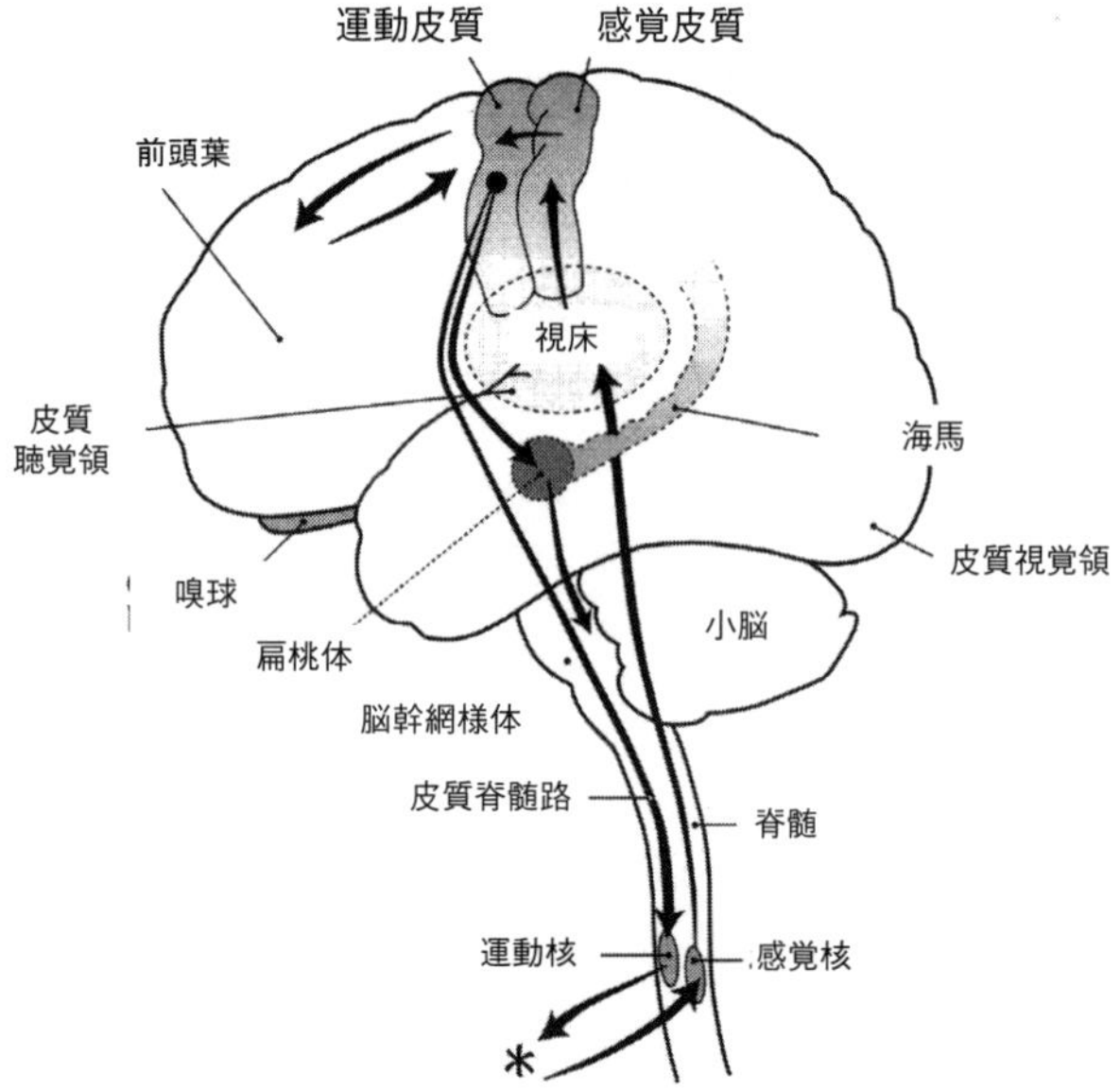

図 16　唯物論者および認知主義者は、知覚を刺激（星印で示す）とともに始まる受動的なプロセスと見なす。刺激が与える情報は、受容器において神経活動のバーストへと変換され、脳幹と視床における処理を経て感覚皮質へと到達する。そこでの情報処理においては、特徴を検知するニューロン活動が、対象の表象へと統合される。この表象は局所的ニューロン・ネットワークに蓄えられるか、あるいは活性化されて、すでに保存されているものから取り出された過去の刺激の表象と比較される。最大の一致を示すものが段階的に前頭葉へと送られて、適切な応答を選択するための決定が下される。運動皮質は脳幹と脊髄を介して、筋肉に命令を発する。ここには、いくつかの重要なループが存在する。一つは、脳幹網様体と視床を通り、覚醒と選択的注意を引き起こす上行性のループである。別のものは小脳を通過し、行動の微細な調整が行われる。下向性のループは扁桃体を通る。扁桃体は、それが有する固定的な活動パターンのレパートリーと、脳幹からの様々な情動に関与する神経ホルモン分泌に対する制御を介して、情動的色合いを付与する。

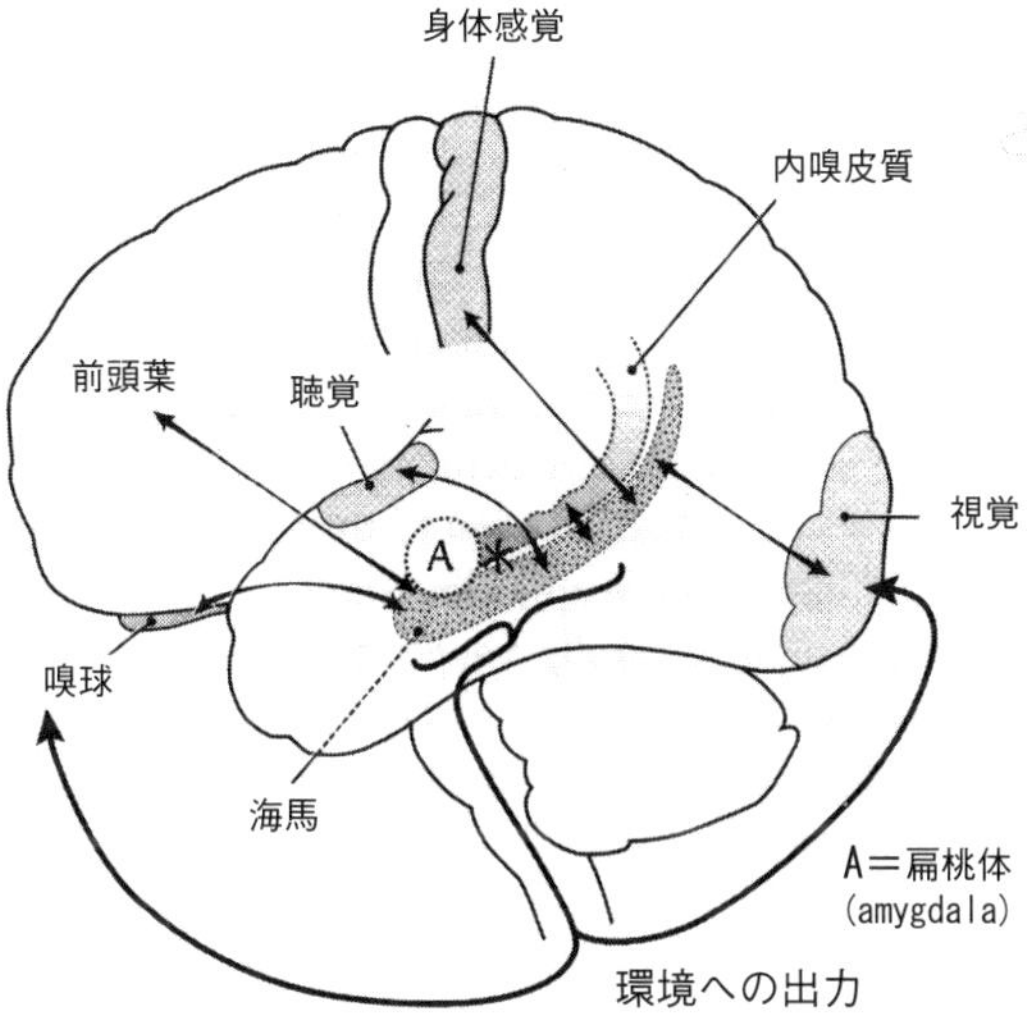

図17　プラグマティストの見解によると、知覚はヒトおよび他の動物を注意と期待の構えに維持する能動的なプロセスである。辺縁系（星印で示す）における志向性のダイナミクスによって開始されるこの構えには、プリアフェレンスにおける随伴発射によってすべての感覚皮質へと送られる仮説（期待）が埋め込まれている。刺激の到達によって仮説が確認され、あるいは否定される。仮説の正否は、辺縁系（哺乳類ではその内嗅皮質）へと収束する振幅変調パターンを生み出す状態遷移によって検証される。可能な範囲の行動を先取りした新たな仮説が形成され、その一つ一つが随伴発射を生じる。志向的行動を時空間に位置づける神経装置は辺縁系に存在するので、志向において中心的役割を果たすのは、視床や前頭葉ではなくて、辺縁系である。全ての感覚モジュールは、意味のパターンを時空間の内に構成していくメカニズムを有していなければならない。したがって感覚モジュールは、その装置をその内部に有するか、あるいは多感覚パターンが融合した後に働く単一のメカニズムを共有していなければならない。ここで進化において選択されたのは、タイム・シェアリングという倹約的な方法であった。そのことは、必ずしも感覚モジュール間に直接的なやり取りがあることを否定するものではないとしても、内嗅皮質（7頁の図1）への多感覚の収束というメカニズムが、極めてユニークな脳の進化であったことを示している。これが志向性のダイナミクスにおける9番目の構成ブロックである。

唯物論者と認知主義者はともに、感覚入力によって受容体ニューロンが興奮し、発射するとき、そのパルスは感覚の基本要素、あるいは特徴を表すと考えています。一次感覚皮質は、これらの特徴の表象を結合して対象の表象へと作り上げ、それを近くの連合領域へと伝達します。例えば、色と線の組み合わせが一つの顔を作り上げ、幾つかの音韻のセットが文章を構成し、また関節の角度と組織の圧力の継起がゼスチュアを表すというように。このような対象の表象が連合皮質から前頭葉へと伝達され、そこで対象は抽象化されて意味と価値が付与された概念となります。この反応連鎖において感覚が知覚となるのですが、知覚がどこで生じるのか、知覚はいかなる点において感覚と異なるのか、あるいは知覚に含まれた情報がどこで行動への命令を伴う情報へと変化するのかなどの問題に対する答えを彼らが示したことはかつてありません。

前頭葉内に存在する運動皮質（図16）のニューロンは、軸索を直接的に脳幹と脊髄に送り、特定の筋肉群を刺激する運動ニューロンのプールと結合しているので、行動の実行に適した位置を占めています。認知主義者によれば、皮膚や軟組織のニューロンが感覚皮質へと秩序正しく情報を送って身体マップを形成しているように、前頭葉運動皮質の上位運動ニューロンも、脳によってコントロールされる身体の場所対応的マップを作っています。図16に示したように、筋肉から逆に辿るならば、脊髄と脳幹の下位運動ニューロンが構成する最終的な中枢中継路は、視床の一部を含む基底核のニューロン・ネットワークによって調節されています。この連鎖の頂点に、筋骨格系のマップを有する前頭葉運動皮質が位置しています。運動皮質は、前頭葉のより前方に位置する前運動野および補足運動野によって調節されています。認知主義者は、前頭葉を運動活動の選択と組織化を行う場所と見なしています。運動に関わるマップとは、究極的には、感覚入力から得られる対象検知器が操るピアノの鍵盤のようなものです。

ここに示した、対象についての感覚情報の統合と運動指令の作成に関わる神経径路は一見複雑ですが、この解釈の土台を成しているのは全く工学的な概念です。この概念は、固定され、切断され、染色された脳における解剖学的神経径路の探索、また薬剤で不動化された動物に与えられた人工的な刺激に対する応答における皮質ニューロンのパルス系列の記録などに立脚しています。しかし、理論生物学者であるモシェ・アベレスが率いるエルサレムの研究グループや、神経生理学者のミゲル・ニコレリスが率いるノースカロライナ州ダーハムの研究グループは、上と同じような実験を、覚醒し、行動している動物を用いて行いました。彼らは、刺激によって活性化されるニューロンは広汎に分散して存在し、それらは雑音に満ちており、固定的なマップに縛り付けられていないことを示しました。認知主義のルールを当てはめようとする試みは、解決不能な問題に直面せざるを得ません。例えば、視床の一人勝ちシステムでは、期待を説明することができません。何故なら、期待においては、注意が未だ存在してもいない刺激に向けられているからです。一次感覚皮質を前頭葉へと結びつける皮質—皮質径路は詳しく調べられてもいますが、特化した小さなマップにおける局所的状態がどのようにして対象の表象と結びつけられるのか、あるいは、そもそも対象がどのようにしてその形を定められるのかという問題に対する答えは誰も知りません。基本となる感覚要素はどのように結合することによって、例えば「椅子机」とならずに、「椅子と机」となるのでしょうか？　結合問題は、未解決のまま残されているのです。運動について言えば、運動皮質が完全に破壊された場合、舞踏とかピアノ演奏のように精密に制御された運動はできなくなりますが、踊ったり、ピアノを弾いたりしようとする志向や欲求は影響を受けないのです。

辺縁系が、空間的移動や情動による運動応答への豊かさの付与、さらに顕在記憶——サン・ディエゴの神経生理学者であるラリー・スクワイアが、直ちに意識（気付き）に上らない潜在記憶と区別するために用いた語——の形成に不可欠であることはすでに確立されていますが、認知主義者にとってその役割は、あまり重要ではない、曖昧なものです。辺縁系がこれらの機能を実行する神経メカニズムは、認知という問題が解決した後に分析されるべき「高次機能」として棚上げされています。認知主義者は、精々、扁桃体を通る脇道——原始的で固定的な行動パターンに割込み、認知的に駆動された行動に適切な情動的修飾を加える——を提案するに止まっています（訳注2）。さらに残念なことに、嗅覚は認知主義的解釈を全く受け付けません。したがってそれは無視され、あるいは視覚や聴覚の研究に何ら光をもたらすことのない特殊例として扱われているのです。

プラグマティストは認知主義者とは異なる見解を有していますが、一次感覚・運動システムの解剖学的構成、およびそれらの麻酔下における機能に関する唯物論者の見解は受け入れます。しかしそれらは、目覚めている脳の活動についての分析の出発点でしかありません。私はその出発点を、感覚受容器ではなく、辺縁系に置きます（図17星印）。この変更は、将来の展望に測り知れない影響を及ぼします。特に重要なのは、そのことによって、視床と前頭葉が果たすとされていた中心的役割が、辺縁系へと移されることです。

単純な脊椎動物において、辺縁系は前脳全体から成り立っています（図3）。自由にさまよい歩く動物が示す様々なゴール志向性の活動は、それが限られた形式の志向性しか有していないことを明白に示しています。ヒト脳においては、各脳葉の新皮質があまりにも巨大に成長したために、辺縁系がただ維持されているだけではなく、その大きさが実際には増大しているという事実が見落とされがちです（図17）。例えば海馬は、各大脳半球表面の一部をなおも占めていますが、大脳半球の胎生時の発達における折りたたみやねじれによって、こぶしに包まれた指先のように半球内部に埋没してしまいました。つまりヒトの海馬は、脳底部の側頭葉内側部の奥深くに隠されているのです（図1）。著明なカナダ人神経学者であるピエール・グローアが述べたように、海馬は辺縁系を形成する多数のモジュールの一つにすぎません。しかし海馬は、脳の中央部に存在し、特徴的な構築と長期にわたる系統発生の歴史を有することから、辺縁系ダイナミクスの理解において中心的な地位を占めています。メタファーを用いるとすれば、それはコンピュータの中央司令演算（プログラム）やメモリー・バンクではなく、蜘蛛の巣の中心なのです。

サンショウウオにおいて、海馬は一次感覚領域から直接的に入力を受けています。一方ヒトおよび他の哺乳類においては、それらの間には内嗅皮質を中心とする中間的な皮質領域が存在します。内嗅皮質は、海馬への主たる入力源として、また海馬からの出力の主たる出力先として、間断なく海馬との相互作用を営んでいます。内嗅皮質の最も顕著な特性は、それが脳の非常に多くの領域と相互作用しているという事です。それは各大脳半球におけるすべての一次感覚領域から入力を受取り、結合し、その出力を再び元の領域へと送り返します（図17）。哺乳類脳において、この反回性相互作用は複数の中継核を経由しています。唯物論者は、それらの核が視覚・聴覚・体性感覚皮質からの情報処理において重要な役割を果たすと考えており、特に前頭葉における情報処理を、社会的相互作用や長期にわたる行動の立案に関わるものとして重視しています。また唯物論者は、一次感覚皮質間の直接的交通路、あるいは視床を介する相互作用を可能とする大きな神経径路（訳注３）が認知機能の基盤を成すと考えています。一方プラグマティストは、これらの径路は、私が大域的な活動パターン（前脳のすべてが関与する）と呼ぶものの形成に関与していると考えます。しかし、辺縁系構築が有する最も重要な側面は、内嗅皮質への多感覚の収束に引き続いて、事象の空間的位置付けとその時間系列が海馬において確立されることです。そのことによってはじめて、他の皮質領域が多感覚知覚、あるいはゲシュタルトを構成し、学習し、記憶し、また想起することが可能となるのです。

図18に示した時空ループは、入れ子状になったループのセットの内に組み込まれています。一本の樹ではなく森全体を見るために、これらのループは、多くの補助的な要素や小さなグループをまとめたものとして簡略化されています。時空ループは、それが有する次の二つの顕著な特性のために、これらの内で中心的位置を占めています。その第一は、海馬が時空における行動の定位に深く関わっていることであり、そのことはすでに

実証されています。志向的行動が空間と時間の枠の内で行われることには誰もが同意しています。空間とは、動物が以前の探索において動き回り、現在身近なゴールに向かって動き続けているところの個体的領域です。時間とは、個体が行うあらゆる空間的運動の経過であり、それが過去、現在、および期待された状態の連鎖を秩序づけるのです。この時空間の登録装置が、多感覚統合システムの後方に、また運動システムの前方に位置していることは、システム構築上大きな意義を有しています。神経生物学者は、動物がその行動区域の特定の位置に留まっている場合にパルスを発射するニューロンを海馬に見出しました。彼らはそれを場所ニューロンと呼んでいます。認知主義者は、海馬における場所ニューロンの集合が認知地図を形成すると信じています（認知地図とは、UCバークリー校の心理学者エドワード・トールマンが一九五〇年に作った語です）。認知地図とは、各々の動物がその内部で世界を表象するために、空間的情報を地図帳に保存するメモリー・バンクのようなものです。プラグマティストは、地図、参照表、あるいは固定された記憶の保存庫のようないかなる表象の存在をも否定します。その代わりに彼らは、例えば動物が環境内で場所を移動する際の行動は、海馬神経絨によって維持されるニューロン間のシナプス結合の場が辺縁系と感覚皮質との相互作用を介して不断に方向づけられると考えます。

前節で述べたような認知主義者とプラグマティストの見解の違いは、微妙ではあるが重要なものです。プラグマティストは、われわれおよび他の動物が自らを空間に定位する上で二通りのやり方があると考えます。一つは、例えばわれわれの周囲にある川の流れとか、高い建物や丘のような目印を基にした方向感覚に頼るやり方です。もう一つは、われわれがホテルからバスの停留所へと移動する際に街頭の標識に従うようなやり方ですが、それはわれわれが前に行ったことがあり、目印の連鎖を記憶している場合に限って可能なことです。UCバークリー校の心理学者であるルチア・ジェイコブスは、冬の間に取り出すために、木の実を秋の間に

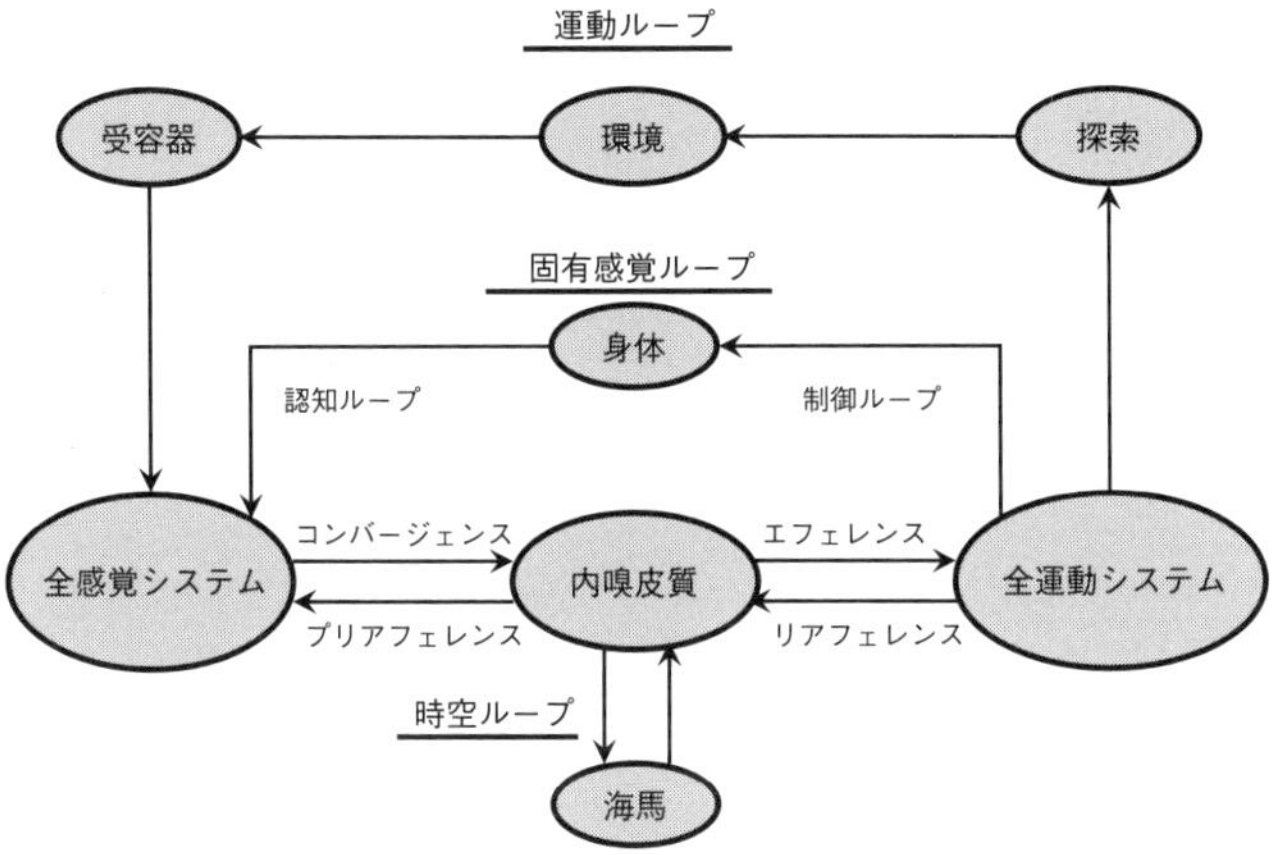

図18　辺縁系のダイナミックな構築（説明文は次ページ）

隠しておく習性を有する齧歯類において、これらの二つのメカニズムが海馬の異なる部分に存在することを見出しました。彼女は、方向的定位はオスでより発達し、場所の連鎖はメスでより良く記憶されること、さらに、齧歯類の海馬の場所細胞を含む部分が木の実を集め貯える秋に肥大し、一方、それを取り出す冬の間には萎縮することも発見しました。このような解剖学的変化は、海馬は顕在記憶を形成し、それを脳の他の部位に貯えるために必要であるが、これらの記憶を想起において再生して用いるためには不必要であるという一般的な考えと合致します。

地図を用いない空間定位についてのこれと似た考えが、工学者である日本の谷淳、MITのロドニー・ブルックス、ワシントン大学のアンディ・クラーク、ヨーロッパのホルスト・ヘンドリクス・ヤンセンらによって提唱されています。かれらは環境を探索し、その過程において壁・家具・人間のような障害物を避けることを学習する半自律的な機械を作製しようとしています。それが学習した内容は、認知主義者が用いるような記録文書的な意味における認知地図としてではなく、それが現在留まっている学習された空間において、学習によって獲得され、各方向への適切な移動を促進させるスイッチ群として機械の中に保存されていま

（本図は、2000 年に出版された原著の図 18 を、訳者との文通においてフリーマンが訂正したものであり、下段に示す説明が追加されている）

この脳の働きについての図式は、志向性の弧を支える複数のフィードバック・ループを示している。脳内部の神経活動は、二つの方向に流れている。感覚システムから内嗅皮質へ、さらに運動皮質へと向かう前方伝達の流れはミクロスコピックなレベルにおける活動電位の空間的振幅変調パターンに依拠しており、皮質はその伝達を介して標的ニューロンを駆動する。運動システムから内嗅皮質への制御ループによるフィードバックの流れ、および内嗅皮質から脳内感覚システムへの流れは、マクロスコピックなレベルにおける活動電位の空間的振幅変調パターンに依拠する。このフィードバックが、前方伝達を行うニューロン集団のミクロスコピックな活動を制御し修飾している。マクロスコピックなフィードバックのメッセージは、プリアフェレンスを介して感覚皮質のアトラクター地形にバイアスを与える秩序パラメーターである。前方伝達の流れは、運動出力を構成するとともに知覚の内容を生み出す。一方、フィードバックの流れは学習における統合的プロセスを維持し、それが気づきと顕在記憶の形成へと導く。これらの流れが、半球全体にわたる活動の統合を反映する大域的な振幅変調パターンの形成を可能とする。この大域的な統合が、志向性のダイナミクスにおける 10 番目の構成ブロックである。

（以下は新たな図に付された説明である）

本図右側の「制御ループ」は、脳の全運動システムの身体に対する直接的制御を示す。その内嗅皮質との相互作用における右向きの矢印は「遠心性の信号 efferens」と呼ばれ、辺縁系から運動システムへの運動に関する指令を伝達する。左向きの矢印は、脊髄運動ニューロンから身体感覚皮質および内嗅皮質へのフィードバック回路である。それは、「リアフェレンス」と呼ばれ、運動指令に対して運動システムがどのように反応しているかを示すシグナルを伝達する。こうして辺縁系の命令と運動システムの反応が比較されることによって「誤差信号」が検出され、それが運動指令を訂正していく基盤となる。この考えは、フォン・ホルストとミッテルシュタットが述べた古典的なフィードバック制御理論に基づいている。本図左側の「知覚ループ」における右向きの矢印は、感覚皮質からの多感覚信号が内嗅皮質に収束して統合されるプロセス――「コンバージェンス：収束プロセス」――を示す。左向きの「プリアフェレンス」と記された矢印は、ロジャー・スペリーが「エフェレンス・コピー」と呼んだ、運動の遂行に引き続くと期待される感覚入力の予想に関わる信号を伝達する。それはフィードバックではなくて、フィードフォワードに基づく予期である。予期された知覚と、実際に得られた知覚との違いが、将来の行動の決定において重要な役割を果たす。収束プロセスとリアフェレンスによって内嗅皮質に収束された多感覚の信号は海馬の「時空ループ」に取り込まれて統合され、多感覚知覚（multisensory percept）となる。ゲシュタルトとは、脳のカオス的な活動から形成される多感覚知覚であり、それはプリアフェレンスを介して感覚皮質に伝達される一方で、遠心性の信号の形成にも関与する（訳注 4）。上に示した諸経路の全ては循環的因果性を保っているのであるが、究極的な意味において最初に働くのはフィードフォワードである辺縁系からの出力（遠心性信号とプリアフェレンス）であり、それが志向性の母体である。

す。つまりこれらのスイッチが、特定の位置における特定の動きの形成によって、機械と環境の相互作用を導くのです。（訳注５）いつも通って慣れ親しんだ街中を歩いたりドライブしたりする時、われわれは通常、街の地図を調べるために立ち止まったりせずに、上のやり方を用います。地図を作り、読むためのシンボルを作製するような高度な能力を持つ人もいますが、多くはそうではありません。したがって動物がそのような能力を持っているとは、たとえメタファーとしてでも考えることができないのです。

内嗅皮質と海馬皮質との間に存在する時空ループが有する第二の顕著な特性は、それを構成するニューロン集団における相互的結合と相互的ダイナミクスが、一次感覚皮質におけるものと種類を同じくすることです。つまりわれわれは、第3章と第4章で用いたのと同じ概念と用語を用いて、それらを記述することができます。この構造が生み出す脳波は、感覚皮質と同じ時空間的波形を有し、行動と結びついた脳の状態変化においても、同じパターンを示します。ここで私は、時空ループとして図式化した辺縁系の神経集団がアトラクター地形を構築し維持しているという仮説を提示したいと思います。学習によって形成された多数のアトラクターのベイスンは、図14に示したような空間的振幅変調パターンの連鎖を決定し、それは状態遷移の繰り返しによって実現されます。アトラクターのベイスンはカオス的遍歴において繰り返される状態遷移によって、空間的振幅変調パターンの繋がり方を決定します。

遍歴の各ステップは一秒間に数回生じる大域的な状態遷移であり、われわれが思考の連鎖における飛躍として経験するものに対応しています。その基盤を成す局所的振幅変調パターンのフレームは、それよりも一〇倍ほど早く生じ、ガンマ帯の搬送波は目にも止まらない速さを持っています。この見地において、辺縁系が生み出すパターンは、辺縁系の時空ループの内部に存在する自己組織的なダイナミクスから創発すると言ってよいでしょう。何故ならば、軌道を開始させる役割を果たす不安定性が、この辺縁系の核心部分に存在するからです（訳注6）。こうして生まれたパターンは、時空ループをその内部に含むより大きなループからのフィードバックによって修飾されます。これらのループは、皮質間における伝達が、遂行の命令というよりは、むしろ協調への誘いであるという原則を表しています。したがって私は、振幅変調パターンの自己組織的な展開が、カオス的不安定性を介して、志向的行動の流れを司っていると信じています。それが自己を構築するという大仕事に他なりません。谷淳は、ダイナミック・システムについての展望に基づいて、自己はカオス的状態遷移の狭間にだけ出現し存在するという考えを提起しました。その間、線形的因果関係に基づく決定論的機構（第6章）は一時的に停止し、外部から引き起こされた原因・結果の連鎖は作動していないのです。

辺縁系からの出力のほとんどは感覚システムに向かいますが、他の一部は直接的に二つの主要な運動システムへと向かいます。その一つである扁桃体は筋骨格系に方向性を与え、視床下部は心・肺・皮膚・内分泌器官を調節し、われわれの筋肉運動と情動の表出を支えています。扁桃体は情動的行動に関与することが知られています。神経精神医学者であるハインリッヒ・クリューバーとポール・ビューシーは、六〇年前に、凶暴なサルが扁桃体切除によっておとなしくなり、採餌行動と性行動が変化することを見出しました。この発見に基づいて、ハーバード大学のバーノン・マークとフランク・エルビン、および日本の楢林秀樹は、成人の凶暴性、あるいは若年者における過剰行動の抑制を目的として、ヒトにおける扁桃体切除を試みました。その結果、すべての情動的な行動が抑制されましたが、患者はゾンビのような行動しか示さなくなりました。彼らはまた、ヒトのボランティアの扁桃体に電極を挿入して刺激し、その時どのように感じるかを尋ねました。抑うつ・軽度の昂揚感・不安感など漠然とした答えが得られましたが、他の多くの脳外科的研究と同様に、最終的結論は得られませんでした。その理由の一つは、この刺激がかつて経験したどれともあまりに異なっているので、患者がそれを十分に把握することができないことにあります。脳神経外科医が、刺激をどのように感じるかについて患者に示唆を与える傾向があることも、もう一つの理由です。心理状態評価のための厳格な条件を整えることが不可能な手術室において、局所麻酔下に意識を有している患者が、己の命をその手に握っている外科医が気に入るような受け答えをすることは当然です。

最近の非侵襲的な脳画像的研究から、扁桃体が恐怖の情動に伴って活性化することが明らかとなりました。実際、それはすべての情動の表出と経験に関与しています。しかし、脳機能画像装置に固定された被験者が、愛・怒り・嫉妬・軽蔑・憐れみなどの感情を呼び起こすことは極めて困難です。セックスについての研究にも問題があります。被験者は画像検査中動いてはいけないので、研究者や技師は被験者の自慰行為を、みんなが見ているところで、本人に代わってやってあげなければなりません。そのような研究を、研究費補助金審査会や科学雑誌編集者が認めることはありえないと思われます。

さて、前頭葉運動皮質はどのような役割を果たしているのでしょうか？　辺縁系は軸索を介して前頭葉に直接的に出力しており、扁桃体と視床下部は、視床を含む基底核に間接的に出力しています。これらの径路を介して、辺縁系は前頭葉の働きに広汎に関与しているのですが、それは次に述べる二つの意味合いにおいて運動的です。狭い意味において、運動皮質（図16）は、辺縁系によって開始された目標志向的行動にしたがって感覚入力を最適化するために、四肢・頭部・眼球の位置を調節しています。しかし、一次運動皮質が行動を開始するのではありません。

広い意味において、前頭葉の役割は、辺縁系が定めた志向的行動に関して、その未来における状態と可能な結果を予測することにあります。単純な動物では前頭葉がほとんど存在しないので、その志向的行動の内容は貧弱です。ネコ・イヌ・ゾウ・クジラなど大きな脳を持つ動物においてさえ、前頭葉は各大脳半球の僅かな一部を占めるに過ぎません。これらの動物は近視眼的であり、注意を長時間持続することができません。類人猿は、ヒトにおける前頭葉優位が出現する前の段階を示しています。過去五〇万年の間、ヒトの前脳は、地球の歴史における他のいかなる種の、いかなる器官よりも急速に発達しました。前頭葉の背側部と外側部は、予想における論理や推論のような認知機能に関わっており、腹側部と内側部は、社交的技術や人と人との共感（empathy）能力に関わっています。これらの能力は、先見の明と洞察としてまとめることができます。前頭葉は、個人の独自性の基となる経験の構造が社会的学習・実践・予行・遊びを通じて細部にわたって作り上げられていく過程において、中心的な役割を果たしています。その厖大にして強固に結合された神経集団は、一次感覚や辺縁系のモジュールと同様に、自己組織的な非線形ダイナミクスの能力を有しています。それらは、ヒトが類人猿の最も近縁な種におけるよりもはるかに複雑な行動を形成していく過程に積極的に関与していきます。しかし、それらが視床と上下に繋がってどのように働いているのかを理解するためには、先ず、辺縁系と脳幹が正常な行動においてそれらに及ぼしている制御作用について知る必要があります。

自己制御機能に関わる辺縁系の働きにおいては、運動システムを介するものに加えて、神経修飾物質と呼ばれる脳内化学物質を分泌するニューロンが重要な役割を果たしています。これらのニューロンは、最も単純な種から最も複雑な種（われわれ自身）に至るすべての脊椎動物の脳幹の中核部において、いくつかの対をなす化学的に特化した神経核に集まっています。神経伝達物質がニューロンを直接的に興奮させたり抑制したりするのに対して、神経修飾物質はシナプス効率を増大させたり減少させたりします。典型的には、それらは直接的な興奮・抑制作用を及ぼすことなく、シナプス・ゲインの長期的変化を引き起こします（第3章）。神経修飾ニューロンは脳の多くの部位から入力を受取っていますが、志向的行動の構築と調整において最も重要な役割を果たすのは辺縁系からの入力です。神経修飾ニューロンの軸索は広汎に枝分かれし、その終末はシナプスを形成することなく神経絨に分布しています。それらが分泌する化学物質は、両側大脳半球の神経絨全域に拡散するので、神経伝達物質のように局部的にではなく、広範囲に作用を及ぼします。対を成す神経核が前脳全体に同時的に影響を及ぼすことを可能とするこの機能的構築は、志向性の統一性を決定する上での一つの主要な因子です。

異なる化学構造を有する重要な神経修飾物質が、少なくとも一ダースは存在しています。修飾には次のようなタイプがあります。ヒスタミンによる全般的覚醒、セロトニンによる鎮静と睡眠導入、ドーパミンによる感情と運動の調節、メラトニンによる日内リズムの修飾、報酬ホルモンであるＣＣＫ（コレシストキニン）による価値の組み入れ、エンドルフィンによる苦痛の軽減、バゾプレッシンによる攻撃的行動の解発、オキシトシンによる母性的活動の開始、刷り込みと学習における、アセチルコリンやノルアドレナリン（ノルエピネフリン）による、志向性を新たな段階へと更新するために不可欠なシナプス・ゲイン変化の促進。上の変化は累積的であるために個人史の内容が継続的にふくらんで行き、それに伴って志向性の「全体性」が発展して行きます。新しい事実、技術、あるいは洞察が学習される時、広汎なシナプス変化が、その修飾をループ全体、すなわち神経絨に埋め込まれている意味構造の全体に織り込んでいきます。神経修飾物質はそれらの共同作用によって、われわれが気分・性質・感情・態度・気質などと呼んでいる、ヒトあるいは動物の心的状態を形成します。各種の神経修飾物質がどのように組み合わされることによってこのような結果が生じるのか、その異なる割合が特定の情動的状態にどのように関係しているのか（第６章）は良く分かっていません。しかし神経修飾物質が、情動を含む志向的行動と記憶を含む意味の構築に不可欠な役割を果たしていることは確かです。

辺縁系から運動システムへと送られる協力の要請に際しては、その活動電位の遠心性コピー（エフェレンス）と随伴発射（プリアフェレンス）が一次感覚皮質（図18）へも伝達されます。これらの発射は、これからとろうとしている運動活動の結果、各感覚の入り口にどのような刺激が与えられるかについて予測することを可能ならしめる点において（第2章）、知覚において極めて高い意義を有しています。プリアフェレンスは筋肉・関節における感覚受容器から脊髄・小脳・視床・体性感覚皮質への自己受容と内部受容によるフィードバック（リアフェレンス）に先行します。それは、何を見、聴き、嗅ぐべきかについての情報を伝え、一方求心性発射は、探索行動の現在の状況を伝えます。期待通りの刺激が生じた場合、われわれはそれを実際に経験します。刺激が期待と異なる場合、われわれはそれが何であるかを想像するのです。

プリアフェレンスはアトラクター地形を形成する秩序パラメーターであり、アトラクターのベイスンを拡大し深めることによって、期待された、もしくは望ましい刺激の捕捉をより容易にします。それはメゾスコピックなバイアスを加えることによって、感覚におけるアトラクター地形を傾けさせ（tilt）、関係するベイスンとアトラクターへの落ち込みを促進します。同じメッセージが辺縁系から全感覚皮質に送られるので、それが食物であれ、安全であれ、ドーパミン受容体の活性化に伴う力と理解の感情であれ、ゴールの選択にしたがって、諸感覚が同じ文脈の内に設定されます。生命体は、正しいにせよ間違っているにせよ、それが何を探しているかについて何らかの観念を持っています。肌を撫でる風が運んでくる獲物の臭いは、直ちに耳をそばだたせ、波打つ草むらへと眼を向けさせます。プリアフェレンスは、期待と注意の多様な様式の知覚プロセスを準備します。このような準備的な構えなしには、探索も知覚も生じることができません。感覚が甦らなければ志向的行動が生じることはなく、情動無しに記憶の想起が生じることもありません。

最も単純な脳でさえ多数の部分から成り、それらの一つ一つが半自律的であることは広く認められています。それは各部分が、それ自体の局所的活動を、脳の他の部分で起こっていることとはほとんど無関係に、生体恒常性の負のフィードバックによって維持調整していることを意味します。しかしそれらは、他部位から入力を受け、その活動電位のパターンを他部位に伝達しているのですから、完全に自律的というわけではありません。つまりそれらは、それらが埋め込まれている脳の大域的な活動に参加しているのです。その局所的且つ半自律的な活動を、一次感覚領野から記録された脳波の空間的振幅変調パターンから読み取ることができます。このような局所的領域は、シアトル・ワシントン大学の生物物理学者であり哲学者でもあるウィリアム・カルビンによって「パッチ patch」と、またユニバーシティカレッジ・オブ・ロンドンの数学者でありニューラル・ネットワーク研究者であるジョン・テイラーによって「泡 bubble」と名付けられました。大脳皮質において、それらは爪先ほどの大きさの内に数百万個のニューロンを含み、一秒につき五〜二〇回の頻度で、輝いたり消えたりしています。脳画像研究者のほとんどは、われわれが経験する知覚や情動、さらにわれわれが自分自身あるいは他人に認める行動が、これらのパッチに存在するニューロンの脳全域にわたる組織化に基づくという考えに同意しています。一方、神経生物学者の大半は、行動と経験が、個々のパッチに存在し協調的に働いている少数のニューロン、あるいは少数のパッチによって生み出されると信じています。そこで私は、全てのニューロンとパッチが全ての経験と行動に関与するということを改めて強調したいと思います。たとえそれがパルス列を出さないように寄与するか、あるいは脳画像においてまったく活動していないように表示されるとしても、同じことを主張したいと思います。重要なのは、協調している領域における全ての部分が半自律的活動を有していることであって、ある部分が平均値よりも高い活動を示すことではないのです。

脳機能についての幾つかの理論によると、知覚と行動の統一性の母体はマクロスコピックな協調プロセスにあります。カール・プリブラムの解釈は、複雑な認知的課題を行うように訓練したサルにおいて、外科的に加えた脳損傷が行動に及ぼす効果についての長期的な研究結果に基づいています。臨床神経内科医であるアントニオ・ダマシオの解釈は、精神的および器質的脳疾患に起因する異常な人間行動についての広い知識に基づいています。大半の精神生理学者の意見は、どんな形にせよ、脳において広汎な協調が生じているという点に関して一致しています。オーストラリアの神経生物学者であるジャック・ペティグルーの両眼視野闘争についての研究結果もこの考えを支持しています。被験者が異なる二つの像のそれぞれを片方の眼で見るよう命令された時、彼にはその内の一方あるいは他方が見えるが、それら二つが同時に見えることはなく、その内の一つが代わる代わる見えます。早期の研究者は、いずれの側の視覚皮質が活性化されるかは、視床によって選択されると結論していました。しかしペティグルーは、見え方の交代には一方の半球全体が大域的に関与しており、左右の半球が知覚という仕事を、リレー走者がバトンを手渡すように、一方から他方へと手渡すことを証明しました。理論認知科学における著名な研究者であるバーナード・バースは、神経心理学に関する文献についての分析を基に、「グローバル・ワークスペース」という概念を構築しました。神経物理学者のポール・ヌーニェスは、大域的な協調が、頭蓋の存在が課す境界条件に依存する共鳴モードによって強制されたものであることを提唱しています。彼は脳のサイズと内部周波数との間に有意の相関が存在することを見出しました。アリゾナの生物学者であるスチュアート・ハメロフと英国の数学者であるロジャー・ペンローズは、ニューロンが大域的に協調するという前提から出発しました。彼らはニューロンの内部構造に結合した水の量子コヒーレンスがその原因であると示唆していますが、大半の物理学者は、脳はその種の超伝導を生じるには大きすぎ、また温度が高すぎると考えています。

私自身は、半球全体にわたる協調は、軸索(訳注7)による振幅変調パターンの伝達を介するパッチ間の相互作用によって生まれ、それがさらに高次の階層での大域的な振幅変調パターンを生み出すと考えています。メゾスコピックなパッチは、局所的な振幅変調パターンを共有すること、また同調するように調整された振動状態に部分的に参加することによって相互に制約し合っています。各パッチにおけるニューロンが高い自律性を有しているように、大域的なパターンにおけるパッチもかなりの個別的秩序を保有しています。一度に数個のニューロンを観察したところでメゾスコピックな振幅変調パターンを検知することはできないと同様に、一つあるいは数個のパッチ出力の測定によって、大域的なパターンを検知することはできません。それを推定するためには、脳画像の大域的な測定が必要です。

われわれがこのような画像を作成することができるようになったのは、観察から得られた生の材料のコンピュータによる大量処理が、過去一〇年ほどの間に可能となったお陰です。これらの画像を生み出す一つの源は、スウェーデンの放射線科医であるペル・ローランドの仕事に代表されるような、機能的磁気共鳴画像(functional magnetic resonance imaging: fMRI)や陽電子放射断層撮影(positron emission tomography: PET)によって検出される局所脳血流量のパターンを表示するために用いられるコンピュータ・グラフィックスによるものです。ほとんどのディスプレイでは、二つの画像を続けてとり、その一方は暗算を行うなどの認知タスクの最中に得られたものです。これら二つの画像を引き算することによって、その機能の局在している場所が、一個あるいは数個の高輝度のスポットとして画像の中に浮かび上がります。しかし、このディスプレイが示す差は単なる見せかけに過ぎません。脳の大域的な活動においては、高い活動を示す領域と低い活動を示す領域が、全てのタスクにおいて共存しています。一つのタスクから他のタスクへの移行は、振幅変調パターンの変化が活動の高い領域と低い領域の新たな配置をもたらすことに対応しています。さらにｆＭＲＩとＰＥＴにおけるディスプレイは静的であり、主に解剖学的位置関係を示すものであるために、大域的な振幅変調パターンが発展する際に生じる状態遷移の急速な連鎖を表すことができないのです。

より良い脳画像とは、脳波（ＥＥＧ）による電位の、また脳磁図（ＭＥＧ）による磁場の計測によるものであり、それらは高いレベルの空間的・時間的解像度を有しています。これらの技術がうまく用いられた例が多数報告されています。例えば、スイスの脳波学者であるディートリヒ・レーマンは、被験者の頭皮から測定したＥＥＧにおいて、アルファ波の大域的な空間的パターンが一秒に平均五回の割で状態遷移を起こすことを示しました。ニューヨーク大学の神経生物学者であるウルス・リバリーとロドルフォ・リナスは、覚醒しているヒトのＭＥＧに大域的なガンマ波が存在することを見出しました。キャサリン・タロン＝ボードリと彼女のフランスにおける共同研究者、マチアス・ミューラーと彼のドイツにおける共同研究者、またフランシスコ・ヴァレラとその同僚たちは、頭皮記録におけるガンマ活動のパターンが視覚的注意と認知に緊密に関係していることを示しました。上のような知見は、頭皮上の記録部位と大脳皮質が頭皮と頭蓋によってある程度隔てられていることが、空間的にコヒーレントな大域的振幅変調パターンを検知する上で、より適切な条件を与えることを示しています。それは、局所的活動が空間的に加算されることによってぼかされ、そこで生じている大域的に共通な活動がより明瞭に現れることに起因します。新聞の写真に眼を近づけすぎると意味のない点しか見えなくなることは、誰もが知っています。

動物を用いた研究の例としては、三五年前にソ連のベラ・ドウメンコが、イヌの視覚と運動皮質を結合する大規模スケールのパターンを見出しました。さらに同様のことを、スティーブ・ブレスラーとリチャード・ナカムラはサルで、私と私の学生だったレスリー・ケイ、ジョン・バリー、ポール・ジャーマンらはネコ、ラット、ウサギで発見しました。多くの神経生物学者は新皮質における活動電位のタイミングに広汎な協調が存在することを見出していますが、それは局所的振幅変調パターンがパルスによって運ばれる以上、当然のことです。イスラエルのモシェ・アベレスとその同僚は、難しいタスクを行うよう特別に訓練されたサルの新皮質の遠く離れた多数のニューロン活動を記録し、時間的に正確に一致する「シンファイアー・チェイン（同期発射の連鎖）」が存在することを見出しました。ドイツのウォルフ・シンガーと、彼のドイツおよびアメリカの同僚たちは、視覚における特徴抽出ニューロンの発射の同期を発見しました。それによって、対象についての情報を結合してその表象を作ることが可能となると考えられます。このように、多くの研究者たちが、それぞれ異なる方法を用いて、大域的な振幅変調パターンの存在を見出しています。ここでさらなる探究を必要としているのは、大域的なパターンがいかなる性質を有し、どのように形成されるか、そしてそれが、志向的行動の発生においていかなる役割を果たすかということです。

大域的振幅変調パターンの形成は、各大脳半球の感覚・運動皮質と辺縁系が急速に協調状態に入ることを示していますが、その状態はおそらく一〇分の一秒ほど持続した後に消失し、次の状態が生じます。この協調は、結合した振動子の引き込みによって同期した振動へと発展するのではありません。なぜなら共鳴はあまりにも遅いプロセスであり、また異なる位置から発せられる波形間の線型相関は、十分に意味のある大きさを保っているために大きく振動することはないからです。とは言っても、知覚および行動と共に変化するのは、相関の大きさではなく、大域的な振幅変調パターンです。そこにおける協調によって、半球全体が一つのカオス的アトラクターから次へと移っていくのです。相互作用する脳の各部分における巨視的なカオスの出現は、それらが互いに相関をもつ同一波形をもって振動することを要求しません。

大域的な秩序パラメーターは、パッチの活動を制約し、ヒトの各大脳半球を構成する数十億個のニューロンを、数千分の一秒ほどの間に大域的な秩序へと至らしめるのですが、現時点においてわれわれは、パッチがそれを形成するために必要な相関の程度を測定する方法を有していません。いかなるニューロンも他のニューロンと数個のシナプスを介して連絡しているので、脳は、ダンカン・ワッツとスティーヴン・ストロガッツが言うところの「スモール・ワールド」を形成しています。しかし、協調を成立させるために必要な伝達距離は、ほとんどすべてのニューロンの軸索と樹状突起の広がりが占める空間径の数千倍にも上ります。サンショウウオのように単純な脊椎動物の前脳のサイズは、ヒトの嗅球よりも小さなものです。このように小さな前脳においては、大域的でコヒーレントな振動状態がどのようにして生じるかを容易に観察することができます。しかしそれと比較するならば、ウサギやネコのように小さな哺乳類の脳でさえも巨大なものです。多くの例が観察されているとは言え、皮質モジュール間でパルスを伝達するために必要とされる時間は、パルス列の持続的で広汎な同期化を可能ならしめるにはあまりに大きすぎます。ヒト、ゾウ、クジラの脳となると、想像することさえ困難です。

大域的な振幅変調パターンに見られる協調を支えている哺乳類の脳は、統一的で大域的な状態の急速な形成の説明を可能とするような、次の二つの特性を有しています。その第一は、より深層に大きな投射ニューロンが存在するということです。解剖学的に、新皮質は通常六層の細胞層を有していますが、古皮質（海馬）と旧皮質（嗅球と嗅皮質）は三層しか有しておりません。機能的に見れば、より古い型の皮質は、実際には入力軸索が表面から入り、出力軸索が深部から出るような、投射ニューロンと介在ニューロンが形成する単一の層です。新皮質における六つの層は、上の機能的な層が二つ重なったものです。入力・出力軸索は深部から入り、そこから出ていきます。Ⅰ層からⅢ層の細胞層を含む外部（脳表面に近い側）の機能的シートは、多くの点で旧皮質に似ています。内部のⅣ層からⅥ層を含む機能的シートは、外側のシートより何倍も大きいのですが、それが有する投射ニューロンの数はより少ないのです。その長大な先端樹状突起（図４）は六層の全てを貫通しており、基底部樹状突起は水平方向に広く放射しています。これらの巨大ニューロンは、表層に存在する細胞と比較して、はるかに広い領域における皮質活動を統合しており、その軸索ははるかに遠くまで投射し、その活動電位をはるかに高い伝導速度をもって伝達します。この深層に存在する巨大細胞が、新皮質において巨視的な近隣関係にあるパッチ間の、長距離にわたる相互作用の解剖学的・機能的基盤を成しています。それらは、局所的な電話ネットワークを有する諸都市を結ぶ衛星回線のようなものです。

新皮質が有するもう一つの重要な特性は、それが各大脳半球を被う神経絨の連続的なシートであるということです。新皮質の多数の局所的領域における神経絨の構築には明確な違いが存在し、それは様々な図式によって示されています。最も広く用いられているのは、二〇世紀はじめの神経解剖学者であるコルビニアン・ブロードマンのものです。しかし新皮質において、これらの領域は軸索、樹状突起、あるいはシナプス連絡の密度において全く異なることなくスムーズに移行します。それは新皮質と旧皮質・古皮質（海馬）・対側半球間の連絡が軸索によって行われていることとは大きく異なっています。このような神経絨の解剖学的特徴が、小型哺乳類の新皮質における大域的な振幅変調パターンの形成を支えていると考えられます。それがヒト脳においてどのように機能しているのかは、各大脳半球の様々な皮質部位におけるパルスと波の電気的・磁気的場の測定が十分でない現在においては推測の域を出ません。

結論として、大域的な相互作用は、脳活動の三つの階層（ミクロ・メゾ・マクロ）の最上段において起こるということを私は提案します。生命体において、刺激がもつ全ての意味は皮質神経絨から、それも巨視的なレベルにおいてのみ発生します。意味は、学習におけるシナプス修飾によって神経絨に埋め込まれた動物の全個体史に依存しています。意味は現在の文脈にしたがって形成されますが、その文脈は、辺縁系の制御の下に、身体感覚や四肢を通じて世界から与えられます。意味は、やはり辺縁系の制御下に脳幹神経修飾核が生み出す情動や感情の状態を含み、それが志向的行動の遂行、特に非言語的シグナルを必要とする社会的相互作用を準備します。意味を具現化する大域的な状態が、可能なオプションからの選択を為し、運動システムを志向的行動の連鎖へと導く無数の振幅変調パターンを生み出すのです。第６章では、巨視的な振幅変調パターンが意味の形成において果たす役割について、その覚醒と意識との関連を中心として考察することとしましょう。

訳注

（1）イタリア、パルマ大学のRizzolattiらは、サルが自分の手を動かすときに興奮するＦ５野のニューロン群が、他のサルが同様の運動をするのを見るときも同じように興奮することを発見し、それらをミラーニューロンと名付けた（Rizzolatti G, Craghero L : The mirror-neuron system. Ann Rev Neurosci 27: 169-92, 2004）。サルの目撃している行動が途中で隠されても、同じような興奮が起こったことから、これはサルが他のサルの行動の意図を理解している証拠だと解釈したのである。Ｆ５野のニューロンは、単純な運動を起こすときには興奮せず、物を掴むとか保持するなど目的をもった一まとまりの行動を計画・実行するときにのみ発射する上位運動ニューロンである。この発見は、ミラーニューロンの媒介によって、「他者の行動を観察している観察者が、自分自身その行動を実際に行っているときと同じ内部体験をしている」ということを意味している。つまり、ミラーニューロンは「他者の気持ちがわかる」ことを可能とするニューロンのシステムである。その後、この現象は、耳で聞いた音でも同様に起こることが確認された。つまり、それぞれ、後頭葉、側頭葉で行われる視覚や聴覚の受容と分析の結果が、Ｆ５野に集中してくるのである。ミラーニューロンは、目的をもった（他者の）行動を理解するときも発射するし、自らの、意図を持った行動を計画し遂行するときにも同様に発射する。ガレーゼは、言語が発生する以前にミラーニューロンによって自他の間に間主観的な世界・空間が成立したとし、それを「共有された複合体 shared manifold」と呼んでいる（Gallese V : The roots of empathy: the shared manifold hypothesis and the neural basis of intersubjectivity. Psychopathology 36:171-180, 2003）。しかしフリーマンは、ニューロダイナミクスの見地において、ミラーニューロンの活動を意味・志向の「表象」として理解することはできないとして、次のような説明を付け加えている。「EEG, ECoG, fMRI およびMRI・

BOLD画像等において、ミラーニューロンの活動が検知されたことはありません。私の考えでは、このミラーニューロンの活動はヘッブのニューロン集成体としてのニューロン発射としてのみ生じるのであって、それは微小電極によるニューロン発射としてのみ検出されるものです。ミラーニューロンの心的相関物は、シンガーの「顔貌（特徴検出ニューロンが同期的発射によって形成する顔のパターン）」、クイロガの「顔」、あるいはレットヴィンの「おばあちゃん」のように抽象的な概念であり、それらはマクロスコピックな活動の内に完全に組み込まれて初めて意味を獲得するのです」。

（2）ルドゥー（LeDoux J：『Synaptic Self』, Penguine Books, 2002）によると、マクロスコピックなレベルにおける感覚連絡路には低位径路（low road）と高位径路（high road）の二種類が存在する。末梢からの知覚情報はまず視床に達するが、そこで中継された情報の一部は直接、扁桃体へ（low road）、他は大脳皮質知覚野に到達する（high road）。Low roadは情報を迅速に扁桃体に伝え情動反応を引き起こすが、その内容は粗雑である。一方high roadは大脳皮質を経由してから扁桃体に達するので、対象についての正確な情報が盛り込まれているが、その処理には時間が掛かる。

（3）エピセンター皮質第Ⅱ―Ⅲ層の錐体細胞に発する長短の連合線維が大脳白質において形成する神経径路を指し、U線維・上縦束・弓状束・下縦束・鉤束・前頭後頭束の全体、および大脳皮質と視床を結ぶ双方向性の連絡路から成る。エーデルマンが言う「ダイナミック・コア」（Edelman G〔2003〕Naturalizing consciousness：A theoretical framework. Proc Nat Acad Sei USA 100：5520-5524）に該当する。

（4）図18におけるプリアフェレンスとエフェレンスは、チャールズ・パースによって創始され、ウィリアム・ジェームズがその意義を認めたことから有名になった「プラグマティズムの原理」（プラグマティック・マクシム」の脳科学的根拠を示したものと言える。ジェームズの『プラグマティズム』（増田啓三郎訳、日本教文社、1960）の一節を次に引用する。「ある対象についての私たちの考えを完全に明晰にするためには、その対象が実際的などんな結果を含んでいるか、いかなる感覚がその対象から期待されるか、そしていかなる反応を用意しなければならないか、を考えさえすればよい。こうした結果がすぐに生じるものであろうと、ずっと後におこるものであろうと、こうした結果についての私たちの概念が、その対象に関して私たちが有する概念のすべてである」。

（5） この考えは「ルンバ」などの自走式掃除機においてすでに実用化されている。

（6） ここに述べたことに関して、フリーマンは以下のような説明を追加している。

「遍歴の各ステップはグローバルな状態遷移であり、その変化は複数の周波数帯において、互いに部分的に重なり合うフレームを有しながら、一秒につき数回程度生じています。この混合体は、錯綜した無意識の流れから発出する思考の継起における飛躍としてわれわれが経験するものに対応しています。これらの半独立的な振幅変調パターンが共存するフレームは、一つ一つのフレームよりも十倍以上の頻度を有する集積的なフレームを構成します。それは〈心の劇場〉が、独自でありながらも相互的な関連を有するいくつものスクリーンを有することに喩えることができるでしょう。それに比較すると、搬送波であるベータ波およびガンマ波は、一時的に固定された周波数を有する、目にも止まらぬ速さを持つ波です。この考えに立脚するならば辺縁系は、第一に内嗅皮質が全皮質の活動内容が入力あるいは出力される通路であること、第二に海馬が時間と空間を内部的に標識するメカニズムを有するという理由から、思考の流れの中心的なオーガナイザーとしての役割を担っていると言うことができます。メタファーとして表現するならば、辺縁系は認知地図と短期記憶を介して、思考の流れを司っているのです」。

（7） 訳注3に述べた、大脳白質の線維連絡路。

第6章　気づき・意識・因果律

意味の生物学には、脳と身体の全体――それは経験によって骨格・筋肉・内分泌腺・神経連絡などに刻み込まれた歴史を有する――が関わっています。生命にとって意味のある状態は、身体と神経系の一つの活動パターンであって、それは脳の物理的空間ではなく、生命体の状態空間における特別な焦点とも言える状態です。意味が変化するとこの状態も変化し、それは夏の夜のホタルのように跳ねあがり、ひょいと動き、あちこち動き回る軌跡を形成します。それぞれのダイナミックな状態の構成要素は、脳においてはパルスと波、筋肉においては収縮、関節においては骨の角度、また自律神経系と神経分泌システムにおいては細胞分泌です。意味は、脳におけるニューロン間のシナプス結合の全体と、神経修飾物質によって決定されるそれらのトリガー・ゾーンの感受性から創発しますが、脳の他の部位の成長・形・適応にもある程度影響されます。運動選手・舞踏家・音楽家の技量は、彼らのシナプスだけではなく、その手足・指・体幹にも宿っています。シナプスにおける学習の分子的基盤を研究する神経生物学者は、筋肉の肥大や免疫系の発達がそれらの機能を発揮するためのそれぞれ独自の学習に起因するということを見落としがちです。

ニューロン間の結合の強さと身体の性質は、学習と訓練によって、一生を通じて継続的に形づくられていきます。誰しもが生得的な遺伝子と細胞質を有しており、それが志向性の全体性に向かって行われる過程において成長の方向と程度にある一般的な限界を定めるのです。脳と身体は意味の状態によって暫しの間繋ぎ合わされますが、神経ダイナミクスの言葉で言うと、それは生命体の状態空間の遍歴的な軌道において形成される短い分節に対応しています。この状態空間は、個人史および生命体の状態によっていつでも開始することができる可能な行動の範囲、すなわちその全体性を包含しています。各分節は、状態空間における位置と、軌道が与える優先的な方向を持っています。われわれがこの位置を明確に捉えるためには、その状態を脳活動と行動の測定によって決定しなければなりません。それは、運動ニューロンの発射頻度と走る速度、あるいは感覚ニューロンの発射頻度と光の明るさのような状態変数の対の選択を経時的に行うことで可能となります。測定の配列をより複雑化するにつれて、意味を確立する志向的行動の統一性が、各変数の他の全ての変数に対する関係に反映されるようになります。生命体における脳の状態遷移の軌跡は、最終状態あるいはゴールへと向かうステップを具現化し、それがすでに意味の一部となっています。つまり意味は、志向性の三つの特性、すなわち全体性・統一性・意図の全てを含んでいるのです。

また意味は、われわれ全てが、自分自身あるいは他人の行動の観察を通じて経験する心の状態です。気づき（awareness）とは一つの心的経験であり、ニューロダイナミクスの用語では過渡的状態（訳注1）に対応します。意識とは、半球全体にわたる気づきの状態の連鎖が意味の軌跡を形成していくプロセスです。軌跡についてのわれわれの経験は、習慣あるいは高度の集中に基づく論理的推論の厳密で秩序を有する流れから、だらけた遊びや夢における意識の乱れた流れに至る連鎖を包含しています。われわれはそのことを、自分自身の意識の流れにおいて、また他人の経験や思考を演劇・詩・美術・映画・小説・雑誌・科学論文・日々の社交的やりとりにおける表現等の理解においてすでに知っています。経験は、数字として計測し表現することが可能な脳と身体の活動とは異なり、表やグラフで表すことはできませんが、言葉あるいは芸術作品によって表現することができます。心的経験についての体系的研究が現象学です。

脳と身体のダイナミクスは、私がここまでしてきたように、数式に頼ることなしに言葉で記述することができます。その場合、心的経験と脳活動の関係を理解することとは、二種類の言語的構築物である現象学と神経科学との間に対応を見出すことにほかなりません。一般的には心身問題と呼ばれているこの問題は擬似問題に過ぎません。初めから一方に精神を立て他方に物質を立てて、それらの因果関係について考えることはカテゴリー過誤に他なりません。問題には通常答えが存在しますが、擬似問題には答えがありません。さらに、各人の脳は独自のニューロダイナミクスと意味を有するのですから、もし答えがあったとしても、それは個々人において異なるものです。心身問題は放っておくとして、脳活動と心的経験との局所的対応は重要であり、記述することができるものです。これから、その仕事に取りかかることとしましょう。

気づきにおける神経ダイナミクスと心的ダイナミクスとの間に存在する関係について考察するに当たって、それらの間に生物学的な関係が存在することを改めて証明する必要はありません。何故ならば、われわれはすでに、ワイン・お茶・たばこなどの化学物質を、医学的・宗教的・あるいは娯楽の場において気づきの状態を亢進させたり抑制したりするために用いているからです。では、神経ダイナミクスと心的ダイナミクスとの関係について、どのように考えるべきなのでしょうか？　神経活動はどのようにして痛みや喜びのような気づきの状態を引き起こすのでしょうか？　これらの疑問には、原因と結果という関係、すなわち因果律が絡んでいます。これから私が取り上げる全ての問題の根底に潜んでいるこの因果律という観念について先ず検討することなしに、それらに対する解答を見出すことはできません。代表的な例は、「誰が、あるいは何が、あなたの脳を支配しているのか？」という問題です。それが提起しているのは、脳活動と心的経験との局所的対応における因果関係です。われわれは、この因果関係という秘密の扉を開く鍵を、われわれが志向性を経験する仕方――それによって意味が創造される――について検討することによって見出すことができます。

一般的に志向性は、経験することができるものとは見なされていません。それは、言葉は自分たちの専有物であると主張する分析哲学の研究者が、志向性を極めて抽象的な概念として用いてきたことに起因しています。現象学は、内省の伝統から抜け出そうとした二〇世紀前半の西欧の哲学者たちによって体系化されながら発展してきました。この内省の伝統においてイマニュエル・カントは、物質的対象と出来事の世界（外的世界）は観察者とは別個に存在し、心（内的世界）は純粋理性に基づく生得的な観念から成り立つと述べました。この見地において、哲学者の仕事とは与えられた生の感覚データ（raw sense data）を基に推論し、世界についての観念を形成することです。われわれは、対象について思考する主観なのです。

フランツ・ブレンターノやエドムント・フッサールなどの初期の現象学者たちは、心の内容は世界の表象という形式を有するというカントの考えを受け入れましたが、世界には異なる文化があまりにも多く存在することから、心が生得的観念を有するという前提には反対しました。彼らは、観念は経験から得られるものであると断定し、観念と、それが表象する世界における物事との関係を、文化的あるいは個人的偏見なしに、正確に記述しようとしました。ブレンターノは、この関係を示すために、トマス・アクィナスの志向性の概念を導入しました。この考えにおいて、志向・信念・観念は、世界「について about」のものです。彼はこの考えを、自分が何をしているかを知っている人間と、それを知らない論理的機械を区別するために用いました。現在のアングローアメリカン分析哲学者の間で広く支持されているこの見解において、表象とは心の状態であり、われわれはそれを意識において捉えるのですから、意識は志向性に先行します。意識は、認知主義者が知性を有する機械に組み込みたいと思っている特性であり、そのために彼らは、自分たちが「意識のミステリー」と呼ぶ問題にこだわっているのです。二〇世紀初めの哲学者であるアルフレッド・ノース・ホワイトヘッドと、二〇世紀後半に活躍した数学者であり物理学者であるロジャー・ペンローズは、意識とは、エネルギーと質量を有する全ての物質の本質的な性質であると主張するところまで考えを進めました。脳とは、その原子と量子が興味深い仕方で構成されていることによって、意識の発達した形式を獲得したものです。一方 他の哲学者たちは、この見解を物的対象に精霊が宿るとする遥か昔に広まっていたアニミズムと同様な信仰である「汎経験主義」や「汎神論」であるとして否定しています。

二〇世紀半ば、オルダス・ハックスリーやティム・リアリーなどが現象学を妙な方向へと発展させました。彼らは、ＬＳＤ・魔法のキノコ・その他の幻覚誘発薬を、「知覚の扉を開く」ことを助け、人間を経験の生の感覚データにできるだけ近づけるものとして喧伝しました。教育された知覚システムにおいて行われる前処理は、短絡回路を通常有するので、トリップしたいと思う者は誰でも、薬物の助けによって過重な文化的重荷から解放され、世界を「あるがままに、無限なるものとして」見ることができます。（ウィリアム・ブレークが『天国と地獄の結婚』で用いた言葉）。彼らは、脈動する螺旋が放つ息を呑むような色彩を眺め、非日常的な知覚的ゆがみや、臨床神経学者にはすでに知られていた体外離脱現象を経験しました。このような方向への発展が脳状態の変容に関わる神経薬理学の発達に貢献したことは否めませんが、現象学派の主流が企図していたのは、より重要な問題との取り組みでした。

フッサールの弟子の一人であるマルチン・ハイデガーは、人間の観念は時間における存在を形づくる日常行動と気遣いから生まれるという考えによって、カントの前提を突き崩しました。彼は、人間が意識の立ち現れにつれてそこに己を見出していく社会の秩序だった構造に、人間の知性の基盤を置きました。この構造における人間の状態を、彼は「被投性」と呼びました。その構造は、プラトンや、デカルトや、カントが考えたような独立した精神の形式でも表象でもありませんが、人びとが環境と取り組む行動を通じて現実的な存在となるものです。違う言い方をすれば、志向性は意識に先行するのであって、そのことによって主観と客観の分裂が解消します。行動が知覚に先行するのです。ナポレオンは、どのようにすれば戦闘で勝利を収めることができるのかと尋ねられた時、次のように答えました。「On s'engage, y puis on vois. 先ず飛び込んで、それから見るのだ」。

スイスの有名な発達心理学者ジャン・ピアジェも、それと同じことを言っています。生後二年以内の体性運動期（somatosensory phase）の乳児は、彼らの身体を「突き出していく」ことによって世界について学んでいきます。特に注目に値するのは、マルチン・ハイデガーの思想を継承し、二〇世紀半ばのフランスの現象学者（訳注2）であるメルロ＝ポンティですが、残念なことに、その著作の内容の密度があまりにも高いために、彼の名は生理学者にはほとんど知られていません。彼は、ドイツの神経学者ゴールドシュタインとゲルプが第一次世界大戦の間に脳損傷を負った患者の症状についての詳細な記述を基に、社会経験の生物学的基盤について研究しました。脳損傷を受けた患者についての臨床データが、ヒトの諸能力の正常な統一性についての洞察を可能としたのです。臨床家たちは、様々な脳部位に局在化したいかなる損傷も、その行動の広い範囲にわたる障害を引き起こすことを繰り返し報告しています。多くの情報を与えてくれる機能欠損の一例として、次のような症例が挙げられています。その患者は物を指差すことができませんでした。指差しは、誰かに自分の意志を伝えるための社会的行動であると同時に、それを自分の手でつかむ——身体による世界の一部への道具的同化能力——を保持することですが、この患者ではそれが欠如していたのです。

このことからメルロ＝ポンティは、知覚とは学習された行動の構造の形成過程において核心的な役割を果たすものであり、生命体が世界に対する働きかけにおいてその能力を用いる時に、組織化された多感覚知覚として明確となるものであると仮定しました。彼は、「これまでの哲学者たちは〈経験主義〉と〈知性主義〉――それぞれが唯物論と認知主義の先駆けである――に付きまとう哲学的偏見のために、日々の生物学的目的への身体運動の適応を介して、人間の精神活動が自らを形成していく過程を認識することができなかった」、と述べています。

くたびれ果てるほど長時間にわたって行われた、彼の思想を要約するカンファレンスの最後に提出された質問に対して、彼はこう答えています。「知覚するということは、身体を介して、自己を何ものかに向かわせることである」。この文は、彼が言わんとしたことの真髄を表しています。彼は続けてこう説明しています。「いつ何時も、物はその在り処を外部世界の地平の内部に留めており、構造化とは、その細部の一つ一つを、それが帰属する知覚の地平に置いていくことに他ならない」。この記述が、彼がそう意図したか否かにかかわらずアクィナスの同化のプロセスと一致することは明らかです。脳は、身体とニューロンの脳全体にわたる組織化を介して、それ自体を対象の選択された側面と合致させることによってその対象について学習します。彼は外部世界の地平と内部知覚の地平とを区別しています。ダイナミクスの言葉で言うならば、地平線に向かって進むことはできるがそれに到達することは決してないという意味において、ヒトは対象に働きかけ、それを変化させることができますが、対象はその地平を越えて脳に入り込むことも、感覚皮質の地平にその特徴を刻み込むこともできません。私の解釈が正しいとすれば、彼は一方向性という概念、またそれが含意する独我論的孤立の概念を正しく把握していたのです。アクィナスによれば、われわれは物質の形相を直接的に把握することはできません。われわれが知っているものの全ては、想像を通して得られたものです。想像こそが、われわれの行動と理解が依拠している内部構造を作り出すために不可欠な一般化と抽象化を可能ならしめているのです。

知覚という行為は、同化を介してこの二つの地平を超越します。物についてのわれわれの知覚は、感覚入力以前に、その入力を得ようとする行動によって先取りされています。行動と知覚が繰り返すサイクルによって構造化がなされますが、それをメルロ＝ポンティは「志向性の弧」と呼び、「最大把握」を達成するための努力であるとしました。知覚の地平に「細部を配置する」という彼の言葉は、つまるところ、エフェレンスを介して運動皮質を方向づけ、プリアフェレンスを介して感覚皮質の焦点を定めること（図18参照）、すなわち対象との最大限の同化が得られるように注意を喚起することを意味しています。

自己は対象に適合し、身体をそれに合わせて形づくったり、変形させたり、位置を変えたりすることによって、それについて学習します。身近な例として、われわれが新しい道具を扱う時のことを考えてみましょう。われわれはそれを指先で触ったり、握り締めたり、その表面を眺めたり、叩いて音を確かめたりすることによってその形状と性質をよく飲み込んでから、他の対象に対してそれを用いるのです。

メルロ＝ポンティは、われわれは自己と世界との不均衡によって行動へと駆り立てられると結論しています。ダイナミクスの言葉で言うと、不均衡とは内在的な不安定性であり、それが脳を遍歴的軌道、すなわち学習されたアトラクターのベイスンである優先的な状態の連鎖による軌道へと導きます。その結果として生じるのは、化学的な意味での均衡（平衡）、すなわち死んだ状態ではなく、その一つ手前の段階において、閉包（closure）（訳注3）への気づきをもたらす一つのアトラクターのベイスンへとしばらくの間落ち込むことです。

現象学が含意しているものの内に、私が明確にしたいと望んでいる何かが存在します。現象学の目的は、感覚経験を形而上学的前提なしに記述することにあります。これらの感覚経験は、現象学者たちが抽象し、吟味し、科学の一部として言葉や図で表す以前に、すでに気づき（意識）へともたらされています。つまるところ、気づきに依拠することなしに、精神現象についての研究であり、省察であり、知識である現象学について語ることは不可能です。何故ならば、気づきが、これらの知的構築物についてのわれわれの経験や言葉による表現を媒介しているからです。現象学者たちが同化のプロセスを自ら構築する際に意識と気づきを有していることは明白です。しかしメルロ＝ポンティは、知性を規定する日常活動における構造化に気づきが不可欠であるとは考えませんでした（訳注4）。彼は、時に意識に言及していますが、気づきにはほとんど言及していません。彼は少なくともある一文において、志向性の弧の具体性と比較すると、意識は科学的研究には不向きな随伴現象であると述べています。しかし科学および科学者は言葉と気づきなしに機能することはできないのですから、気づきを現象学という敷物の下に掃き込んで済ませることはできません。

　時間と空間に依拠して思索する神経ダイナミクス研究者は、気づきが志向性の弧の全体にわたって存在するのか、あるいは弧の一部分から生じるのか（図17と図18）、もしそうであるならば、それは弧のどの部分に該当するのかを問題としなければなりません。志向性の弧が一回転するにはどれほどの時間が必要なのでしょうか？　より具体的には、一つの行動あるいは刺激の後で、被験者が気づきを報告するまでにどのくらいの時間がかかるのでしょうか？　ヒトと動物における反応時間の計測によると、刺激と学習された行動の発現との間には、最小限、四分の一～四分の三秒の時間間隔が存在します。これは、学習を必要としない痛み、もしくは報酬刺激から応答までの反応時間（一〇分の一秒以下）よりも長いものです。受容体から脳への伝達、脳の各部分でのやり取り、および脳から筋肉への軸索による伝達は、学習された刺激への反応における遅延時間のごく僅かな部分を占めるにすぎません。唯物論者と認知主義者は、この時間の大部分は、より高次元のイメージへの諸特徴の結合に対する情報処理や、保存されていた表象と現在の入力との相互相関をとることで、想起したりマッチングしたりするために使われると考えています。プラグマティストは、この時間は、脳の各部分が適切なアトラクターのベイスンを探し出し、アトラクターが前脳の諸領域を統合する遍歴的軌道において振幅変調パターンを構成するために用いられると考えます。

これから述べるように、刺激への気づきが刺激開始と同時に生じないこと、また行動において、その意図が生じるより先に気づきが生じないことは明白です。カリフォルニア大学サンフランシスコ校の神経生理学者であるベンジャミン・リベットは、脳外科医との共同研究で、脊髄から大脳皮質に至る体性感覚の径路が二つ存在するという事実をうまく利用して、気づきに要する時間を測定する実験を行いました。脳幹内側毛帯を通る上行性軸索は伝導速度が速く枝分かれしていないので、皮膚のどこで、いつ刺激が生じたかを瞬時に皮質に伝えます。それとは対照的に、脊髄視床路の軸索は伝導速度が遅く、辺縁系における中継核や視床網様体を経て前脳のすべての部分へと枝分かれしています。これらの軸索が、刺激から二分の一秒ほど遅れて知覚が生じるプロセスを開始させるのです。

制御不能なてんかん発作の診断・治療を主目的とする脳外科手術を施行する際に、患者の承諾を得た上で、次のような実験が行われました。局所麻酔下で脳に電極を挿入し、覚醒状態において感覚皮質に直接、電気刺激を与え、それによって生じた知覚を報告してもらうのです。幾つかの実験において、患者の左手に与えた刺激は、伝導速度の速い神経径路（内側毛帯路）（訳注5）を介してほぼ同時に右感覚皮質における電気的応答を引き起こしましたが、患者がその刺激を感じたと報告したのは刺激開始から二分の一秒後でした。一方、露出された左感覚皮質に直接与えられた電気刺激は、内側毛帯を介することなく即時に感覚皮質の誘発電位を生じましたが、患者が刺激を感じたと報告したのは、やはり刺激開始から二分の一秒後でした。

リベットの実験結果は、特に次の二つの点において大きな意味をもっています。第一に、左手に与えられた刺激は、その持続時間がどれほど短くても知覚されたのに対して、左皮質に直接与えられた刺激は、少なくとも四分の一〜二分の一秒間持続するパルス列を与えなければ知覚されなかったのです。このことをリベットは、「神経的適切性 neuronal adequacy」と呼んでいます。知覚を生じさせるためには、持続時間が短いほど、より高い刺激強度が必要でした。第二に、左感覚皮質への直接的電気刺激に対する気づきは、「神経的適切性」にしたがってパルス列が終了した時点で生じたのですが、左手に与えられた内側毛帯を通る刺激への気づきは、刺激が開始された時点にまで遡りました。神経生物学者たちは、内側毛帯が正確には何をしているのかという問題について長い間思い悩んできたのですが、ここにその答えが見出されたのです。知覚形成のための遅延時間が必然的に存在するにも関わらず、内側毛帯による時間の遡及によって、脳の働きが現実の時間の流れと一致して進行するのです。スポーツ・チームやオーケストラに参加したことのある人は誰でも、全体との調和を保ちながら急速な行動の連鎖を維持しなければならないことを知っています。その変化は、継続的な認知のフレームを形成するには速すぎますが、次々に起こる事態の時間的継起に遅れないように統合されていなければなりません。

リベットの実験は、内的気づきを計測するために用いた方法が正確さを欠いているという点に関して厳しく批判されましたが、気づきは感覚皮質において引き起こされた状態遷移よりもさらに複雑なプロセスであり、したがってより多くの時間を必要とするということは間違いのない事実です。独我論的孤立のために、気づきに必要な時間を計測する上で、意識を有する被験者に実験者が「あなたは、いつ、何を感じましたか」と尋ねる以外にいかなる方法も存在しません。これと同じ問題が、志向的行動の発現に対する気づきの時間的計測においても存在します。リベットらは、ボランティアにおける脳活動の測定から、自分が決定した行動を遂行しようとする意図についての気づきにおいても、感覚刺激に対する気づきと同じ様な遅延が存在することを見出しました。この場合、頭頂部と耳朶の付け根に置いた二つの頭皮電極の間で、緩除な電位変化が測定されました。実験者が被験者に、一時間の間、スイッチを短時間押すことを自分のペースで繰り返すように求めた場合、スイッチを押す行動が実際に生じる約一秒前から、「準備電位」が緩除に増大しました。この電位変化はあまりにも小さいので、多数の試行結果を重ね合わせて平均しなければ検出できないのですが、その結果は運動のプラニングと構成に関わる神経活動が、行動の意図に対する気づきに先行することを示しています。準備電位の始まりから気づきが生じるまでの時間は、刺激の始まりに対する気づきの遅延時間とほぼ同じ長さを持っていました。つまり、被験者がスイッチを押そうとする決断に自分自身で気づいた瞬間を報告するように求められた場合、この気づきが準備電位の始まりよりも四分の一〜二分の一秒遅れることが、彼らの応答のタイミングから推定されます。志向性の弧の開始に先行する脳活動は、その行動の意図についての気づきよりも早く始まるのです。しかし、ここで極めて重要なことは、被験者が自分が行動しようとしていることに気づいた後に、その行動を中止することができることです。それは自分が何か言おうとしていることに気づいた後に、違う言い方をしたり、発言を止めたりするようなことです。したがって、あなたが誰であれ何であれ、あなたの気づきはあなたの所有物であり道具ですが、それが能動的な主体としてあなたに行動を開始させるのではないのです。

ジェームズは、朝、ベッドに横たわっていて目が覚めた時に、自分自身に「起きろ」と命令することについての考察から、リベットと同じ結論に達しています。そう命令しても、何も起こりません。彼はベッドに寝たままです。その後彼は、自分が起きて動いていることに気づきましたが、起き出したことについては何も思い出せませんでした。メルロ＝ポンティは、ゴールドシュタインとゲルプによる神経学的知見を検討し、気づきは行動に先行するのではなくそれに後続すると考え、次のように述べています。「主観とその人の身体、その人が形づくる世界、さらにはその人を取り巻く社会との間に因果関係を認めることができないことは明白である」。彼は、意識が行動―知覚サイクルの外側に存在すると推論し、次のように付け加えました。「この問題との取り組みにおいてわれわれがしばしば犯す間違いは、行動の元となる動機を、その最も強力で確実なものから次々に検討していくというわれわれの意図的な熟慮の内に自由や自由意志が潜んでいると考え、それを探し求めることである。実際において、熟慮は決断の後で生じるのであって、私の隠された決断が動機を生活へと持ち込むのである。」

私の決断が、一体、何から隠されているというのでしょうか？　それがわれわれ自身の気づきに対しても隠されているというのであれば、われわれは気づきなしに先ず決断し、その後の気づきにおいてそれを正当化し、合理化し、説明していることになります。彼の見解において、意識とは決断の原因でも結果でもなく、原因と結果の間の関係、すなわち心的過程に他なりません。

彼は、経験が現在についての理解をすでに作り上げており、行動はそこから熟慮を必要とすることなしに流れ出てくるのであるから、行動は意識によって制御されていないと述べました。われわれの日常的行動の多くは熟慮することなしに生じているのですから、志向的取り組みに気づきが不可欠ではないことは明白です。しかし科学においては、それとは異なる見方が必要です。気づきを、ニューロンとその集団から生まれる動的な過程として記述するのでなければ、現象学は不完全なものに終わります。したがって私は、気づきと意識を神経生物学的な用語を用いてどのように理解すべきかという問題をここで提起したいと思いますが、そのためには、次の三つの前提が必要となります。

第一の前提は、議論の余地がないものです。脳は動的な系です。気づきの各状態は、パルスおよび波の密度パターンと、脳全体に分布するそれらの電気化学的な成分を有するシナプスの時空間活動の場に生じます。それぞれのフレームは、脳の状態空間における連鎖の内に位置しています。この連鎖は、過去の知覚がシナプスに残した痕跡の表出であり、知覚の新しい活動へと導く状態変数の軌道です。すなわち意識は、現象学的に経験される心的過程であると同時に、脳の状態の連鎖を繋ぎあわせ包含する神経過程ですから、それは脳の単なる状態変数ではありません。それはまた、工学者たちがニューロン間の関係を司る演算子と呼ぶものでもあるのです。意識は随伴現象・分泌・偶発的出来事・余興などではなく、志向的行動において何か決定的な役割を果たしているに違いありません。その役割を解明し実証することが、ニューロダイナミクス研究の大きな目的なのです。

私の第二の前提は、全ての動物が、それらの脳に見出される様々な構造と機能に対応する内容と複雑性の違いに応じて、気づきと意識を有するということです。ヒトの意識は、その脳と社会的行動の複雑性によって、動物とは異なった形を有しています。しかし、その内容にかかわらず、基本的状態変数のオペレーター（演算子）と、その志向的行動の構築への関与は、全ての脊椎動物に見出すことができる筈です。その証拠を得るためには、気づきにおいて何を経験しているかを動物から聞き出さなければなりませんが、それが不可能なことは言うまでもありません。しかし私は、動物が何を考えているか、すなわち気づきと意識の内容を直接的に知ることはできないにしても、脳のダイナミクスの分析に基づいてそれらのあり方を推定することは可能であると信じています。

私の第三の前提は、因果律というものを十分に理解することなしに意識を理解することはできないということです。これに関しては次のようなありきたりな問題が多く提出されています。行動はいかにして知覚の原因となるのか？　知覚はいかにして気づきの原因となるのか？　気づきの状態は、いかにして行動の原因となるのか？　さらに私は、次のいくつかの疑問を付け加えたいと思います。われわれは、なぜ（Why）このような問い方をするのでしょうか？　物事についての説明として、その「原因 cause」を確定するような答えを見出してわれわれが満足するということは、一体どういうことなのでしょうか？　われわれは古くから、科学者とは「いかにHow」を問うものであって、「なぜWhy」を問うものではないと教えられてきたのですが、このような問い方は科学の望ましいあり方なのでしょうか？

因果律の分析は、意識を理解する上で不可欠なステップです。というのは、われわれの答えの形式は、われわれが「原因」として理解している次の三つの意味のいずれを選択するかに掛かっているからです。その第一はアリストテレスの動力因に対応するものであり、能動的主体（agency）によるかのように、作り、動かし、修飾することであって、それによって人が事故を起こし、細菌が病気を起こすなどの出来事が生じます。これが、「なぜ」が意味することです。それを、私は直線的因果性（linear causality）と呼んでいます。第二の意味はアリストテレスの形相因に対応するものであって、説明し、合理化し、あるいは批判することです。多くの物理学者や心理学者とともに、私はそれを「循環的因果性circular causality」と呼んでいます。それはわれわれが何らかの能動的主体を想定することなしに説明を行う際に用いる、「～の故にbecause」という語を含んだ文脈において用いられます。これが、「いかに」が意味するものです。第三は、因果律を、われわれが世界における外的対象や出来事に投影しているところの人間の生得的傾向と見なすことです。それは一八世紀にデイヴィッド・ヒュームが到達した結論でした。彼はこの考えの基盤を、「ノミナリズム：唯名論」と呼ばれる哲学的教義に見出しました。それは、抽象的な概念や普遍は心の特性であって、世界の特性ではないとする考えです。彼は、原因についての知識は、物事が常に引き続いて生じることの結果としてのみ得られると結論しました。驚くべきことに、これと全く同じ結論が、四世紀も前にアクィナスによって到達されていたのです。それは、知性における形相（form）は想像によって作り上げられるものであって、物質（質料）の形相の内には存在しないという考えです。私はこのような彼の結論を、知覚の一方向性についての説明においてすでに用いました。つまり、感覚皮質の脳活動が作り上げる形はあくまで内部的なものであって、刺激の形によって定められるものではないという考えです。この見解において、因果律とは必然性の感覚を伴うクオリア(quale、複数形がqualia)であると言うことができます。われわれは、われわれ自身の未来の行動の予兆となるものを観察された事物間の関係に見出すのであり、その予測の確実性の度合いがある閾値を越えた場合に、それを因果律として認めるのです。

直線的因果性は、通常われわれが原因について考えるときに意味するものです。この考えに従って事象を解釈する際、われわれはその一つ一つに始まりと終わりの区切りをつけます。行動学者は、その始まりを刺激と、その終わりを応答と呼んでいます。人工知能やニューラル・ネットワークや計算論的神経科学に関わっている認知主義者は、それらを原因と結果と呼んでいますが、時にそれらを独立変数と従属変数と呼びます。刺激が応答を生じると言うためには、不変な関係が存在しなければなりません。恒常性を示すためには、われわれは同じ刺激を繰り返し与え、常に同じ結果を得なければなりません。そうならなかった場合においては、ある未知の影響が侵入して基底的な恒常性を乱したのであり、われわれは宗教裁判の審問官が罪をほじくりだすようにして、それを見出し根絶しなければなりません。われわれは常に、何か他のものに起因する合成的な結果として生じる事象の見せかけの関係に対する警戒を怠ってはなりません。それは注意深く統制された実験によって消滅させることができます。相関は因果関係ではないことを、われわれは常に思い知らされます。時間順序の不変性は、結果が決してその原因に先行しないことから、決定的な重要性を有しています。科学者たちは、それを「時間の矢」と呼び、因果関係が存在することの証明として用いています。

一つの結果が他の結果の原因となることから、われわれは直線的因果性の連鎖を築くことができます。例えば、神経生物学者は、神経的出来事の連鎖を刺激と応答との間に見出しています。刺激の伝達は受容細胞の細胞膜に存在する分子を活性化する情報を与え、それは生化学的カスケードによって、活動電位による情報として脊髄にもたらされます。シナプスと軸索の連鎖が情報を感覚皮質へと中継します。情報は数段階の処理を受け、前頭葉を介して運動システムに伝達され、そこでさらに処理された後に筋収縮と応答を生じさせます（図16）。刺激の効果がなくなるようにランダムに交替する課題を織り交ぜながら繰り返し観測と計測を繰り返すことで、研究者は入出力関係を集め、そこから脳の働きの因果的連鎖を推量します。

この慣れ親しんだ実験の手続きは、大きな問題を含んでいます。入出力関係に関する研究を通じて、時間は連続的なものとして想定されています。しかし、実験者は時計を止めたり、新しい試行ごとにまた動かしたりしているのですから、実際においては時間が断片化されているのです。直線的因果性を確立するために必要な観察を繰り返し行うためには、次の刺激を与える前に、先行する応答が終了し、生命体が刺激前の状態を取り戻すまで待たなければなりません。しかし、被験者である生命体自体は、刺激を知覚するたびにある程度変化するのですから、上の要請は近似的にしか満たされないのです。実際、因果的連鎖は決して不変ではないので、研究者はその連鎖がどのようにして途切れたのかを説明しなければなりません。もし期待された応答が刺激によって生じないとすれば、被験者（動物）は、疲労しているか、飽きているか、退屈しているか、あるいは注意が散漫になっているのかもしれません。あるいは、計測機器がどこか壊れているのかもしれません。研究者はこれらの条件を可能な限りコントロールしようとし、得られた結果に統計学的な蓋然性を付与します。また彼らは、ほとんどの場合統計学的関係を創出するためには多数の条件が満たされなければならないことを良く認識しているので、彼らが想定する主要な因果の連鎖に複数の原因を組み入れます。このようにしてわれわれは、主要な因果的連鎖に多重の原因を想定することになります。すなわち、われわれは撹乱要因を予測に組み入れるとき統計的因果律という概念を、また因果の連鎖が分岐するとき多重因果律という概念を手に入れるのです。これらが満たされない場合に、研究者は予期しなかった事象が偶然に生じたと主張するのです。臨床医は説明できない疾患に対する特別な言葉を持っています。それは、原因を有してはいるが、それが何かは分からないことを意味する「原因不明の agnogenic」という語です。それは臨床医自身がその原因であることを意味する「医原性の iatrogenic」という語とは対照的なものです。

直線的因果性は、ミクロスコピックなニューロンと、それが埋め込まれているメゾスコピックな集団との関係において、最も劇的な形で崩壊します。それぞれのニューロンは、一つないし数個のシナプス連絡の内部で他の無数のニューロンに作用を及ぼしているため、次のパルスを発射する前に、他のニューロンから返ってくる反応によって、その状態が既に変化しています。この階層的相互作用を直線的因果性に還元することはできません。このような相互作用は神経絨に存在するニューロンに限ったものではなく、ハリケーン・レーザー・火事・動物の群れ・人の群れ・その他身近な物事に通常見られるものです。これらのいずれの例においても、一まとまりの集団を構成する粒子はメゾスコピックな状態を作り出しており、それらが作り出した状態によって自らが制約されています。結果が原因に引き続かなければならないという要請は、ミクロ・メゾの両次元における事象の同時性によって攪乱されてしまいます。広範な領域にわたる非線形フィードバックは、どのニューロンが他のどのニューロンを発射させたかあるいはさせなかったかを決定しようとするすべての試みを無用のものとしてしまいます。非線形現象を扱う科学者たちは、アマゾンの密林における一匹の蝶の羽のはばたきが、フロリダを襲うハリケーンを起こすというような言い方を好んで用いています。このメタファーはカオスが示す初期値鋭敏性を表現するものとして提案されましたが、別の観点も包含しているように思われます（訳注6）。しかし、ニューロンとニューロン集団の関係のより適切な記述をもたらすのは、循環的因果性なのです。

循環的因果性という概念は、内嗅皮質と海馬におけるように、パッチとニューロン集団の間のより高次なレベルにおける相互作用、また、さらに高次の志向性の弧における行動――知覚サイクルの全体的相互作用を、人間らしさを損なうことなく説明するために用いることができます。このような相互作用を、私が今そうしているように言葉で、あるいは数式や幾何学的・物理学的モデルで表そうとする時、われわれは閉ループという概念を、そのループに沿って時間と共に一つの方向に流れる活動を記述するために用います。このループを理解するために、われわれは、それを前方への流れと後方からのフィードバックという二つの部分に分け、それら二つの部分のそれぞれにおける働きを記述するために直線的因果性を用います。換言すれば、それが働いている脳についてわれわれが経験する仕方であり、多くの人が最も快く感じる説明の形式であるがゆえに、われわれは直線的因果性に頼らざるを得ないのです。

ここまで述べたことに基づいて、気付きがいかなる意味において志向的行動を形成する神経活動変化の原因となるのか、また感覚活動の減弱後に新しく構築された神経活動が新たな気づきの原因となるとはどういうことなのかという問題について、さらに考察を進めましょう。勿論われわれは、メルロ＝ポンティのように、気づきと神経活動の関係に因果律は関与しないとも、あるいはデイヴィッド・ヒュームのように、原因についての気づきとは定まった出来ごとの結合を常に観察することに起因する感覚（クオリア）に過ぎないとも主張することができます。さらにわれわれは、原因という語の意味を、理由あるいは説明としての原因と、エージェント（能動的媒介者）としての原因とに分けることもできます。一方の事実として、直線的因果性は常にエージェントの存在を仮定しています。例えば、「ある天体が地球に衝突し、それが生じた埃の雲が太陽の光を遮り、植物を死滅させ、恐竜を飢死させた」とか、「だれかが引き金を引いて、その銃弾がある人の体を貫き、死に至らしめた」とか言う場合です。他方、循環的因果性はエージェントを用いない説明を与えますが、循環的因果性によって神経的相互作用を理解しようとする場合、われわれはフィードバック・ループを想定し、そこで再び直線的因果性へと立ち戻ってしまいます。このような生得的傾向を理解するための一つの方法として、なぜ人間は説明のために原因を必要とするのかについて考えてみましょう。

われわれはすでに、志向性の弧が、状態空間における現在の状態と未来の状態へと向かう方向を有する軌道のある部分が自己組織した状態として生じることを知っています。現在の状態とは、運動系、四肢の運動、感覚器官、および知覚にかかわる脳のモジュールを統合する活動パターンです。行動は必ずしも気づきを伴いませんが、それを伴う場合、われわれは意図を、行動によって予期される結果を指示するプリアフェレンスが生み出すものとして経験します。次いでわれわれは、実際の行動がもたらす自己受容的・外部受容的な感覚を通して行動を経験します。一つ一つの行動は、本質的にはわれわれが、「こうしたら、ああなるだろう」という仮説を検証するための実験です。このようにしてわれわれは、行動への意図が「原因」として働くことを経験し、その行動の帰結を「結果」として知るのです。ピアジェのような発達心理学者によると、われわれはこの関係(訳注7)を、言葉や、表現したり疑問を呈したりする論理を獲得する以前の、幼少期における感覚運動期に習得するのです。

ある人間が原因的主体を他の人間に帰することは、それが名誉と報酬、あるいは非難と罰を伴う責任を個人あるいは集団に担わせることの基盤であるが故に、社会の組織化とコントロールのために不可欠なことです。われわれ大抵の場合われわれは、自分の行動が自分の意図した変化を世界にもたらすことを信じて行動します。われわれが意図していない変化とは、自分以外の誰かが、あるいは何かが引き起こしたものです。またわれわれの多くは、動物や生命を持たない対象が、結果を生み出す因果的な力を持っていると考えています。この考えを延長するならば、宇宙全体を、原因を生み出す巨大なエンジンとして見ることもできます。その最初の原因をビッグバンとするか、あるいは第一動者とするかは各人の信念システムに任せるとして。

ここで私は、それと異なる考え方、すなわち原因は外部世界に存在するのではなく、われわれの全ての知識を生み出す志向性のメカニズムの内に起源を有するという考えを提案したいと思います。外的対象に原因を帰するわれわれの考え方は、アニミズムに似ています。アニミズム的な考え方をする人は、非生命的な物体に、世界に物事を生じさせるエージェントとしての精神が宿っていると考えます。この考え方は、われわれ全てにおいて、言語習得以前の経験に深く根ざしているために、軽視したり、たやすく放棄したりすることができるものではありません。実際われわれは、アニミズム的な論理の歯車なしには何事も理解できないのです。しかし、外的事物がわれわれの行動のエージェントであるという考えは、特に自分が嵐の海に浮き沈みするコルク栓のように思える時、あるいはわれわれは崖を転げ落ちる岩のようなものだというスピノザの決定論的見解に屈服する時、自らの行動が引き起こす結果に対する自信を失わせ、われわれを麻痺させてしまいます。このような世界観に屈服したまま生き、且つ働き続けるためには、まさに英雄的な努力が必要です。ほとんどの人は、このような諦観に陥ることなく生活しているのです。

ここでの問題は、ニューロンとニューロン集団に直線的因果性と能動的主体（agency）としての役割を帰属させることをいかにして回避するか、ということです。直線的思考から関係的思考への転換は過去にも先例があり、それをモデルとして用いることができるでしょう。太陽が神の使いによって天空を引き回されるというアニミズム的観念を一つの例として考えてみましょう。科学者たちは、われわれは回転する球体の上に立って太陽を眺めており、われわれから遠く離れたこの物体と地球の回転を、時間に従って変化する幾何学的関係として経験していることを示しました。しかし、それは因果関係ではありません。この洞察を得るために科学者たちが必要とし、また実際に用いたのは、非因果的な言語である微分方程式やテンソル計算式によって表現される拡大された概念的枠組みであって、それが古代の人間中心的な世界観の焦点を、地球から、天空を広く支配する新たなネットワークへと移し換えたのです。太陽系は、引力という原因的エージェントによって互いに引き付けられているのではありません。それは歪んだ時空間がその内部に有する構造なのです。

ニューロダイナミクスは、まさにこれと同じように、新たに拡大された概念的枠組みを提供しています。この枠組みにおいて、全体を構成する部分間の関係は、因果的エージェントを措定する必要なしに記述することができます。ニューロン集団の自己組織化は、その基本的な例です。皮質各小領域の神経絨はシナプス伝達によって相互作用する何一〇〇万個ものニューロンを含んでいます。活動の密度は低く、均等であり、広範囲にわたっています。感覚刺激の衝撃の下に、脳の他部位からの神経修飾物質の放出、および成長と成熟の背景活動により、全てのニューロンが寄り集まってメゾスコピックな活動パターンを形成します。このパターンは同時に、それを生み出したニューロンの活動を制約しています。ミクロスコピックな活動は一方向的、すなわち階層の頂点に向かって上方に流れますが、マクロスコピックな活動はそれと反対の方向、すなわち下方に流れます。新しい刺激、あるいは新たな状態がもたらすインパクトによって大脳半球が全体的に不安定化し、次々に新たな状態へと移行し、半球間を行ったりきたりするような活動により軌道の連鎖が形成されていきます。この大域的な状態遷移において個々のニューロンがどのような役割を果たすのかという問いは、空気や水の分子、あるいは蝶がどのようにしてハリケーンを引き起こすか、あるいは数個の岩がどのようにして海底地震と津波を引き起こすかという問いと同様に、全く無意味です。

ルートヴィヒ・ボルツマンが、分子理論と一九世紀の古典的熱力学を組み合わせて統計力学を創始して以来、物質についての非因果的・階層的思考は、物理学者にとって非常に親しみ深いものとなっています。それがニューロンを研究する神経生物学者によって未だに良く理解されず、利用されてもいないことには何か理由があるのでしょうか？　一つの理由として、われわれは同一物質の分子は全て似ていると推定することができるが、いかなる二つのニューロンも同一ではないことを知っているということが挙げられます。もう一つの理由は、直線的因果性は還元的思考においてはうまく働き、ニューロンにおける因果的連鎖の繋がりを、器官→細胞→細胞内小器官→分子→原子→そして量子のレベルへと順に辿ることができる、ということです。しかしそれと同じようにして、因果性の連鎖を上へと辿ることはできません。還元主義者は、水がどのようにして地中に浸透するかは理解しているが、樹木が水を吸い上げ、空中に吐き出すことによって、それが再び雨となって降り注ぐことを理解していない科学者、あるいは循環的因果性を循環論法と同じものと考えている研究者のようなものです。とは言え、われわれが手に入れた諸事実は、それが新しいパラダイムへとまとめ上げられるまでは、われわれを困惑させ続けるでしょう。太陽系についてのコペルニクスの理論・元素の周期律表・ルドルフ・ウィルヒョウの病理学における細胞説・万有引力理論・進化・相対性理論・量子力学などの現代科学における偉大な進歩は、すべて「思考の関係システム relational systems of thought」（訳注8）にほかなりません。そこに因果律を付け加えることは、例えば引力を伝播するエーテルや、量子理論における隠れた変数、さらにダーウィンが動物飼育での人工選択から考えつき、そのことによって社会的ダーウィニズムによる大混乱を引き起こした進化のエージェンシーとしての自然選択のように有害にもなり得るのです。つまるところ、因果律とは人間の心の内に宿るものであって、自然の悪意の内に宿るものではないのです。

では、人間あるいは動物は、一体全体どのようにして能動的主体と成り得るのでしょうか？　その答えは、脳のダイナミクスの内に見出すことができます。全ての一次感覚皮質は、辺縁系の様々な部分と共に、大きなネットワークの構成要素を成しています。これらの構成要素の夫々は、軸索のフィードバック結合による集団間の相互作用のために、不安定化しやすい傾向を持っています。知覚は感覚の到来に引き続いて生じ得るし、実際多くの場合そうなのですが、知覚の内容は、既に二つの仕方によって準備されています。その第一は、過去の経験が残したもの、すなわちニューロン集成体を形成するために各感覚皮質の神経絨における結合を形成するシナプス修飾です。ニューロン集成体の各々は、過去に学習によってそのベイスン内に作られたアトラクターによって形成された優先的な空間パターン、もしくはわれわれが直観として経験するところの、カオス的過程によって創造された新たなパターンのいずれにも解放されています。ベイスンの組み合わせはアトラクター地形を形成し、新しいベイスンの夫々は、その形成に際して互いに揺さぶり合うのです。その第二は、全ての感覚皮質間で、主に内嗅皮質を介して生じる関係（協調的関係：reciprocal relations）です。プリアフェレンスに関わる径路からの随伴発射は皮質のアトラクター地形にバイアスを加え、このバイアスは辺縁系から創発されるゴールと合致するように、アトラクターのベイスンを拡張したり閉じたりすることができます。このことが細胞レベルでどのように起こるかは、還元主義者が喜んで探究するような問題です。しかし、それが実際に生じている事実であることは、意図およびプリアフェレンスを介するその派生物である注意の際に形成される局所的振幅変調パターンの計測と分析によって証明されています。

受容体は継続的に感覚皮質を興奮させ、感覚皮質は意図とは無関係に、パルス活動によって相互に興奮し合います。脳の各モジュールは、これらのパルスが内部的なダイナミクスに与える衝撃のためにいつでも不安定化します。志向的行動の統一性を説明するため、また注意散漫や予期せぬ障害の出現に際してもゴール志向性の状態が持続することを説明するためには、何らかの形式を有する大域的な協調の存在を仮定しなければなりません。私の考えでは、神経集団間の相互作用が、各半球が分かち合う大域的な振幅変調パターンを作り出すのです。これらの神経集団は高度なレベルの自律性を有しているので、同期的発射によって互いを束縛することはありません。同期的発射は、局所的な集団における個々のニューロン間においてさえ滅多に生じません。二つの半球に存在するモジュールの全集団は、脳幹、脳梁、および半球間の交連線維を介して協調しており、単一で、大域的で、ダイナミックな枠組みを形成しています。つまり、単一ニューロンをニューロン集団と関係付けるマイクロ→メゾ関係は、メゾ→マイクロ関係において辺縁系と感覚システムがマクロな脳の状態へと統合されるための前段階なのです。

大域的な振幅変調パターンは軸索のパルスと樹状突起の波の広汎な協調から構成されているので、それを検知することは、行動への影響を介して間接的に知る以外には困難です。現時点においてわれわれは、大域的な脳活動についておぼろげなイメージしか持ち合わせていませんが、この種の問題は多くの研究分野ですでにおなじみのものです。例えば、津波は沿岸地域に壊滅的な影響を及ぼし得る巨大な潮の波ですが、その広がりの割には高さが低いために、それを大洋のただ中で検知することは実際的には不可能です。経済学の分野において、マクロ経済の動きは個人においては金持ちになるとか失業することとして経験されますが、その動きが明確となるのは、経済学者が統計データを蒐集分析し、それが社会に広がっていることを証明した後のことです。一つの文化全体が革命へと崩壊していくことがありますが、何かが間違っているということに民衆の多くが気づいていないということがあり得ます。最も明敏な政治的指導者のみが、新しい機会の到来と、それを利用する手段を感知することができるのです。

大域的な振幅変調パターンの存在が、両側大脳半球にわたる電磁気的ポテンシャルの測定によって証明され、また説明された現在においてわれわれが為すべきことは、それが気づきとどのような関係を有するかを説明することです。われわれが検知できる大域的振幅修飾パターンが、気づきの生物学的土台を成していると私は考えます。脳において相互作用する神経集団の各々は、カオス的活動の新たな局所的パターンを間断なく作り出しています。各集団は、その活動を周囲に対して広汎に及ぼし、大域的な状態の軌道に影響を与えます。脳の各モジュールが及ぼす制約は、大域的な振幅変調パターンへの関与を介して他のモジュールに作用し、それら全ての自由度を減少させます。そのため、それらの内のどれか一つが他のモジュールを不安定化させたり、作用を及ぼしたりする可能性も減少します。あるモジュールが単独で、あるいはいくつかのモジュールからなる集合が運動システムを支配し、他のモジュールからの関与をほとんど受けずに行動を形成することは、まったくありそうにもないことです。私の仮説によると、気づきが果たす決定的な役割は突発的な活動を防止することにありますが、それは抑制によるのではなく、プリゴジンが述べたように、減衰に対する大域的な制約として働く持続的な相互作用によって局所のカオス的揺らぎを消去することによるのです。カオス的揺らぎから秩序が生まれますが、それはこれらの揺らぎが、志向されたベイスンへと向かっている場合に限ります。その他のカオス的な揺らぎは、秩序パラメーターが十分に強い場合には、雑音の内に継続的に織り込まれ、捨てられていくのです。

大域的なパターンに組み入れられるのは、各モジュール活動の全変動の内のごく一部に過ぎませんが、その僅かな部分が決定的な重要性を有しています。個々のニューロンが、無数の樹状突起シナプスにおけるパルスの到来に常時曝されているにもかかわらず､その一本の軸索に間欠的にパルスを送り出していることと同様に、また、一見ランダムな活動を示す何一〇〇万ものニューロンから構成される集団は、一度に一つのアトラクター・パターンしか形成することができないのと同様に、半球全体は、その無数の遷移する部分から統一が生じる際には、一度に一つの大域的な振幅変調パターンしか持続できないのです。また、ニューロンがそれらの自律性を保持しているのと同様に、局所的モジュールもそれらの自律性を保持しています。それらの活動は全体に対する緩やかな制約の下に煮詰まって行き、多くの人々が無意識の過程と呼ぶもの、またジェームズが意識のスポットライトが当たっている周辺の薄暗い部分（ペナンブラ）と呼んだものを形成します。しかし、意識はスポットライトではありません。というのは、スポットライトは光線の向きが一点に集中されていることを必要としますが、大域的な振幅変調パターンは非局所的であるからです。さらにスポットライトは、それを向けるために何か他のメカニズムを必要としますが、大域的な振幅変調パターンは自己組織的です。もし必要ならば、温度を検知し自動的に調節するサーモスタットを、より適切な機械的メタファーとして挙げることができるでしょう。

そうすると、気づきとは下位システムを統合し、全体の動きに逆行する状態遷移の可能性を最小化する広汎な出来事です。意識とは、気づきの大域的な状態の連鎖を形成していくプロセスに他なりません。それは局所的な揺らぎを消去することによって各部分のカオス的活動を制約する状態変数です。またそれは、行動が終わろうとし、知覚の学習フェーズが始まろうとする際に、行動―知覚サイクルに影響を及ぼす秩序パラメーターであり、オペレーターです。意識は、終了したばかりの行動の結果が意味へと統合され、新たな行動が形成されてはいるが未だ遂行には至っていない志向性の弧の一部に対応します。こうして意識は、意味の豊かさを育みます。意識は、意味の成熟と完成のために時間を掛けることによって早まった行動を抑制し、志向的存在が作り上げた長期にわたる計画を、熟慮された行動によって表現する可能性を増大させるのです。

このことはジェームズが一八七九年に書いたことを思い出させます。その時彼は、ダーウィニズム的自然淘汰が脳機能に対して何を含意するかという問題と取り組んでいました。彼は「われわれは自動機械（オートマトン）か？」という論文において、意識がその所有者に競争力を与えるという機能的役割を有するかという問題を提起しました。それと対立する考えは、意識とは、それを生み出すニューロン活動に影響を与えることなしに、われわれが神の存在を知り、快楽と苦痛を感じるような付随的現象であるとするものです。ジェームズは、意識とは「それ自体で制御するにはあまりに複雑になりすぎた神経系のかじ取りをするために付け加えられた器官」であると結論しました。しかしそれは、前頭葉や、扁桃体や、中脳網様体や、脳幹神経核のような脳のある部分という意味での器官ではありません。それは、より高次なレベルにおける自己組織化なのです。

われわれが脳の二つの異なる構造と取り組んでいることが、この洞察をさらに深いものとしていきます。その一つは脳の解剖学的構築であり、それは脳の働きをより深く学ぶにつれて、われわれをますます驚嘆させずにはおきません。他の一つは、脳の状態空間のダイナミックな構築です。それについてわれわれが知っていることは、化学者が生化学のダイナミクスについて、また物理学者が原子・分子の成り立ちについて知っていることに比べれば、はるかに少ないものでしかありません。階層が僅か三つのレベル（ミクロ・メゾ・マクロ）しか有さないと私は想定しましたが、より多くのレベルを付け加えるべき十分な理由が存在します。それは、ニューロンより下位においては学習の間に起こるシナプスでの生化学反応やゲノムでの読み出しであり、より上位においては、自己と環境についての気づき、特に個々の脳による意味の同化を来す社会的出会いを含む大脳半球の大域的な状態です。

意識がダイナミックなオペレーターであるとするこの考えは、情動対理性という問題についての一つの重要な洞察をもたらします。情動の度合いは前脳のニューロン集団におけるカオス的な揺らぎの強度と関係づけることができますが、それは辺縁系の制御下に脳幹神経核から放出される神経伝達物質によって統括されています。理性とは世界への高度な同化の表れであり、合理的な心に強い力を与える広汎な知識を基盤として成立する意味でもあります。意識は、理性の軌道を形成するのではありません。それは、相互作用を介してカオス的な揺らぎをならすための大域的な連関を生み出します。これらの基準に照らして考えるならば、行動は極めて情動的でありながら、厳しく制約されているということがあり得ます。無思慮・誤解・無分別・短慮・不注意・あるいは無自覚と解釈されるような行動は、ダイナミクスの言葉では、局所的揺らぎの大域的な秩序パラメーターからの逸脱、つまり、統一性、最大把握、および志向性の全体性へ向けての長期的な成長からの未成熟な逸脱と言い表すことができます。われわれが構想力に富み建設的であると思う行動は、適度に制約されたものです。情動と理性の生起・消滅は、相伴って起こることも、全く解離して起こることもあります。無分別は制約の欠如に起因するそれらの解離の一つの形であり、無感動はカオス的活動の欠如に起因するその別の形です。

ニューロダイナミクスに関わる上の分析から、自由意志についての観念が未だ不明確であることの理由を説明することができます。自由意志に基づく行動は明らかに志向的ですが、それは気づきを伴って進行しなければなりません。しかし、彼または彼女がある行動を選択した時、それに最初に気づく者が彼ら自身であるとは限りません。彼らの傍らにいてその行動を観察している人が、最初にそれに気づいて、その行動の原因的主体を行為者に帰することがよくあります。観察者と行為者が、自己組織的な脳のダイナミクスが志向的行動の源泉であることを理解しているか否かに関わらず、彼らはその行動がその行為者のものであると正しく判断するでしょう。ただし、彼あるいは彼女が、ある理由から、観察された行動は自分が意識的に意図したものではないと、控え目に、もっともらしい理由をつけて抗弁することはあり得ますが。

脳が物理法則に従う物質のシステムであるとすると、次のように変則的な（anomalous）（訳注９）事態が生じます。カリフォルニア大学（ＵＣ）バークリー校の哲学者であるドナルド・デイヴィッドソンは、次のような疑問を提出しました。「一体全体どうして、原因が一つの行動を一つの出来事へと、そして人をその無力な犠牲者としなければならないのだろうか？　それはわれわれが、少なくとも行動の領域において、原因は原因者、すなわちエージェンシーあるいはエージェントの存在を要求すると考える傾向に起因するのだろうか？そこでわれわれは次の疑問を強調する。もし私の行動がある原因によって引き起こされたものであるならば、その原因は何によって引き起こされたのだろうか？　それが私であるとする考えは、馬鹿げた無限後退に陥る他ない。それが私でないとすれば、私はその犠牲者である。しかし勿論、それとは異なる答えが存在し、それはさほど消耗的なものではない。ある種の原因は、エージェントを有していない。人の状態とその変化はエージェントを持たない原因であり、それは理性であると同時に原因でもあることから、ある出来事を自由で志向的な行動として構成する。」

彼は自らの疑問に対して、彼が「変則的一元論 anomalous monism」と呼んでいる見地から答えています。その見地は次の二つの前提を有しています。第一に、脳を含む全ての物理システムは、物理学の決定論的な因果律に従う。第二に、意味は、社会において明らかに広く共有されているから、開放系である。デイヴィッドソンは、ヒトが選択し意味づけする能力を有することは否定できないにしても変則的であると結論しています。

私の考えでは、上の二つの前提は、物理学とニューロダイナミクスの発達によって共に覆されてしまいました。第一に、彼が考えているのは直線的因果性の枠組みの内の古典物理学であり、それは点アトラクターにおいて平衡に達する閉鎖系です。死んだ脳はそうですが、生きている脳はエネルギーを補給され、老廃物と熱を自由に放出する開放系です。そのために脳は、予測不可能且つ複雑な、新たな行動へと導くカオスダイナミクスを自己組織することができるのです。第二に、意味は独我論的孤立のために閉鎖系となっている個々の脳において構築されます。意味は社会的同化の機構によってのみ開放系として現れるのであって、このことについては第7章で述べます。

つまり、脳を直線的因果性に埋没したものとして見ることが、自由意志の否定に繋がるのです。直線的因果性とは、脳が外的世界についての知識を構成していく志向的な機構の産物にほかならず、それを複雑な物質系に適用することは間違いですから、自由意志と決定論の二律背反は疑似問題に過ぎません。いかなる志向的行動も、その歴史的文脈から自由ではなく、また遺伝的・環境的決定因子によって完全に束縛されているのでもありません。アリストテレスの排中律（訳注10）の一種である「生まれか育ちか」という決定論的二律背反は、志向的存在が、それが属する社会の文脈において個人的目標を構築し追求する能力を有するという事実を捉え損ねています。一卵性双生児のように遺伝的素因が全く同一の場合においてさえ、その一人一人は各人の実現可能性を発展させるために独自の方向を選択します。選択がランダム・ノイズに過ぎないと考えることは、何の理由も無しに選択が行われると言うこととなんら変わりません。言い換えれば、直線的因果性は自由意志と普遍的決定論との決して相容れることのない対立へと導くのです。直線的因果性に立脚する限り、その対立から逃れる唯一の道は、ランダムネスという概念を導入することによって自由を否定するか、あるいは原因を社会的文脈における志向的存在による行動に関与するものに限定し、それ以外のものを否定するかのいずれかです。

要約すると、われわれ一人一人が、私秘的な孤独によって守られた脳・身体の内部における構成の流れを絶え間なく生み出す泉、すなわち意味の源です。われわれ自身の構成は、無数のニューロンを含む集団のカオスダイナミクスが生み出す神経活動パターンの豊饒さに依存しています。われわれの志向的行動は連続的に世界に向かって流れ出し、世界と、それに対するわれわれの身体の関係を変化させます。このダイナミックなシステムが、われわれ一人一人の自己（the self）なのです。われわれは世界との関わりにおいて、己の境界の内部からそれを知覚し、自分自身を同化によって変化させます。われわれの行動は、われわれ自身および他人によって、個人的目標の追求として、またゼスチュア・サイン・言葉・数字などの表象による意味の表出として知覚されます。

しかし、自己はそれ自体をどのように知覚するのでしょうか？　そこには、志向性の統一性の内で相互に結び付けられた経験の想起以上の何があるのでしょうか？　「自己への気づき」は、意識のそれとは異なるレベルの組織化を意味しています。それは人間のみに存在するレベルであり、われわれの最も近い種である類人猿には、非常に限られた程度にしか存在しません。脳状態空間における組織化の差異は、ヒトと動物の間の解剖学的な脳の組織化における差異と何らかの関係を有しているに違いありません。その探究は、過去五〇〇万年間の進化を通じてヒト脳に付け加えられた、前頭葉・側頭葉の広大な領域と辺縁系の関係における種間の差を明らかにすることから出発すべきであると思われます。

ラリー・スクワイアらによると、海馬と内嗅皮質を包み込んでいる側頭葉内側部は、ヒトが意識的に想起することができる記憶の形成に不可欠なものです。この種の学習は、そのプロセスと結果への気づきが生じず、またそれらを想起することができない行動の古典的条件付け（それが形成する記憶は「陰的 implicit」であり、そのプロセスはサブリミナルな条件付けと呼ばれている）とは明確に異なっています。辺縁系は、多感覚の収束と発散、脳幹諸核に対する制御、また時空間に関わる脳領域に対する優先的なアクセス等のために、神経活動を気づきへともたらすための主要な通路および統合の焦点として進化したと考えられます。それは時々刻々と現れる経験の統一性を媒介する大域アトラクターのベイスンへの接近を促進するように思われます。とはいえ意識と自己意識は、辺縁系であれ、前頭葉および他のいずれの部位であれ、脳のある局所的領域に宿るものではないのです。

訳　注

（1）ニューロダイナミクスにおける「過渡的状態」は、ジェームズの「意識の流れ」における「推移的部分 transitive parts」に対応する。Aという事態にBという事態が引き続くことにおけるAとBの関係を、われわれは意識の推移的部分において、「感じ feeling」として把握する。「意識の流れ」は、鳥の生活のように、飛行と停止の交代である。閉じた文章（考え）が意識の流れの「実質的部分 substantive parts」であり、次に文章が始まって閉じる前のあいまいな状態が意識の流れの「推移的部分 transitive parts」である。この推移的部分をとらえることは困難であるが、ジェームズは、そこには事物の関係を把握する［感じ feeling］とでもいうべきものが存在し、それは客観の側からいえば、事物間の客観的な関係がそこにあらわになるということであり、主観の側から言えば、意識の流れがそうした実在的な関係のそれぞれに対して、みずからの内的陰影によって対応しているということである、と述べている。フリーマンがいう「遍歴的軌道において形成される短い分節：過渡的状態 transient state」は、ジェームズの「推移的部分」についての、ダイナミクス的見地からの説明として理解することができる。

（2）原文では「neurophilosopher」であり、フリーマンはメルロ＝ポンティを、神経学と哲学の両領域をまたぐ現象学者として見ている。

（3）心理学用語としての「閉包 closure」は、不完全な形・思考・状況などが完全なものとして知覚されることを意味する。フリーマンの説明によると、それはある対象の知覚というような、一つのタスクの完成（completion）を意味する。そこには、探しているものに眼を止めるという単純なものから、顔を見分けるという複雑なもの、さらには著作を完成するとか、出版された本を手に取るとかという極めて複雑な行動までもが含まれる。

（4）メルロ＝ポンティは『眼と精神』（滝浦静雄、木田元訳、みすず書房、一九六六）のなかで、ランボー、クレー、マルシャンなどの芸術家の言葉を踏まえて次のように述べている。「一般に〈霊気を吹き込まれる inspiration〉と呼ばれているものは、文字通りに受け取られるべきである。本当に、存在の吸気（inspiration）とか呼気（expiration）とかいうものが、つまり存在そのものにおける呼吸（respiration）があるのだ。もはや何が見、何が見られているのか、何が描き、何が描かれているのかわからなくなるほど見分けにくい能動と受動とが存在のうちにはあるのである」。ここで引き合いに出されたランボーの言葉とは、彼の『見者の手紙』における次の一節である。「〈詩人〉はあらゆる感覚の、長期にわたる、大掛かりな、そして理由のある錯乱を通じてヴォワヤン（voiyant: 見者）となるのです。彼は未知のもとに到達し、そしてその時、狂乱して、おのれのさまざまな視線についての知的認識力を失ってしまった時に、はじめて彼はそれらのヴィジョンを真に見たのです」。古代ギリシアの悲劇作家であるエウリピデスが、これと同じ言葉を述べている。

（5）内側毛帯（medial lemniscus）とは、脊髄後索を上行する神経線維（主に触覚・圧覚などの識別性触覚と、位置覚・運動覚などの運動覚を視床・感覚皮質に伝達する）の、脳幹部における通路を指す。

（6）津田一郎教授は、「アマゾンの蝶の羽ばたき」というメタファーが決して大げさな比喩ではなく、地球を覆う大気の動き（ジェット・ストリームなど）におけるカオス的移流に伴う異常拡散や二次元乱流（2－D turbulence）において実際に生じ得るものであることを指摘された。それを受けてフリーマンが送ってくださったコメントを次に示す。「志向性の過程には、世界の新たな展開に即して絶え間なく変化する脳と身体が継続的に関与しています。この過程は、脳と身体の適応と順応の継続的ステップにおいて繰り返しなされる発見の一つですが、新たなステップごとに世界のあり方についての理解が深まっていくのです。それぞれのステップにおいて、大脳皮質のダイナミクスは階層化・均整化されるのですが、それをわれわれは正常な線形的行動と呼んでいます。各ステップの間で生じる瞬間的遷移においては、非常に小さな出来事が大きな変化を引き起こします。それをわれわれは、非線形的、あるいはカオス的ダイナミクスと呼んでいます。工学者は脳と身体のこのような感受性を、「ブラジルの一匹の蝶の羽ばたきがニューヨークを襲うハリケーンを引き起こす」という、気の利いたメタファーとして述べているのです。このメタファーは有用ではありますが、誤解を招く恐れがあります。特に脳に対して用いられる場合、それは些細でランダムな出来事が大きな厄介事を引き起こすという危険に脳が常時曝されていることを意味しているのではありません。逆に、カオスとは秩序を持った無秩序です。しかし、無秩序は厳重に制御されていなければなりません。一秒間に数回生じる静止状態を次の静止状態へと飛躍させるために、脳は無秩序を必要としています。仏教徒は、固定的なイメージの継起が生み出す思考のエッセンス、すなわち洞察のひらめきが、本来的に非論理的でありながら合理性を超越し、現実（リアリティー）への秩序だった実り豊かな適応を形づくるということを容易に理解することができるでしょう。世界との関わりを探索する際の、両眼のサッケードと呼ばれる飛び跳ねるような眼球運動は一見ランダムなように見えますが、それは脳活動と眼筋を誘導する心と世界の協働によって導かれているのです。

　実際、蝶のメタファーは、よく知られたカオス・システムであるローレンツ・アトラクターのイメージと直接的な関係を有しています。このアトラクターは二枚の翼によって構成されており、軌道は各翼が作る面上を回転しながら、この二枚の翼の間を予測不能な形で行ったり来たりします。その幾何学的形態は羽を広げた蝶そのものです。大脳皮質感覚野の脳波も同様な回転する軌道からなる翼を構成しますが、その翼は無数に存在し、その各々が一つの思考あるいは知覚に対応しているのです。ある翼に入るためには、突然生じて極めて短時間続く活動停止状態を経なければなりません。われわれが現在「ヌル・スパイク null spike」（Fneeman,W. J.（2009）Vortices in brain activity：Their mechanism and significance for perception. Neural Networks 22：491-501）と呼んでいるこの活動停止状態は、道が見えなくなったけれども決して失われてしまったのではないという意味において、瞬間的な「無 nothingness」と呼ぶことができます。このように「蝶」のメタファーは、思考過程の核心へと通じる一つの道を示しているのです。

（7）志向性の弧における仮説と検証の関係を指す。

（8）「relational systems of thought：思考の関係システム」という語について、フリーマンは次のような説明を追加している。「この語は、世界を、流動しながらパターンとして表れる事物として認識し、それが何であり、また何がその原因であるかを問おうとしない考え方を意味します。人は科学において「How いかに？」と問い、宗教や倫理学では「Whyなぜ?」と問います。因果律は、技術者・医師・工学者・政治家など人間の状態を改善するために行動する全ての人々が、物事が現在および将来においていかにあるべきかを判断する上で、また歴史家にとっては物事がいかにしてそうなったかを理解する上で、不可欠のものです。技術工学において因果律は本質的なものです。しかし科学において、因果律は一種のアニミズムであり、小児的な考え方でしかありません。

(9) 「anomalous」の意味についてフリーマンに尋ねたところ、以下の説明をいただいた。「デイヴィッドソンは、身体と心が統一体を作っており、そこで心的事象はすなわち物理的事象であるから、脳内の物理過程は因果律に厳密に従うと考えていました。しかし、上のような同一性を仮定したにもかかわらず、心的事象は物理法則に縛られていないので、彼は心的事象を〈anomalous 変則的、あるいは異常な〉な出来事であるとしたのです。デイヴィッドソンによれば、選択を行う神経生物学的過程は、ニュートン力学における運動法則などに従うのですが、心的事象はそれ自体の法則を有し、それは観察や推論を行い得るものとして存在するのですが、ニュートンの法則からは演繹できないものとされています。この「anomalous」という語の意味は、心的事象はそれがあるようにあるということであって、それを律する法則がなぜ、またどのようにして、そのようになったかということについての説明は一切ありません。それを彼は「法則論 Nomology」的原理と呼んでいます。彼が言う「変則的法則」とは、論理的な導出や説明ができるものではありません。それは、ただ「そうである」だけなのです。私は、「理性は原因である Reasons are causes」という彼の主張は、知識の発展になんら貢献することのない言葉遊びに過ぎないと考えています。ここにおける「因果性」の観念はアニミズムに関係する小児的な発想であって、彼の考えは、それを超えてはいないのです。

(10) 排中律(排中原理ともいう:the law of the excluded middle)は、「AはBでも非Bでもないものではない」ことを意味し、同一律(AはAである)・矛盾律(Aは非Aでない)・充足理由律(事物の存在や真なる判断はそれを根拠づける十分な理由を要求する)と共に形式論理学の基本法則の一つである。

第7章　社会における知識と意味

公共的知識は、私秘的な意味とどのように異なるのでしょうか？　全ての人間と動物は、生物学的知性のメカニズムによってそれぞれ自身の内部において孤立している、ということが私の実験的研究の結論です。そのことが志向的存在であるための不可欠な条件であることは、次の理由から明白です。われわれが共生している物質世界は、その細部において無限に豊かです。心の最大の能力をもってしても、その完全な把握には到底及びません。われわれにとって可能なのは、その小さな、しかしわれわれにとっては十分な断片を獲得することだけです。われわれはそれをそのまま取り入れるのではなく、仮説の検証を通じてそれと同化し、それと合致するように自分自身を形づくります。われわれは仮説の総和とその検証の結果のみを、意味として知り、且つ所有することができるのです。しかし他方において、人間は際立って社会的な動物です。過去五〇万年間の生物学的進化において最も明白な事実は、われわれの脳と身体の形態とダイナミクスが、社会的なコミュニケーションと相互作用によって発達し、適応を遂げてきたということです。この努力は、独我論的孤立が突き付けた挑戦に対する素晴らしい答えでした。社会的文脈における意味の表現のために発生し適応を遂げてきた生物学的機構が無かったとしたら、いかなる人間の家族的集合も、ライオンやクジラの群れ以上のものとはならなかったでしょう。この適応には、顔・喉頭・舌・舌骨・手などの発達に加えて、必要なゼスチュア・しかめ面・発語、さらには全ての大陸における洞窟や岩陰の壁に刻まれ、書字やコンピュータの先駆けとなった輝かしいシンボルやイメージを作り出し、且つ読み取るために必要な脳のシステムが含まれます。

私秘的な意味は、それが他人に表明され、意志疎通の行動として知覚され同化された場合においてのみ、公共的な知識となります。われわれの独我論的孤立と、それを超克する必要性との間の弁証法的緊張が、神経生物学と社会生物学の基盤です。脳は、それが表現や情報伝達や命令のための計算システムとして、直線的因果性の文脈において理解されるだけであれば全く意味をなしません。遺伝子・フェロモン・層別化された共同体・化学的・力学的エネルギー伝達等による情報伝達に基づいて構築された社会システムのモデル（訳注1）は、黒蟻とか白蟻に対してはある程度の妥当性を有しているでしょうが、それをヒトに適用することは馬鹿げています。多くの経済学者や政治学者は、社会生物学者によって提供されたものよりも良いモデルが必要であることに気づいています。しかし、神経生物学者は過去五〇年の間、この必要を満たすことに何ら貢献してきませんでした。私は、少なくとも社会遺伝学的決定論の、既に生命を失った手を取り除くことによって、より大きな貢献を成すことができると思っています。志向的選択が神経生物学において尊重に値するものであるとしたら、それが社会生物学においても尊重されるべきことは当然でありましょう。

孤絶した意味を保持している各個人の心は、互いに同化し合い、超越的な社会的統一体を作り上げることによって個人を高め、それにより大きな力を付与します。そのような統一体を、ある人達は好んで「集団的心」と呼んでいます。この集団的心という概念は、知識の共有と共同行動という点においてはある程度の正当性を有していますが、相互を結ぶ物質的なレベルでの基質が集団内部に存在するわけではありませんから、集団的な気づきというものは生じ得ません。私は、超感覚的知覚や量子的非局所性、あるいは人間の脳と脳との間の直接的な意志伝達を可能とする媒体などに依拠する機構を決して認めません。そのような機構は、志向性の働きが常に一方向的であるために、決して働き得ないのです。家族・種族・街中のギャング・中国人の秘密結社・教会・学会・政党・会社・経済的集団の何であれ、社会という言葉だけで十分です。これらはいずれも、羽飾り・盾・記号・トーテム・紋章・旗・イコン・ロゴ・あるいは文書のレターヘッド等々、何らかの表象を中心として組織されています。

社会的自己組織化のためのモデルは、われわれがこれまで見てきたニューロンとその集団におけるミクロ－メゾ相互作用、およびメゾスコピックな集団とマクロスコピックで大域的な振幅変調パターンの間の相互作用を社会へと拡張することによって構築することができます。個人はそれぞれのレベルにおいて自律性を保持していますが、自分が埋め込まれている環境からの制約を受け入れています。個人の自律性が損なわれると、無感情と沈滞が支配します。制約がうまくなされないと、無政府主義と無秩序がはびこります。委員会のような会合でのわれわれの体験は、その原型と呼ぶべきものです。そこでわれわれは、退屈と頑迷さと目的の対立に曝され、冗談と馬鹿笑いに憤懣を解消しながらも、意見の一致を見るまで奮闘するのです。以下、社会科学者との対話において、神経生物学者が何らか貢献するところがあるに違いないという希望を抱きながら、個人と社会のメゾ－マクロ相互関係について考察を続けることとします。

先の各章において、われわれは個人の独自な状況の表現である意味の生物学的基盤について考察しました。意味は、大脳半球全体の神経絨を協調させる振動的神経活動の大域的な振幅変調パターンの連鎖の内に発現します。脳画像で観察されるように、振動の振幅はある局所的なパッチにおいては高く他所では低いのですが、あらゆるパターン形成においてそうであるように、高い所と低い所の両方が必要なのです。いずれのパターンも脳による構築物であり、大域的な状態遷移によって始まり、かつ終わります。パターン形成は、局所的であると同時に、大域的な出来事です。その局所的細部は、以前の学習によって修飾されたシナプスの、一次感覚皮質と辺縁系と脳幹諸核を含む前脳においてパッチとして表れる局所的発射によって形成されます。これらのパッチ間、およびそれらと脳幹との間の相互作用が、循環的因果性のプロセスにおける局所的活動を作り上げると同時に、それを制約しています。いかなる時においても、この状態——個人が成長し学習するにつれて絶え間なく流動している——こそが、人が所有する意味なのです。

社会的存在としての人間は、お互いに意味を同化しあってきました。社会の各構成員が常に志向的行動と学習を通して学んでいることから、彼あるいは彼女の行動がより予見できるもの、理解できるもの、そして互恵的なものとなっていきます。われわれはこのような形の意味を、多くの人々が参加する協調的活動の手段である教育的・宗教的・軍事的団体において用いています。本章においてわれわれが明確にしようとしている私秘的意味と公共的意味との区別は、意味の発生源に関わるものであり、その内容に関わるものではありません。私秘的意味と知識を通して得られた公共的意味は、共に脳におけるパターンとして存在し、またある部分において重なり合っているので、生物学的見地においては同質のものです。しかし、われわれが生物学的洞察の総合に基づいて人間の社会的本性を理解するためには、環境に対する個人的活動が生み出す私秘的意味と、他人との相互作用によって学習された意味とを区別しなければなりません。個人における私秘的意味と同化された意味との間に明確な境界はありませんが、それらを区別することは社会的現象を分析する上で有用です。

私秘的意味が個人の過去の経験全体を包含する以上、それはどのようにして他人における意味へと同化されるのでしょうか？　個々の脳は、その身体を介して常に世界へと行動を仕掛けることによってその内部に世界を形成します。過去における成長と各人の独自の可能性とが作り上げたこの織物の豊かさと複雑さを考えれば、ある脳から他の脳へと意味を移植したり、あるいは注入したりしようとする企てはナンセンスでしかありません。各人における有機的構成の統一性を守り隔てているこの境界への侵入は、それを一時的にでも崩壊させずにはおきません。しかしその後に、学習による自律的な治癒が生じます。同化は正常な出来事です。それが為されない場合、人は硬直化し、異常な状態に陥って反復的行動を示しますが、それは精神運動発作・幻覚・トゥーレット症候群・強迫性障害・パーキンソン氏病など、動的精神異常として知られている一群の疾患を形成しています。多重性人格障害における突然で予見不可能な人格変化は、大域的なアトラクター地形が幾つかの断片へと解離した状態ですが、それも上の疾患群に含めることができます。われわれは通常、他人の行動を観察することによって集積されたエピソード記憶に、共感（empathy）を介して同化します。こうして獲得した類似性を、われわれはゼスチュアの交換・喜び・お悔み・強迫・また協調への勧誘などとして、言葉で表すことによって確認します。われわれの孤立は、プライバシーの恩恵と共に、孤独の苦しみをもたらします。大抵の人は、他人を理解し、また他人から理解されたいという強い欲求を有しています。われわれは自分を他人に似せることによって、この欲求に対処します。それが同化です。

個人と社会の関係についての二つの極端な形式が、エミール・デュルクハイムなどの文化人類学者によって提唱されています。その一方の極には、全構成員において思考と行動が緊密に一致し、私秘的な意識などありえないほど緊密に統合された社会が存在します。他方の極には、すべての個人が無政府主義に至るまで己の自律性を追求する社会があります。デュルクハイムが言う「アノミー」（訳注2）は、社会秩序の崩壊とその再構築の狭間で、個人が社会基準によって緊密には制約されていない過渡的な状況を意味しています。そこでは同化された意味が欠如しています。（このような幕間の出来事は、脳におけるカオス的状態遷移、特に、自己が存在する唯一の時期であると谷淳が信じているところの、無秩序から秩序への移り変わりにおける前兆的な揺らぎと同じ特徴を有しています)。しかし、完全な調和と完全な無秩序がある種のバランスを保つことによって、その社会構造が長期間維持されることがあります。硬直性という代価を支払う安定性は、同化された意味が高い割合を占めることによって到達されますが、予見不可能性とカオスという代償を支払う柔軟性は、私秘的意味が高い割合を占めることによって実現されます。しかし、世界における環境変化が多種多様な予見可能性と予見不能性で満たされていることから、一体化された精神の支配下で社会の進化が凍りついてしまった超安定性と、個人主義の無制限な支配による破滅的な不安定性が完全な均衡状態を維持する可能性についての探究は不毛な試みに終わるでしょう(訳注3)。

全ての志向性の弧は、脳と身体における意味の内部状態の表現です。行動は、それが他人へと志向的に向けられた時に、この内部状態の表現となります。同様な意味の状態を他人に引き起こすためには、先ず意図が存在し、次に、それが志向的行動の交互作用によってお互いに確認されなければなりません。しかし、そのことに両者が気づいている必要は全くありません。最低限必要なのは、意志疎通がうまく行った場合の共同行動の内に表出される目標志向性の状態——その結果が愛し合うことであれ、戦争を始めることであれ——です。図2では、このことが二人の人間のやりとりとして示されています。それは、人間と異なる種の間で行われる意志疎通をも含むように一般化することができます。というのは、多くの動物は交尾における求愛行動のように、それとして認めることのできる志向的ゼスチュアを示すからです。社会的動物は表情とボディ・ランゲージを用いて、同種間で内部状態と志向的行動を伝え合います。チャールズ・ダーウィンが著した『ヒトと動物における感情表現』(一八七八)では、食物や繁殖相手や隠れ場に関わる抗争において、優越と服従を示すテクニックが種を超えて驚くほど似ていることが述べられています。

ダーウィンが指摘したように、これらのゼスチュアは、生存と生殖の基本的要求を満たすために発達した姿勢・体位の調節機構および自律神経による補助的システムを、新たな目的のために用いるようになった進化的適応の産物です。体温調節のための諸々の反応、例えば震える・ハアハア息をする・顔を赤くする・毛を逆立てる――そのことによって動物は厚い毛のコートを着用することになりますが、ヒトでは鳥肌を立てるにすぎません――などは、そのための最良の手段です。しかし、準備ができたからといってそれが直ちに行動と結びつくわけではありません。動物は志向された行動を中止することも延期することもできます。そのことによって情動的ゼスチュアは、攻撃あるいは逃避の可能性を他の動物に継続的に示すためのシグナルとして用いられるようになりました。遺伝子と胎生期の発生の法則に従って決定された神経機構によってカオスアトラクターの地形が形成されますが、そこに保存されている行動についての経験に基づいて、このシグナルが相手に読み取られます。脳の大域的な状態が運動システムにおける地形の適切なベイスンに落ち着いた場合、そのアトラクターによって支配されるシグナル行動は、世代あるいは種を越えて感受されるほど安定しています。

身体の動きと摂食行動を形成する要素と同じように、シグナル行動の構造はゲノムによって制約されています。その制約を越えてゼスチュアの表現とその知覚、およびその正しい解釈を完全なものとするためには、学習と実地訓練が不可欠です。われわれはいつも、子供・子猫・子犬・その他の動物の子供たちの天真爛漫な遊びのうちにこの訓練を見出すのですが、彼ら自身はその活動の重要性に全く気づいていません。意志交換についての気づきがなくとも意志疎通は有効に成立するのですが、ゼスチュアを制御しその意味を読み取るためには学習が不可欠です。遊びの世界や想像の中の活動に浸りきった動物や子供たちが、自分たちがしていることに気づいているか否かは知ることができません。しかし成人であるわれわれは、自分自身の行動や自己に気づくことなく目標だけを意識している時に最も素晴らしいパフォーマンスができることを知っています。優れた芸術家は、その仕事が完成されるまで自己を抑制しなければならないことを良く知っています。

言うまでもなく、人間はゼスチュアの使用を遥かに超えて進歩しました。われわれは表象を作るために、あらゆる種類の材料を用いて切断し、形を作り、織り上げ、壁に絵を描き、山をも彫り刻みます。これらが表現するイメージは、賛美・恐れ・予言・性的欲求・性的満足・動物の殺害・敵のせん滅、あるいは苦痛と悩みを超越した天国を表しています。世界中の洞窟の壁に残された絵や文様は、棒を使った型押しや手形が、動物・儀式に参加する人々・雨・月の満ち欠け・収穫・また道具を表す幾何学的図形へとどのようにして進化していったかをよく示しています。シンボルは、生命・死・再生、また動物や先祖の間を移りかわる魂などを表す抽象的なものとなるにつれてより複雑化していきました。現代の考古学者や旧人類の研究者によれば、これらの芸術家の意図は、未知の力を宥めたりコントロールしたりするために、それらを理解し、意志を通じ合うことにありました。しかし現代の研究者が、彼らの協力を得てその製作物の意味を同化することは不可能です。これらの物質的表象はそれ自体何も意味を有していませんし、またかつて有したこともないのですから、既に消滅した部族の芸術家にとってそれが何を意味していたかを、現代のわれわれは想像するしかありません。トマス・アクィナスが述べたように、意味は物ではなく、心に宿っています。人工物は、人々が他の人々における意味の創造を促すために用いられる道具にすぎません。それは、未来の世代のために意味を伝える媒介でもなければ、それを保存しておく入れ物でもありません。物はデータを蓄え伝達するために用いることができますが、情報は意味ではありません。幾何学的図形は永続的ですが、それが心において有する意味は、それらの形象を作り出した先史時代の部族の人々と現代の考古学者とでは全く異なるのです。

表現技術がまず言葉へと進化し、それが話し言葉の音韻・音節・単語など、表意文字やアルファベットによる表現の発達へと移行していったことは、核エネルギー放出の制御が火の使用を一歩進めたにすぎないことと同様な意味において、比較的些細な出来事です。言語的技術は、多額の費用を要し、回復不能となるかもしれない危険な状況へとわれわれを追いこむことなしに、将来何が起こるかを見極め、行動実現のシナリオを予測し、それを実行することを可能ならしめました。言語学者と神経科学者は、言語を作り出し理解する脳のメカニズムの解明に没頭しています。その能力が地球上の全ての動物種における人間の優越性を生み出した社会組織の土台を成している以上、それは正当なことです。しかし、そのメカニズムを理解するためには、志向性の生物学的基盤を明らかにすることが必要です。ＭＩＴの言語学者であり社会活動家であるノーム・チョムスキーに追随する研究者は、様々な言語における主語—動詞—目的語の関係の「深層構造」に対する脳の行動—知覚サイクルこそを視野に入れる必要があります。というのは、言語がなぞっているのはまさに脳と身体の志向性の弧であるからです。

他人における表現のニュアンスを読み取ることは、われわれ各人の中に広がる意味の深海の表面を眺めることにすぎません。兄弟姉妹とともに育ち、あるいは他の人間と長年にわたって共に生活し働いてきたとしても、われわれは彼らとの協調的な行動の基盤を、相手についての完全な知識ではなく、信頼に置いています。信頼とは、そばに一緒に寝ている人が、翌朝あなたが目を覚ましたときにも同じ人であると信じるようなことではなく、彼あるいは彼女を、そのように見える存在として、疑念なしに受け入れることです。この信頼のおかげで、われわれは良く知っている人たちの行動を正しく予見することができるのです。彼らが行動し表現する仕方がわれわれの期待と緊密に一致するという意味において、われわれは彼らを「理解する」のです。われわれが信頼する人のパーソナリティの複雑性や、安定性や、活動性を表現する上で、イメージや言葉が乏しい力しか持っていないことを考えると、表象を用いた意志疎通が持つ内容は極めて限られたものです。それはわれわれの独我論的孤立の一つの側面ですが、それとは異なるもう一つの側面が存在します。学習プロセス自体が有する特性のために、歳をとるにつれて、また学習と経験に伴ってエピソード記憶の意味体系がより複雑なものとなるにつれて、われわれは孤立の度を深めていきます。われわれは、独自な個人的歴史を有するために、孤立したまま成長します。多くを学べば学ぶほどより専門的となり、相互理解がより困難となります。両親とその子供たちのように強い絆で結ばれた者どうしであっても、子供が仕事、大学、あるいはその交際相手のために家を出る時、われわれはお互いが他人であることに改めて気づくのです。

安定した環境における累積的学習は、幸せな家族構造の内で育てられた子供におけるように、適応の特殊化と絶対化をもたらします。この適応は、家族の一員の死のような破局的な出来事によって崩れてしまうかもしれませんが、それは本来的に予見不可能であるために、ヘッブの学習則によって対処できるものではありません。さらに、全ての哺乳動物の正常なライフ・サイクルにおいて生じる重要な出来事――子供であることから有能な成人、そして親となることのように――も、学習による適応を破壊します。このような移行は極めて身近に生じ、人間の経験に深く刻み込まれるものですから、一歩身を退いて、そのプロセスを全体的・客観的に眺めることは困難です。それは一次的および社会的愛着の対象が、両親から、新たな伴侶と自分の子供へと移ることです。この移行は、古い習慣・技能・信条を捨てて新しいものと取り換えることを意味します。言い換えれば、そこには子どもから大人への移り変わりにおける意味の志向的構造の大規模な転回が存在するのです。このような転回は、通常の学習プロセスでは説明することができません。というのは、これほど徹底的な変化は、古い意味構造の上に新しいものが成長すること以上の何かを必要としているからです。すでに存在する意味の構造を解消し、それを哺乳類の生殖における社会的絆の形成に適した新たなものと置き換えるためには、特殊な過程が必要であると思われます。私はこのプロセスを、忘却・使い過ぎによる機能停止・慣れ・使用停止・あるいは新たなシナプス連絡による上書きによるものから区別するために、「脱学習 unlearning」と呼んでいます。良い「物忘れ」は、良すぎる記憶よりずっとましなものです。多くの人々が、思い出せないことよりも忘れられないことによる精神的苦悩を味わいながら暮らしていることを、精神科医は知っています。脱学習のプロセスは、忘れることよりも許すことに近いのです。実際、老人性健忘は、多くの老年性疾患の内でも比較的性質のよいものです。ウェブスター辞典第三版において、それは次のように定義されています。「主に女性に生じる老人性痴呆の一型であり、失見当識の段階に至るまでの記憶喪失を特徴とするが、活動性・饒舌・精神の活発さ・精神の鋭敏さは十分に保持されている」。

脱学習のプロセスについての科学的探究は、イワン・パブロフの研究室において行動を根底的に変化させる技術が発見されたことから始まりました。パブロフとその同僚たちは、実験用のイヌを、過激な運動・長期にわたる過重な感覚刺激・睡眠の欠乏・正常な社会的接触からの隔離・怒りや恐怖の強い情動的状態などの高度なストレスに曝露しました。この苛酷なストレスの結果として、動物は全く無反応となり、最終的には虚脱状態に陥りました。この状態をパブロフは、抑制の度合いが脳機能を決定するという彼の理論に合わせて、「超限抑制 transmarginal inhibition」と呼びました。この虚脱状態から回復した後、イヌは以前に学習したことを全て忘れてしまっているために、新たに訓練し直すことが必要でした。しかし以前の行動パターンが全て失われていることから、以前の学習に干渉されることなしに、新しい行動の仕方を容易に教え込むことができたのです。

精神科医であるウィリアム・サーガントは、『Battle for the Mind : A Physiology of Conversion and Brain-Washing』（Ishk Book Service ; Reprint 版、1997）という本で、多くの文化において、また幾世紀にもわたって、社会的権威や公共団体が、政治的・宗教的回心を引き起こす目的のために、これと同じ技術を用いてきたと述べています。それは過去数千年にわたって、独裁者が人々を奴隷と化すために用いた技術でした。パブロフは、その技術に若干の生理学的根拠を与えたに過ぎません。しかし、こうして新たな説明を与えられたために、それは好ましくない結果を新たに生じさせました。それは「洗脳」という呼び名を与えられて、人々が内心では嫌悪している行動や態度を取るように強制する、抑圧的で醜悪な技術として利用されるようになったのです。このように洗脳を断罪することは、この技術がそれほど極端ではない、より好ましい仕方で現代社会に広まっているだけではなく、深い信頼に基づいた結合力を有する社会集団の形成に不可欠であることを考えると、一つの歴史の皮肉です。それは軍隊生活、大学の男子および女子の同窓会（それらにおける「しごき」として）、街なかのギャング、スポーツ・チーム、大会社がチーム・スピリットを叩き込むために行う訓練プログラム、法律・医学・諸科学のキャリアを志す学生に課せられる厳しい要求などにおいて用いられています。外部から「オールド・ボーイ・ネットワーク」あるいは「姉妹の結びつき」などと呼ばれている生涯にわたる結びつきは、このように強い情動的経験を分かち合った仲間たちの間で形成されるのです。

脱学習によって生じる信頼は、信頼し合う者たちの心の中で同化された意味における僅かな違いを覆い隠してしまいます。両親や兄弟姉妹から切り離された若い成人は、身体的庇護のためではなく、己の目的・意味・アイデンティティーを共同行動によって見出すために、何らかの団体に加入します。そこに、宗教的カルトや街なかのギャング団が人々を引き付ける力を持っている理由があります。伝統的な社会的権威がそれらを抑圧し解散させようと懸命に努力しているにもかかわらず、それらは繁栄し続けています。

パブロフの超限抑制は、常軌を逸した試練に人を曝すことによって、志向的構造の安定性を選択的に破壊することができることを示しています。トランス状態において、一般的知識・個人史・言語・運動的技量は短期間失われたとしてもすぐに復活します。しかし社会的態度、価値、および目標は永久に失われます。洗脳者によって社会的ガイダンスとサポートが与えられた場合、それによって新たな志向的構造の成長への道が開かれます。このような試練の基盤は、外部から加えられたストレス、あるいは思春期における脳と身体の発達的変化――それは最も重要なものです――のいずれかにあります。ほとんど全ての人間社会は、青年の成人メンバーへの変身を促す通過儀礼を持っています。人類学者が記述している部族儀礼は、何世紀にもわたって社会的・宗教的な心の転回のために用いられてきた儀礼的活動とよく似ています。それらが深く依存しているのは、数時間、あるいは昼夜の別なく数日にわたって続けられる舞踏・斉唱・手拍子・共に体を揺り動かすなどの共同活動です。参加者は、疲労と感覚の過負荷に圧倒され、しだいに超限抑制の状態へと陥っていきます。踊り疲れて倒れた舞踊者は回復するまで注意深く見守られますが、彼または彼女は時に墓場へと運ばれ、死と再生の儀式において象徴的な「生への帰還」を遂げます。新たな価値の再教育においては、社会的サポートと規制的共同行動が不可欠なのです。

これらの儀式のほとんど全てにおいて、リズミカルなドラミングと音楽が用いられます。多くの場合、それらは自己意識を喪失させ、異なる意識状態を引き起こすために用いられますが、それは本人にとっては異世界への移行であり、観察者の目には恍惚状態として映じます。数千年にもわたって、ワイン・タバコ・キノコ・チョウセンアサガオ・サボテンなどが恍惚状態を引き起こすために用いられてきました。現代社会の若者たちは、団結と連帯の感情を求めて、アンフェタミン系薬物であるエクスタシーとテクノ・ミュージックとレイブ・ダンス（rave dance）（訳注４）を合わせ用いています。音楽の役割は特に重要です。次の拍がいつ来るか、また主音を導く第七音の弱まりと消失から感じとられる曲の終結などの強い感覚は、他のいかなる言語も及ばないほど強くわれわれを捉えます。共に行動することは相互信頼の基盤であり、共通のビートへと人を引き込む上において、踊り以上に強く親密な共同行動はほとんどありません。脱学習とは、同化された意味を、協同行動を介して新たに学習することの始まりですが、多種多様の神経修飾物質がかくも普遍的に存在することから、一つあるいは複数の神経修飾物質の脳内放出がそこに関与することは確かです。これらの化学物質は、神経絨のシナプスの織物を解きほぐすように作用することによってそれまでの信念を解消させ、新しいものと置き換えるための可能性を開くものと思われます。われわれがこの過程を経験するということは、例えば、宗教的あるいは政治的な回心においてそれがもたらした光を思い出すこと、あるいは恋愛において恋する二人がともに奏でた歌を思い出すようなことです。

最近、これらの神経修飾物質を同定する上での一つの手掛かりが、生殖行動に伴う哺乳類脳が示す変化についての研究から得られました。トマス・インゼルらの行動薬理学的研究は、シナプス変化のプロセスにおいて重要な役割を果たすのがオキシトシンであることを示唆しています。この神経修飾物質の血中への放出が妊娠女性の子宮を刺激して分娩を引き起こすこと、また乳腺を刺激し乳汁分泌を引き起こすことは以前から知られていました。しかし、オキシトシンが前脳に対する直接作用を有することが最近発見されました。それは雌雄・動物種の別なく、性交時のオーガズムにおいて脳中に放出されます。インゼルと同僚たちは、二種のハタネズミの内の一種において、オキシトシンが交尾後のツガイ形成に不可欠であることを示しました。この種は平和的共存と単婚（一夫一婦）という特性を有しており、その脳はオキシトシンによって支配されています。もう一方の種においてはオキシトシンよりもバゾプレッシンが優位であり、それは相手を特定せずに交尾する（一夫多妻）、また攻撃的である等の特性を有しています。ハタネズミ、およびその他の種における母性的行動の研究から、他のほとんどのホルモン、例えば甲状腺ホルモンやエストロゲンが従前の行動を維持するために恒常的に分泌されるのに対して、オキシトシンは一過性に分泌されること、またそれが新たな行動形成の準備段階となることが明らかとなりました。

ヒツジでは、オキシトシンは母親の出産時に嗅球に分泌されますが、その作用をブロックすると、子との親密な結びつきが生じません。多くの動物における母親と子との結びつきは、主として体臭の刷り込みによって完成されますが、オキシトシンの放出は第一子の分娩では起こらず、第二子以後においてのみ起こります。このことは、オキシトシンが最初の子による嗅覚の刷り込みを消失させ、新しい子のための刷り込みを可能とする準備のために必要であることを意味しています。言い換えれば、新たな意味が形成されるためには、手続き的記憶である運動技能や、経験のエピソード記憶をあまり失うことなく、古い意味を脱学習することが不可欠なのです。脱学習プロセスの獲得は、哺乳類の生物学的・文化的進化における偉大な進歩と言うべきでしょう。

脱学習プロセスを可能とする神経メカニズムは、おそらく繁殖のために哺乳類のゲノムに埋め込まれた、子どもたちを継続的に保護する行動パターンに起因すると考えられます。母親と父親は、お互い同士と同様に、子供たちとも結びつかなければなりません。つがい形成は、出産時・授乳時・および性的覚醒と結合において生じます。これらのプロセスは、行動・経験・学習・脳身体の成熟の全てが、パートナーの個体的選択という行為を介して全ての可能性の実現に向けられるという点において、志向性の働きを顕著に示す実例です。ヒトは、成人同士および子供とのカップル形成を促すために、上と同じ神経メカニズムを有しています。私が思うに、ヒトは恍惚状態を介して脱学習する技術を発見したのですが、それは核家族や種族の範囲を超えた結びつきのために行動パターンを作りかえる技術と同じものです。その実践方法は、文化の進化を通じてより精巧なものへと作り上げられ社会に浸透しているのですが、その社会的意義に関心が持たれることはほとんど無く、その神経化学的機構も大部分未知のまま残されています。

恍惚状態や、洗脳や、レイブ・ダンス等は、成人における神経化学的プロセス—行動連環の極端な形式に過ぎませんが、社会化と、異なる文化との接触による新たな価値体系の創出は一生続くプロセスであり、それが特に顕著に生じるのは生後数日～数年間です。より穏やかな心の転回は、家族の内部において脱学習と学習が交互に繰り返されるという形で生じているに違いありません。しかし私は、脱学習は、われわれの毎日の生活においていつも生じている——それがどれほど小さなものであれ——ということを、ここで指摘したいと思います。この日常的な脱学習は睡眠中の神経修飾物質の放出によって引き起こされるのです。この考えは、睡眠時間におけるレム睡眠の割合が、学習・脱学習・再教育の高い能力を有する若年者においてより大きいという事実とよく一致します。特に若年者は、社会への十全な参加と、教育プロセスから与えられた文化的知識の贈り物の受容に際して、脱学習と学習を常時繰り返すことを必要としています。小児期を何とか生き延び、社会との接触なしに思春期を迎えた、いわゆる野生児という稀な例を除き、すべての人間は、崩壊と再生というサイクルを繰り返しながら、育てられ形成されていきます。残念なことに、これらのサイクルが引き起こされてから終了するまでの脳のダイナミクスに関わる神経化学、また、各個人の創発的な志向的経験によって方向付けられながら、最近学んだ要素的な事柄を保持し、総合し、あるいは廃棄するために選択される道筋のほとんどは未解明のまま残されています。

発達プロセスにおける失敗は、深刻で重大な結果を生じます。自閉症は、個人が家族の感情・必要・あるいは情動を理解せず、誰とも友人となることができない症候群です。その一部が、算数とか細かいことの記憶のような特殊な活動において驚くべき才能を示す「サヴァン savant」となることもありますが、同化された意味を他人と分け合うことは永久にできません。自閉症の子供たちは、ヘッブの原理に基づく学習プロセスが無制限に野放しにされた場合、どういう結果が生じるかを良く示しています。それは複雑な意味が閉じこめられた孤立した塔を作り出しますが、その意味の価値づけがなされていないために、生活の場である社会においては何の役にも立たないのです。それと反対のパターンは、ウィリアムズ症候群と呼ばれ、過剰に素直で、他人の言うことになんでも従う子供に見出されます。彼らは教育を受けたり、家庭を築いたりするなどの長期的ゴールに向かって継続的に行動を組織することができず、知り合ったばかりの人間にすぐに同化しようとする傾向を有しています。

結論として、それぞれの脳と、その働きである心は、独我論的障壁によって外部から隔離されている統一体です。ここで用いた障壁という語は、いくら近づこうとしても際限なく遠ざかっていく地平線のようなものを意味しています。脳は、他人の意味という当て布を受け付けない織物です。あなたは他人の脳に存在するクオリアや意味を直接的に経験することはできませんし、いかなる外部者も、あなたの私秘的世界に侵入することはできません。あなたは、理解するためには学習し、共感するためには脱学習しなければなりません。ジョン・ダンはこう記しました。「なんぴとも一島嶼にてはあらず。なんぴともみずからにして全きはなし。ひとはみな大陸の一塊　本土のひとひら」（訳注５）。成人に達した者は誰しも、幼児期・小児期・思春期に繰り返された激しい転回の坩堝を経験しています。人の志向性は、長い教育プロセスを通して文化に適合することによって、初めて生産的且つ効果的であるように最適化されます。そのことによって、共有された高度な知覚と理解、すなわち知識に基づいた協調的な社会的活動のための能力が開花するのです。洗脳は成人における転回の一つの形であって、中年になってから政治的・宗教的領域において直面する実存的危機に対処することに適した方法です。人は新しい社会的基準に完全に適応することはできないのですから、通常のやり方ではこのような状況にうまく対処することはできません。われわれは皆、未来に対する独自の展望を持ち、結果を予知することが不可能な行動を敢えて行う能力を、それらが実行に移されないとしても保持しています。われわれの脳は、新しい意味を次々と鋳造し、それは自己組織化が成し遂げられた場合においてのみ気づきへともたらされます。その後われわれは、こうして獲得した意味を、新しい知識を他人と分かつ手段である本・詩・映画などの表現方法を用いて公表することができます。あるいはわれわれは、尊敬・謙虚さ・怯え・あるいは怠慢などから、それを修正したり、公表を後回しにしたり、沈黙を守ることを選ぶかもしれません。しかし、それらは因果的エージェントではなく、理由や言い訳にすぎません。選択をし、その結果を受容する生物学的能力は、トマス・ジェファーソンが言ったように、「奪うことのできない unalienable」ものです。そうしたいと思ったとしても、われわれはそれを手放すことなど決してできないのです。

訳注

（1）エドワード・O・ウィルソンが創始した社会生物学を指す。ウィルソンは蟻の社会構成についての研究から得られた結果を動物社会一般に拡張して「社会生物学」という研究領域を提唱した。

（2）アノミー anomie は没価値状況と訳されるが、原語は ***a-nomos***、つまり無法状態 lawlessness である。

（3）ここで用いられている「不毛 futile」という言葉の真意についてフリーマンに問い合わせたところ、以下の補足的説明をいただいた。「日本史における浪人は、この状況を良く示す例である。彼らは主君を失い、無意味な暴力の行使へと向かったサムライ集団である。もし一つの崩壊した体制的秩序から新たな社会的秩序への移行期をカオスと呼ぶことができるならば——そう私は信じているが——、秩序と無秩序の間に「中庸 the golden mean」を見出そうとすることは、それらがアンチテーゼであるが故に、〈無駄 futile〉、または〈不可能 impossible〉な試みにすぎない。カオスは、飼いならすことも、否定することもできない荒れ狂う嵐のようなものであり、われわれはその中を何とか生延びることによって、はじめて平和と静穏に到達することができるのである」。

（4）「rave dance」とは、英国で生まれた不定期な音楽イベントやパーティーであり、ダンス音楽を一晩中流し、覚醒剤が濫用されるなどの弊害を生じたために非合法化された。

（5）ジョン・ダン（John Donne：1572-1631）は、大胆な機知と複雑な言語を駆使し、恋愛詩、宗教詩、講話を書いた英国の詩人である。代表作に『蚤』、『日の出』といった唄とソネット、「Death, be not proud. 死よ、驕るなかれ」の一節で知られる『聖なるソネット10番』や『冠』といった宗教詩があり、T・S・エリオット（フリーマンはその詩を序論の結びに引用している）らに影響を与えた。ここに引用されている「No man is an island 何人も、一孤島に非ず」という一節は、一六二三年、重病で死にかけたダンが、回復までの間、健康、痛み、病気についての書いた一連の瞑想と祈り（Devctions upon Emergent Occasions）』の一七番から採られたものである。その中には、ヘミングウェイの有名な小説の題名となった、「For whom the bell tolls 誰がために鐘は鳴る」という句も含まれている。

参考文献

関連文献

Abraham, F.D., Abraham, R.H., Shaw, C.D. & Garfinkel, A. (1990) A Visual Introduction to Dynamical Systems Theory for Psychology (Aerial, Santa Cruz, CA).

Bloom, F.E. & Lazerson, A. (1988) Brain, Mind, and Behavior (2nd edn), (Freeman, New York).

Damasio, A.R. (1994) Descartes、Error: Emotion, Reason, and the Human Brain (Putnam, New York).

Freeman, W.J. (1992) Tutorial in neurobiology: From single neurons to brain chaos. International Journal of Bifurcation and Chaos 2, 451-482.

Freeman, W.J. (1975) Mass Action in the Nervous System (Academic, New York).

Freeman, W.J. (1995) Societies of Brains. A Study in the Neroscience of Love and Hate (Lawrence Erlbaum, Mahwah, NJ).

Gloor, P. (1997) The Temporal Lobe and the Limbic System (Oxford University Press, New York).

Pert, C.B. (1997) Molecules of Emotion: Why You Feel the Way you Feel (Scribner, New York).

Sargant, W.W. (1957) Battle for the Mind (Greenwood, Westport, CT).
Thelen, E. & Smith, L.B. (1994) A Dynamic Systems Approach to the Development of Cognition and Action (MIT Press, Cambridge, MA).

本文での引用文献

Abeles, M. (1991) Corticonics: Neural Circuits of the Cerebral Cortex (Cambridge University Press).
Aquinas, St Thomas (1272) Treatise on Man. In Summa Theologica. (Translated by Fathers of the English Dominican Province; revised by Sullivan, D.J. Great Books, Vol. 19 (William Benton) (Encyclopedia Britannica, Chicago, 1952).
Baars, B.J. (1997) In the Theater of Consciousness: The Workspace of the Mind (Oxford University Press, New York).
Barrie, J.M., Freeman, W.J. & Lenhart, M. (1996) Modulation by discriminative training of spatial patterns of gamma EEG amplitude and phase in neocortex of rabbits. Journal of Neurophysiology 76, 520-539.
Basar, E. (1998) Brain Function and Oscillations (Springer, Berlin).
Bellugi, U., Lichtenberger, L., Mills, D., Balaburda, A. & Korenberg, J. R. (1999) Bridging cognition, the brain, and molecular genetics: Evidence from Williams syndrome. Trends in Neurosciences 5, 197-207.
Braitenberg, V. & Schüz, A. (1991) Anatomy of the Cortex: Statistics and Geometry (Springer, Berlin).
Bressler, S.L., Coppola, R. & Nakamura, R. (1993) Episodic multiregional cortical coherence at multiple frequencies during visual task performance. Nature 366, 153-156.
Calvin, W.H. (1996) The Cerebral Code. Thinking a Thought in the Mosaics of the Mind (MIT Press, Cambridge,

MA).
Cannon, W. (1939) The Wisdom of the Body (Norton, New York).
Clancey, W.J. (1993) Situated action: A neuropsychological interpretation response to Vera and Simon. Cognitive Science 17, 87-116.
Clark, A. (1996) Being There. Putting Brain, Body, and World Together Again (MIT Press, Cambridge, MA).
Clark, R.E. & Squire, L.R. (1998) Classical conditioning and brain systems: The role of awareness. Science 280, 77-81.
Conel, J.L. (1939-1967) The Postnatal Development of the Human Cerebral Cortex (Harvard University Press, Cambridge, MA).
Darwin, C. (1872) The Expression of Emotion in Man and Animals. (Murray, London).
Davidson, D. (1980) Actions, reasons, and causes. In Essays on Actions and Events (Clarendon, Oxford).
Dewey, J. (1914) Psychological doctrine in philosophical teaching. Journal of Philosophy 11, 505-512.
Diamond, M.C. & Hopson, J. (1998) Magic Trees of the Mind: How to Nurture Your Child、s Intelligence, Creativity, and Healthy Emotions from Birth through Adolescence (Dutton, New York).
Dumenko, V.N. (1970) Electroencephalographic investigation of cortical relationships in dogs during formation of a conditioned reflex stereotype. In Rusinov V.S. (editor) Electrophysiology of the Central Nervous System (ed. Rusinov, V.S.; translated by Haigh, B., translation editor, Doty, R.W.) 107-118. (Plenum, New York).
Freeman, W.J. (1979) Nonlinear gain mediating cortical stimulus-response relations. Biological Cybernetics 33, 237-247.
Freeman, W.J. & Schneider, W. (1982) Changes in spatial patterns of rabbit olfactory EEG with conditioning to odors. Psychophysiology 19, 44-56.

Gibson, J.J. (1979) The Ecological Approach to Visual Perception (Houghton Mifflin, Boston).

Goldstein, K. & Gelb, A. (1939) The Organism: A Holistic Approach to Biology Derived From Pathological Data in Man (American, New York).

Grossberg, S. (ed.) (1988) Neural Networks and Natural Intelligence (MIT Press, Cambridge, MA).

Haken, H. (1983) Synergetics: An Introduction (Springer, Berlin).

Hebb, D.O. (1949) The Organization of Behavior (Wiley, New York).

Hendriks-Jansen, H. (1996) Catching Ourselves in the Act: Situated Activity, Interactive Emergence, Evolution and Human Thought (MIT Press, Cambridge, MA).

Herrick, C.J. (1948) The Brain of the Tiger Salamander (University of Chicago Press).

Hume, D. (1739) Treatise on Human Nature (Noon, London).

Hunter, E. (1956) Brainwashing. The Story of Men Who Defied It (Farrar, Straus, New York).

Insel, T.R. (1992) Oxytocin: A neuropeptide for affiliation. Evidence from behavioral, receptor autoradiographic, and comparative studies. Psychoneuroendocrinology 17, 3-35.

James, W. (1879) Are we automata? Mind 4, 1-21.

Jacobs, L.F. (1994) Natural space-use patterns and hippocampal size in kangaroo rats. Brain, Behavior and Evolution 44, 125-132.

Kay, L.M. & Freeman, W.J. (1998) Bidirectional processing in the olfactory-limbic axis during olfactory behavior. Behavioral Neuroscience 112, 541-553.

Koffka, K. (1935) Principles of Gestalt Psychology (Harcourt Brace, New York).

Köhler, W. (1940) Dynamics in Psychology (Grove, New York).

Klüver, H. & Bucy, P. (1939) Preliminary analysis of functions of the temporal lobe in monkeys. Archives of Neurology and Psychiatry 42, 979-1000.

Lehmann, D., Ozaki, H. & Pal, I. (1987) EEG alpha map series: brain micro-states by space-oriented adaptive segmentation. Electroencephalography and Clinical Neurophysiology 67, 271-288.

Lesse, H. (1957) Amygdaloid electrical activity during a conditioned response. Proceedings of the 4th International Congress of EEG and Clinical Neurophysiology, Brussels, 99-100.

Libet, B. (1994) Neurophysiology of Consciousness: Selected Papers and New Essays (Birkhauser, Boston, MA).

Llinás, R. & Ribary, U. (1993) Coherent 40 Hz oscillations characterize dream state in humans. Proceedings of the National Academy of Sciences (USA) 90, 2078-2081.

Maclean, P.D. (1969) The Triune Brain (Plenum, New York).

Magoun, H.W. (1962) The Waking Brain (2nd edn) (Thomas, Springfield, IL).

Mark, V.H. & Ervin, F.R. (1970) Violence and the Brain (Harper and Row, New York).

Mark, V.H., Ervin, F.R. & Sweet, W.H. (1972) Deep temporal lobe stimulation in man. In The Neurobiology of the Amygdala (ed. Eleftherion, B.E.) 485-507 (Plenum, New York).

Merleau-Ponty, M. (1945/1962) Phenomenology of Perception (translated by Smith, C.) (Humanities, New York).

Merleau-Ponty, M. (1942/1963) The Structure of Behavior (translated by Fischer, A.L.) (Beacon, Boston, MA).

Miltner, W.H.R., Barun, C., Arnold, M., Witte, H. & Taub, E. (1999) Coherence of gamma-band EEG activity as a basis for associative learning. Nature 397, 434-436.

Müller, M.M. et al. (1996) Visually induced gamma band responses in human EEG - A link to animal studies. Experimental Brain Research 112, 96-112.

Nicolelis, M.A.L. et al. (1988) Simultaneous encoding of tactile information by three primate cortical areas. Nature Neuroscience 1, 621-630.

Narabayashi, H. (1972) Stereotaxic amygdaloidotomy. In The Neurobiology of the Amygdala (ed. Eleftherion, B.E.) 459-483. (Plenum, New York).

Nicolelis, M.A.L. et al. (1988) Simultaneous encoding of tactile information by three primate cortical areas. Nature Neuroscience 1, 621-630.

Nunez, P.L. (1995) Neocortical Dynamics and Human EEG Rhythms (Oxford University Press, New York).

O'Keefe, J. & Nadel, L. (1978) The Hippocampus as a Cognitive Map (Clarendon, Oxford).

Panksepp, J. (1998) Affective Neuroscience: The Foundations of Human and Animal Emotions (Oxford University Press).

Pedersen, C.A., Caldwell, J.D., Jirikowski, G.F. & Insel, T.R. (1992) Oxytocin in maternal, sexual, and social behaviors. Annals of the New York Academy of Sciences 652, xi.

Penrose, R. (1994) Shadows of the Mind (Oxford University Press).

Piaget, J. (1930) The Child、s Conception of Physical Causality (Harcourt Brace, New York).

Pribram, K. (1971) Languages of the Brain: Experimental Paradoxes and Principles in Neuropsychology (Prentice-Hall, Englewood Cliffs, NJ).

Prigogine, I. (1980) From Being to Becoming: Time and Complexity in the Physical Sciences (Freeman, San Francisco).

Reynolds, S. (1998) Generation Ecstasy. Into the World of Techno and Rave Culture (Little, Brown, New York).

Rodriguez, E. et al. (1999) Perception's shadow: Long-distance synchronization of human brain activity. Nature 397,

430-433.

Roland, P.E. (1993) Brain Activation (Wiley-Liss, New York).

Sheer, D.E. (1989) Sensory and cognitive 40-Hz event-related potentials: Behavioral correlates, brain function, and clinical application. In Brain Dynamics (eds Basar, E. & Bullock, T.H.) 339-374. (Springer, Berlin).

Singer, W. & Gray, C.M. (1995) Visual feature integration and the temporal correlation hypothesis. Annual Review of Neuroscience 18, 555-586.

Smart, A. et al. Spatio-temporal analysis of multi-electrode cortical EEG of awake rabbit. Society for Neuroscience Abstracts 189, 13.

Smart, A. et al. (1997) Spatio-temporal analysis of multi-electrode cortical EEG of awake rabbit. Abstract, Society for Neuroscience, 189. 13.

Tallon-Baudry, C., Bertrand, O., Delpuech, C. & Pernier, J. (1996) Stimulus-specificity of phase-locked and non phase-locked 40-Hz visual responses in human. Journal of Neuroscience 16, 4240-4249.

Tallon-Baudry, C., Bertrand, O., Peronnet, F. & Pernier, J. (1998) Induced gamma-band activity during the delay of a visual short-term memory task in humans. Journal of Neuroscience 18, 4244-4254.

Tani, J. (1998) An interpretation of the 'self' from the dynamical systems perspective: A constructivist approach. Journal of Consciousness Studies 5, 516-542.

Taylor, J.G. (1997) Neural networks for consciousness. Neural Networks 10, 1207-1225.

Tolman, E.C. (1948) Cognitive maps in rats and men. Psychological Review 55, 189-208.

Tsuda, I. (1991) Chaotic itinerancy as a dynamical basis of hermeneutics in brain and mind. World Futures 32, 167-184.

Watts, D.J. & Strogatz, S.H. (1998) Collective dynamics of 'small world' networks. Nature 394, 440-442.

訳者あとがき

1. 著者について

ウォルター・J・フリーマンは、脳と心の働きを、カオス理論（複雑系理論）に立脚して解明することを目指し、長年にわたって独創的な研究を続けてきた稀有なる脳研究者である。専門的な著作としては、『Neurodynamics : An Exploration in Mesoscopic Brain Dynamics』（1）が挙げられるが、それは高度な数学的知識なしには理解できるものではない。一九九五年に出版された『Societies of Brains』（2）という本は、彼がアムステルダム大学のスピノザ・レクチュアに招かれて行った講演をまとめたものであり、科学文献のみならず、哲学・文学領域からの引用を多く含む興味深い著作であるが、どちらかと言えば研究者向きである。本書は内容的にはそれとほぼ同じであるが、一般読者向きに読みやすく仕上げられている。思考の流れが妨げられないようにとの配慮から文献は全く引用されていないが、構成と文章がさらに彫琢され、彼の五〇年以上にわたる研究と思索の集大成と呼ぶにふさわしい内容となっている。脳と身体のダイナミクスは、数式に頼ることなしに言葉で記述することができるという彼の科学的信念と、プラグマティストとしての哲学的信念が本書において見事に融合していることが、他に例を見ない本書の特徴である。彼の一般向けの著書は本書のみであり、それも七三歳に至ってようやく出版されたという事実に、彼が本書に籠めた熱い思いを汲みとることができよう。

次に示す「略歴」と「科学研究の経過」は、フリーマンが送って下さったものであり、その人となりと主張が明確に述べられている。そこに示されているように、彼はいくつもの有名大学で数学・電子工学・哲学・医学・精神医学・生理学を次々に学んだルネサンス的万能の天才である。これらの学問領域のどれか一つにどれほど通暁していたとしても、それのみに基づいて脳と心について論じることは、針の穴から天を覗くに等しい。昨今巷に溢れている脳についての解説書が、結局は新奇な脳科学的知識の断片的な解説に過ぎないのに比して、本書の内容はよりはるかに包括的であり、且つ深遠である。

略歴

ウォルター・J・フリーマン（Walter J. Freeman）は、MITで物理学と数学を、第二次世界大戦中は海軍で電子工学を、シカゴ大学で哲学を、イェール大学で医学を、ジョンズ・ホプキンス病院で内科学を、またUCLAで神経精神医学を学んだ。彼は一九五九年以来今日に至るまで、カリフォルニア大学・バークリー校の神経生物学教授として研究と教育に従事している。彼は一九五四年にM.D. *cum laude* の称号を得、一九六四年にはSociety of Biological Psychiatry のBennett Awardを、一九六五年にはGuggenheim賞を、一九九〇年にはNIMH のMERIT Awardを、一九九二年にはNeural Networks Council of the IEEEのPioneer Awardを、二〇〇二年にはPremier Awards Council of the IEEEを、二〇〇三年にはPremió Calabria, Universitá Mediterraneo, Reggio Calabria を、二〇〇五年にはHelmholtz Lifetime Achievement Award from the International Neural Network Society を授与されている。彼は一九九四年に、International Neural Network Society のプレジデントとなり、IEEE（The Institute of Electrical and Electronics Engineers, Inc：通称米国電気電子学会）の終身フェローとなった。彼は四五〇編以上の論文と、次の四冊の本の著者である。『Mass Action in the Nervous System, 1975』（3）、『Societies of Brains, 1995』（2）、『Neurodynamics,2000』（1）、『How Brain Make Up Their Minds, 2001』（4）。

科学研究の経過

ウォルター・J・フリーマン（Walter J. Freeman III）は一九二七年、科学研究の成果を人類の福祉増進のために利用することを家訓とする、四代にわたる医学者の家系に生まれた。彼の科学的業績は大脳生理学の黎明期における基礎づけに始まり、神経集団活動の数学的生体物理学の包括的総合へと向かった。彼の生涯にわたる仕事を基礎づけることとなった一九七五年の著書『Mass Action in the Nervous System』（3）は極めて高く評価されている。それに引き続く二〇年間は、始めは動物における、後にはヒトにおける知覚のニューロダイナミクスについての詳細な記述を発展させることに費やされた。彼の脳理論から導かれた独創的な実験方法によって、知覚は感覚情報の変換ではないという推論が得られた。それは脳における自己組織的なカオスを介する意味の積極的な創造である。ヒトと動物は、それぞれ新たな情報を取り出された記憶に組み入れることによって意味を創造するという脳活動のユニークなパターンを持っている。この驚くべき発見について述べた彼の一九八七年（5）と一九九一年（6）の総説は大きな影響力を及ぼし、広く引用されている。

彼はこの発見に基づいて、それまでの彼の理論と実験の基盤であったプラトン的・デカルト的教義を放棄したが、彼の同僚の大半はまだそれから離れられないでいる。その代わりとなるような、知覚と神経活動との相関に関わる新しいデータを解釈するための形而上学的基盤の追求によって、彼は志向性という中心概念に到達した。それはトマス・アクィナスによって最初に公式化され、後に非フッサール的・非表象的現象学を発展させたハイデガーとメルロ＝ポンティによって精緻に構築されたものである。彼はバークリー校の同僚であるヒューバート・ドレイファスとともに哲学の講義を担当し、彼の生物物理学的発見が個人と社会の自由の根底を成す志向性に対して有する哲学的意義を探求した。

フリーマンは、教壇を退いた後も技術者・物理学者・数学者・心理学者・哲学者・神学者等の協力の下に、脳が身体の世界に対する志向的活動を介して意味を創造するニューロダイナミクスをより詳細に明らかにすることと、そのモデル化に取り組んでいる。八四歳となった現在においても、フリーマンは自らの発見を掘り下げ、拡大し、そして説明する仕事を続けている。その一つは、全ての創造的活動に先行して破壊的活動が生じなければならないということである。彼はすでに、カオス的脳波の微小な渦巻きが不用な情報を破壊することによって創造的な思考プロセスを生み出すことを示す、ドラマチックな画像的証拠を得ている（7）。

この自己紹介文に述べられているように、フリーマンの思想はアリストテレスやトマス・アクィナスの流れを引き継いでいるが、それゆえにプラトン的伝統を墨守する認知主義および唯物論と鋭く対立している。

二五〇〇年以上も前のプラトンとアリストテレスの形而上学的対立が、現代においてなぜ復活し、真剣に議論されているのか不思議に思われる読者もいるであろうが、この問題は人工知能・認知科学の発達とその行き詰まりから必然的に生じたものである。人間と世界・宇宙についての哲学的考察は、おそらく人間が考えることを始めて以来、現在まで連綿と続けられてきたものであり、その歴史は実体の存在論と過程の存在論という二つの大きな流れに分けることができる（8）。それらの対立が、現代における脳と心の関係についての議論、すなわち心脳論へと収斂してきたのである。カオス理論を土台とするフリーマンの脳理論は、これら二つの流れ、すなわち二元論対一元論、唯物論対唯心論、認識論対存在論、あるいは直接知覚論対間接知覚論という哲学的対立を乗り越えた、真に包括的な一元論の確立を目指し、またそれを可能ならしめるものであると考えられる。

2. 本書の目的について

本書では著者と唯物論者および認知主義者の主張が比較されているが、それはフリーマンが長年にわたって彼らと議論を戦わせてきた経験と、真理は唯一絶対的なものではないとするプラグマティストとしての信条を反映したものである。一方、フリーマンの学説の土台をなすプリゴジンの散逸系理論についての解説は、本書では全くなされていない。そこまで知りたい人は、専門書を読んでほしいということなのであろう（彼が行った数学的解析は、インターネットで公開されている）。したがって、本書をよく理解するためには複雑系や自己組織性についての一応の知識が不可欠であるが、そのための参考書としては門脇俊介らの『ハイデガーと認知科学』（9）、プリゴジン／スタンジェールの『混沌からの秩序』（10）、グリックの『カオス』（11）、カウフマン Kauffman S の『自己組織化と進化の論理』(12)、都甲潔らの『自己組織化とは何か』(13)、蔵本由紀の『新しい自然学』(14)などが好適と思われる。津田一郎の『ダイナミックな脳』(15)では、脳機能のカオス理論的解釈の現況が、海馬の働きを中心としてコンパクトに述べられている。複雑系理論に立脚した生命論としては、金子邦彦の近著『生命とは何か』(16)が出色であろう。なお、フリーマンの同僚であるドレイファスの主著『世界内存在』の訳書(17)がすでに産業図書から出版されている。また現象学の入門書としては、木田元の『現象学』(18)や『ハイデガー「存在と時間」の構築』(19)をお勧めしたい。

フリーマンは訳者との文通において、本書の目的を次のように語っている。「私は、脳科学者が人間の本性について語ることに深い興味を抱いている心の広い人達が全ての学問分野に存在するに違いないという確信に基づいて、哲学者・神学者・精神科医・技術者・物理学者・数学者・および全ての分野の知識人に向けて本書を著しました。勿論、この相互理解は、科学の複雑さと文化的・言語的な違いという高い壁によって妨げられているのではありますが」。

すなわち本書の主な目的は彼の脳理論を専門的な見地から解説することではなく(専門分野においてはすでに多数の論文と数冊の著書がある)、それに基づいて彼が「人間の心 the human mind」というものをどのように理解しているかを示すことにある。本書は、彼が生涯にわたって積み上げてきた実証的研究と哲学的思索の集大成であるが、それらがあまりにも緊密に一体化しているために、読者がそれを十分に理解すること、すなわちそれを諸々の構成要素にまで分解し、自分の頭の中で再構成することは決して容易ではない。そこで訳者はフリーマンに、日本の読者のために本書の哲学的背景を中心とする「序論」の執筆をお願いした。それに応えて書いて下さった「序論」は、この名著に錦上花を添えるものであり、本書を貫くモティーフが「自己とは何か、人間とは何か」という問題であることを、読者は容易に感得されるに違いない。それはまた、老境に達して自らの人生を振り返り、それを人類の知性の歴史のうちに正しく位置づけることができるような広遠な知識と強靭な思考力・精神力を併せ持つ人のみがよくなし得る業である。

翻訳の際に突き当たった数々の疑問について、訳者はフリーマンにメールで直接質問することを許され、そのたびに懇切丁寧なご返事をいただいた。このメール交換は相当な量に達したが、それは「日本語版への序論」とともに、本書の内容のより深い理解に資するものであるために、そのほとんどを本文の訳者注の内に収録することとした。また「序論」で述べられているように、本書に示された彼の思想は、仏教思想との強い親和性を有している。彼の思想の背景を成すハイデガーの哲学、現象主義哲学、およびプラグマティズムが、その根底において仏教哲学との深い歴史的繋がりを有することはすでに多くの識者が指摘しているところである。訳者が禅の『十牛図』をお送りしたところ、フリーマンは大変喜ばれて感想を書き送って下さった。そのコメントはかなり詳細なものであるが、本書とは直接の関係を有さないことから、本人のご意向により本書からは割愛した。その一方で、禅における悟りのシンボルである「丸」を本書の表紙絵にしたいという訳者の提案は、快く了承された。つまりフリーマンは、自分の考えが思想的・哲学的な意味において仏教思想に近いことを認めている。そのことは人類の思想、文化、また脳科学の歴史において重要な意味を有すると思われるので、以下に若干の考察を加えることとしたい。

3. フリーマン理論と仏教思想との関係について

「オートポイエーシス理論」で名をはせたヴァレラの著書『身体化された心――仏教思想からのエナクティブ・アプローチ』(20)では、「覚・三昧」を中心とする仏教思想を核とし、認知を「身体化された心 The

「Embodied Mind」の働きとして捉える新たな理論が提唱されている。その中でヴァレラは、エナクティブ・アプローチに最も近い神経生理学者としてフリーマンの名を挙げているが、それは彼がフリーマンの思想に仏教との強い親和性を認めたからにほかならない。さらに、フリーマンがその理論の土台としている現象主義哲学が仏教思想との緊密な構造的・内容的連関を有することは、国内外の研究者によって広く認められている(21、22、23)。したがって、フリーマンの思想と仏教思想に多くの共通点が存在することに何ら怪しむべき点はない。

序論で述べられているように、フリーマンが強い影響を受けたというトマス・アクィナスは、身体と魂をいかなる形の通過をも許さない境界もしくは外包を有する神聖な統一体として考えた。この考えに依拠してフリーマンは、脳がその「志向性」によって身体を世界へと向かわせ、その内部で想像し、それから期待される結果を感覚によって検証し、新しく得られた結果が示す食い違いにその身体を適合させ、外部に存在する物が何であるかを理性によって推測し、新しく得られた知識を保存することにおいて自らを作り変えながら、先行的に形を探索していくとする独自の脳理論を構築した。このプロセスをメルロ＝ポンティは「志向性の弧 intentional arc」と呼んでいるが、フリーマンはそれに「行動―知覚サイクル action-perception cycle」という新たな名称を与えた。

トマス・アクィナスは、このような人間の認知・思考・行動のあり方を、テントの内部に閉じ込められた人間が常にその隔壁を介して外界の状態を探索する様子に喩えている。その隔壁とはすなわち感覚であり、われわれはそれを通じてのみ外界・対象を想像し、また認知し得るのである。このようなアクィナスの考え、「知覚するということは、身体を介して自己を何ものかに向かわせることである」とするメルロ＝ポンティの考え、および「脳の内部で作り出されたものが、われわれが知ることのできるすべてなのです」とするフリーマンの考えは、訳者が知る限りにおいて、「識」(仏教では一般に眼・耳・鼻・舌・心・意の六識を指すが、唯識ではそれにマナ識とアラヤ識を付け加え、八識とする)のみが存在するとするヨガ行派(Yogācāra Buddhism)の唯識思想(英語ではPerception Only、またはMind – Only School)とその基本的発想において共通している。大乗仏教における唯識思想は、四〜五世紀ころの北西インドにおいて、無着(アサンガ)とその弟である世親(ヴァスバンドゥー)によって完成された。フリーマンが序論で述べているように、仏教思想および古代オリエントの思想がイタリアに渡来したのは中世初期であり、アクィナスもそれから直接的・間接的な影響を受けた筈である。それがどの程度のものであったかは想像の域を出ないとしても、本書に示されたフリーマンの思想には、訳者が今までに知り得た限りにおいて、唯識思想との多くの共通点が見出される(24、25、26)。この問題がより深い検討を要することは明らかであるが、読者の注意を喚起する意味で、訳者がこれまでに気づいた点をいくつか取り上げて考察する。

(1)人間と世界の全体を、ニューロダイナミクスでは「関係性 relationality」として、一方、大乗仏教および唯識では「空」として捉える。それらの概念は共に「相互依存性 interdependency」(仏教では「縁起」、唯識では「依他起性」とも呼ぶ)という基本的認識、すなわち「循環的因果関係」の認識に立脚している(21、22、26)。人類の文化が始まって以来、四季の移り変わりや天体の運動、さらには死と再生が示す循環性は、世界中のあらゆる文化・宗教において「円環」に象徴されてきた。それはおそらくは古代シュメール(あるいはそれ以前)において発生し、民族移動と共に世界中に広まりながら様々に変貌していったシンボルである(27)。単純な「円環」は、「ウロボロス *ouroboros*——古代ギリシア語で、自らの尾を飲み込む蛇・あるいは龍を意味する」というイメージへと発展したことによって、循環性(永劫回帰)、永続性(永遠・円運動・死と再生・破壊と創造)、太母(*Magna mater*)としての生産性と始原性(宇宙の根源)、無限性(不老不死)、完全性(全知全能）等の高度な抽象観念を象徴するものとなった(28)。ウロボロスは古代インドにおいても重要な象徴であり、それがブッダの「十二縁起」において最高度に深化・発展させられたのである。禅僧が一筆書きで描く「円・丸」は、頭と尾が見分けられる点においてウロボロスとしての性格を強く保持しているが、それは縁起と同時に、最高度に完成された知恵（円相実性・大円鏡智）の象徴である。十牛図・第八図の円も同じものであるが、上田閑照氏(23)によれば、それを現象学における「志向性の環」として解釈することも十分に可能なので、フリーマンの脳理論と古代オリエント思想、特に仏教思想との親和性を示すものとして表紙絵に用いたわけである（なお、この「丸」は五〇年ほど前にある禅の高僧が描いたものであり、所有者の許可を得て訳者が複製した）。つまりフリーマン理論は、唯識との親近性を有するというだけではなく、人類がその文化の始まりにおいて獲得し、その後も連綿として発展させ続けてきた「円・ウロボロス」に象徴される「循環的因果性」という観念を、現代における脳科学とカオス理論によってさらに発展させたものであると言うことができよう。

（2）フリーマンは、人間のすべての思考・行動が志向性（intentionality）に依拠し、脳・身体に埋め込まれた歴史・文化・社会および個人史・個体発生・系統発生等がその発生源であると考えている。それは、ヴァレラが唯識における「アラヤ識」という概念に基づいて提唱した「身体化された心 embodied mind」という概念にほかならない。フリーマンが序論で述べた「神経活動のこの唯一の根源は、子宮の内部で、胎児がその最初の志向性の発現として無目的に手足を動かすことにおいて、初めてその姿を表します」という言葉は、ブッダが説いた十二縁起（「無明→行→識→名色→六処→触→受→愛→取→有→生→老死」という因果的連関であり、最後の「老死」が再び「無明」に繋がることにより、循環的な因果性が完成される）の胎生的解釈と合致する。つまり人間の生死は、胎児におけると同様に先ず「無明」（無知）から始まり、それが胎児の発達におけると同様に「行」（形成力・志向性）→「識」（神経活動）を経て、老死に至る諸縁起を次々に引き起こすのである。

（3）フリーマンは因果性の観念に関して、「原因は外部世界に存在するのではなく、われわれのすべての知識を生み出す志向性のメカニズムの内に起源を有する」と述べている。十二縁起において「六処—感覚器官とその作用」の働きから生じる「触」は、外界の認識対象・「境」と感覚器官・「根」と認識作用・「識」の三者が結合するところに生じる心作用であり、それはすべての心的活動を生ぜしめる力である(25)から、フリーマンが言うところの「同化」のプロセスに該当する。つまり十二縁起とは、われわれの心と身体を形成する五蘊・十二処・十八界の内部で生じる閉じたサイクルであり、哲学的にはフリーマン理論と同じ「独我論的認識論」である。十二縁起において各縁起間の因果性は一方向的・直線的なものではなく、相互依存的・循環的である。つまり、それは「思考の関係システム The relational system of thoughts」であることによって「空」であり(29)、そこにフリーマン理論との最大の一致点が存在するのである。

（4）序論においてフリーマンは、「脳ダイナミクス研究を通じての私の願いは、脳のダイナミクスについてのより深い理解を得ることによって、誰しもが自己の能力を最大限に発揮することができるようになることです」と述べている。このような彼の考えは、「業・カルマ」という決定論がもたらす「苦」から脱却するためには「事実をありのままに知ること—如実知見」が不可欠であるとする仏教的救済論と重なり合う。アクィナスの哲学におけると同様、フリーマン理論においても仏教においても、人間の「救済——幸福、あるいは福祉と言ってもよい」を可能ならしめるのは「意識」における「知恵」である。唯識では、この究極的な認識が得られていない迷いの境地を「遍計所執性」、それが得られた悟りの境地を「円成実性」と呼ぶ。

（5）フリーマン理論において、action-perception cycleによる大域的振幅修飾パターンの形成は、脳全体の状態遷移の度に中断し、大脳皮質は彼が「ヌル・スパイク」と呼ぶ一過性の活動停止状態（皮質ニューロンの背景活動は持続している）に陥る。第6章の訳注1および6で述べたように、それは大脳皮質活動における状態空間の遍歴的軌道において生じる短い分節――過渡的状態――であり、ウィリアム・ジェームズが言う意識の流れの「推移的部分 transitory parts」に対応する。フリーマンはそれが「瞬間的な無―nothingness―ゼロ」であり、そこに志向性と意味の全体性と新たな思考・創造の源があると考えている(7)。この考えは十牛図・第八図「人牛倶忘」の「丸―ゼロ」が象徴するところ(23)とぴったり重なり合う。フリーマンは、そのことを直感的に読み取ったが故に、その図を本書の表紙絵とすることに合意したのであろう。一方、意識が刹那的な断滅を繰り返すこと(「刹那生滅」という)は、仏教の主要な教義である。特にヨガ行派は、意識の流れにおける過去・現在・未来の内、存在するのは現在における刹那生滅の瞬間のみであり、まさにそこにおいて、心と身体に蓄積した過去のカルマ(業)を基にした新たな心の働きが未来を生み出すとしている。つまり、現在の「滅」と同時に、未来が現在化するのである(30)。「ヌル・スパイク」における大局的な状態遷移は一秒間に数回程度生じるが、一方唯識において、「刹那生滅」は一秒間に七回生じるとされている(22)。これは一見驚くべき一致であるが、それはわれわれの思考のあり方を、一方では神経活動のモニターリングによって、他方では内省によって見出しただけのことであって、格別不思議なことではない。さらに、仏教思想における「無」あるいは「空」という観念を、フリーマン理論に基づいて解釈することは十分に可能であり、また知的好奇心を刺激するテーマであるが、それについての考察は本書の範囲を超えるので省略する。

(6) フリーマンは序論の最後に、「われわれは、もしそのように意図しさえすれば、他人がわれわれのためにそうすることができると同様に、われわれ自身の性格を形づくることができるのだ」というジョン・スチュアート・ミルの言葉を引いて、個人の意識の持ち方によって、その脳の全体的・統合的な働きである人格が変化することを認めている。一方、正しい意識の持ち方によって、人格を根底から改善することができるということは、唯識における主要な教義の一つである。眼識からマナ識までの七識が生起し、識活動を行ったそのことが、同時に存在している意識下の第八識、すなわちアラヤ識に染み付けられることを、唯識では「薫習」という(25、30)。つまり、フリーマン理論と唯識(仏教全体に通じる)は共に、苦しむ者・病める者の治療・救済――広い意味では人間の幸福の追求――において意識・知性が決定的な役割を果たすことを強調している。両者をこのように結び付けているのがトマス・アクィナスの哲学(人間論)であることは、ここまでに述べたところから明らかであろう。

(7) ブッダ、およびその後継者の内でもヨガ行派は、その教義さえも衆生救済のための「方便」であるとし、絶対的なものとは見なしていない。それはフリーマンが掲げるプラグマティズムの精神と合致する。

以上に述べたように、フリーマンの脳理論は、脳科学に新たな進歩をもたらしたということ以上に、「人間とは何か?」という問題に関する東西古来の思想の延長線上にあるという点において、大きな文化史的意義を有する。アクィナスの人間論、現象学に基づいたフリーマン理論、さらに唯識思想はすべて、「すべての現象は唯だ識、すなわち心である」とする唯心論であり、それは外界の存在を否定する「形而上学的唯心論」ではなく、「認識論的独我論」と呼ぶべきものである。「心」が「脳」において生じることは確かであるから、それを「唯脳論」(31)と言いかえることも可能であるが、その言葉は唯物論的―機械論的な響きを持つので、この場合に用いることは不適当であろう。

フリーマンが目指したのは、アクィナスの人間論と現代脳科学を、両者を損なうことなしに結びつけることであり、それは意図せずして、仏教・唯識への接近という結果をもたらすこととなった。フリーマンの原著の表紙には、一脚の椅子と、それが逆さま(upside-down)に置かれた椅子を並べた写真が載せられており、それは脳科学的常識の転倒(コペルニクス的転回)を意味していると思われる。しかしその「転倒」とは、近代以降における西欧文化の圏内においてのみ言い得ることである。人類文化思想史という広い観点から見るならば、フリーマン理論は、人類がその発生以来守り育ててきた叡智への回帰とその現代的発展にほかならないのである。

4. フリーマンとプラグマティズム

プラグマティズムは、フリーマン理論と仏教を繋ぐ一つの重要な絆である。それについてより深く知りたいという訳者の希望に応じて、フリーマンはルイ・メナンド著の「The Metaphysical Club. A Story of Ideas In America」(32)という本を送って下さった。それは、アメリカのプラグマティズムがどのような人々によって、どのような社会的・思想的・文化的背景において誕生し発展してきたかを詳細に述べた歴史書であり、ピュリッツアー賞に輝く名著である。メナンドは本文の末尾において、次のような問題を提起している。「プラグマティズムは、利益の追求を当然のこととして認めながらも、それを追究する価値があるか否かを、その行為が引き起こした結果とは別に判断する方法を示していない。われわれは欲求に基づいて信念を形成する。しかしわれわれは、どこからその欲求を得るのだろう？（中略）プラグマティズムは観念について全てを説明する。人間がある観念のためには死ぬことさえも厭わない理由を除いては」。

フリーマンはその脳理論において、志向性・欲求が脳において発生し、形成され、行動として発現するメカニズムを明らかにした。こうして形成されたヒトの志向的行動は歴史的文脈から自由ではなく、遺伝的・環境的決定因子によって完全に束縛されているのでもない。しかし、このような脳についての科学的理解は、それがどのようなものであったとしても、直ちに人間の生き方についての指針となるわけではない。そのためには何らかの哲学、宗教、あるいは常識に基づく解釈が不可欠なのであって、そこで彼が全面的に依拠しているのがプラグマティズムである。全ての科学理論がそうであるように、彼の脳理論は徹底したプラグマティズムに基づいて築かれている。「われわれはどこから欲求を得るのか」という問題に関して、フリーマンはそれが脳（自然・身体）と社会と歴史が形成する巨大な複雑系の営みの内から個人の脳において形成されるという答えを、本書においてすでに示している。しかし、プラグマティズムは欲求を追求する「価値」を決定することができないというメナンドの指摘がもし正しいとすれば、フリーマンの脳理論は人間の生き方に関する「価値」あるいは「意味」を示すものとなり得ないのではないだろうか？ さらに、もしそれが可能であるとするならば、その考えは、現代思想において今なお強い影響力を保持しているマックス・ウェーバーの「価値自由 Wert Freiheit」という概念、すなわち科学的認識と倫理的価値判断を混淆してはならないとする主張（33）と真っ向から対立するのではないだろうか？ このような疑問をフリーマンにぶつけたところ、次に示す率直且つ真摯なご返答をいただいた。

「その強さと限界の両方に関して、アメリカン・マインドとプラグマティズムの核心を衝いているあなたの質問に喜んでお答えします。プラグマティズムの本質的な機能は、その名称が示すように、複数の価値と目的を有する異なる集団の間に協調を見出し、それを促進することにあります。そのことによって、できるだけ多数の個人が、自由に選択できるような目的を見出すことができるのです。この協調は、理想や、象徴や、しきたりや、儀式などの違いについての寛容さを必要とします。この企てに参加する者は、敵意を棚上げにし、疑惑を鎮め、不同意に同意し、恐怖と嫌悪の感情を抑え、ある共通項にできるだけ近い、低いレベルのイデオロギー的内容で妥協することを了承するのです。だれもが、価値の幾分かを得たり、失ったりします。ここで支配しているのは理性です。理性的な対話と議論が、対立する利益の調整を可能とするのです。敵同士であっても、相互の利益を認めることによって、トレード・オフが成り立ちます。個人が異なる欲求を持つ以上、なすべきことは、それらを調和的に満足させるよう取り計らうことです。

このような生活・思考様式を初めて採用したのは、アメリカ人ではありません。それは歴史を通じて存在する貿易商、商人、ビジネスマン、世界を旅する人達、また新たな市場の開発者などです。彼らが生み出した富が、創造的な心の表現である科学と芸術の興隆を支えたのです。古代国家フェニキアは、全ての交渉相手が利益を得ることを平和的に追求するような技術社会の一つの典型を示しています。日本の貿易商や商店主も、この伝統の一端を分かちもっています。この心の合理的な枠組みが、科学と高度な文化の下部構造です。それは時に金儲けとして蔑まれることもありますが、実際のところ、富こそが科学的発見と深い哲学と高遠なる芸術の母なのです。アメリカ人がやったことは、形而上学、現象学、またそれに関連する哲学分野について専門的な訓練を受けた者でなくとも、全ての国民・市民が自分のものとできるような生活・思考様式を公式化することでした。哲学など持ち合わせていないと公言する多くの市民も、その実際生活においてはプラグマティストであることが珍しくありません。

ウィリアム・ジェームズとジョン・デューイは、大陸哲学に意識的に背を向けました。彼らの後継者たちは、二〇世紀前半におけるファシズム、共産主義、そしてヘーゲルに由来する国家社会主義との闘争において、この反発を強めました。したがって私は、プラグマティズムが限界を有するというメナンドの意見には同意しますが、欲求の起源に関する探究が放棄されていることがその〈欠点〉であるという彼の考えには同意できません。それはむしろ、一つの真理が他のいずれよりも正しいという思い込みなしに、その探究を各人に委ねるという点において、却って長所であると考えます。哲学的な意味において、プラグマティズムは決して浅いものではありません。それは、一〇世紀にアラビア人学者たちによって、また一三世紀にアクィナスによって再構築されたアリストテレス哲学に根を有しています。統一された心と身体による適応をもたらす環境の能動的な探索を意味するアクィナス的な志向の観念が、西洋文化とプラグマティズムにとって本質的である科学的方法と実験的研究へと発展したのです。ヒト脳のダイナミクスについての私の研究が明らかとしたのは、あなたが既に推測されていたように、志向性と科学的探索が脳の基本的性質であるということです。

確かに、すべてのアメリカ人がプラグマティストであるというわけではありません。最初の一三の州の内、ニューヨークのみが、開放性、宗教的寛容、多様な民族と文化の受容、自由貿易の重視などの特徴を有していました。ニューヨークが、エラスムスの人文主義を自らの哲学とするオランダ人によって基盤を築かれたことは特記すべきことです。ニューヨークは人種、心情、皮膚の色に関わらず全ての人を受け入れました。それはハドソン川の河口に位置し、後にアメリカにおける人口密集地となった中西部への進出の主要な入り口となりました。まさにここで、アメリカ人の基本性格が育まれたのです。それとは対照的に、ニューイングランドとペンシルバニアは、理想主義者、熱狂的信者、狂信者などになりがちなイギリス国教に対する反逆者たちによって基礎を築かれました。彼らは、ソローによる非暴力的抵抗の実践へと成長した超越主義を生み出しましたが、それは奴隷制度廃止の絶対主義（absolutism）に道を譲ってしまいました。一方、南部の州はヨーロッパ的な貴族主義、領主の理不尽な権利（初夜権など）、名誉の神聖さ（the sacredness of honor：騎士道や武士道におけるように、個人の名誉を何よりも重要とする考え方であり、南部出身のトマス・ジェファソンは、この語を独立宣言に用いている――訳注）にこだわっていました。これらの信念システムがそれぞれ強化された結果として南北戦争が生じたことは、アメリカにとって大きな悲劇でした。リパブリック讃歌（the Union Battle Hymn of the Republic：北軍の行進曲として用いられた）の歌詞、「As Christ died to make men holy, let us die to make men free. キリストは人を聖めるために死に給うた。われらも、人々の自由のために死のうではないか」は、当時の狂信がいかほどのものであったかをよく表しています。このような信念は、イスラム過激派による自爆テロの奨励にも匹敵するものです。プラグマティズムというアメリカの哲学は、戦争の生存者たちにおける、高邁な理想に対する幻滅から生まれました。その一人が有名な法律家であるオリバー・ウェンデル・ホームズであり、彼は、主張の内容にかかわらず言論の自由を守ることに徹したのです。

現代においても、クリントンやオバマのような中西部出身で柔軟な政治家のプラグマティズムと、キリスト教原理主義者、Right-to-Lifers（妊娠中絶合法化に反対する組織）、全米ライフル協会などの絶対主義とが共存しており、特別な大義を主張する無数のセクトが、ジョーンズ・タウンの虐殺、テキサス・ワコの集団殺人、オクラホマの連邦裁判所爆破事件などを頻繁に引き起こしています。多くのプラグマティストは、家庭や子供を守るために自らの生命を賭すことが美徳であると信じていますが、恣意的な自殺や布教活動がそうであるとは考えておりません。したがって私は、プラグマティズムは大義のために命を投げ出すような行為を説明できないとする点においてメナンドは正しいと考えます。そうすることが美徳であるか罪であるかは、大義が何であり、人がそれに同意するか否かにかかっています。プラグマティズムは、それが何であろうとあなたが自ら選択した大義を追求する権利を主張しますが、それは他の人々の生命や福祉を脅かすものであってはなりません。したがって、この点においても、彼が言うところの〈プラグマティズムの欠点〉は長所である、と私は結論します。

あなたは、私の脳理論を、一八世紀の輝かしい啓蒙哲学に比肩するものであると述べられました。私はこの賛辞をうれしく思います。しかし、これらの卓越した哲学者たちがアメリカ合衆国の建国者たちに強い影響を及ぼしたことが事実であるとしても、彼らがプラグマティズムの創始者たちに直接的な影響を及ぼしたことはありませんし、また私の脳についての研究に役立つものでもありませんでした。私の研究は、データ解釈のために志向性の概念を適切に基礎づける上で、七〇〇年前のトマス・アクィナスの哲学へと私を連れ戻したのです。脳ダイナミクスと基礎的な哲学を合致させようとする試みから生れ出た認識に立脚することによって、以前は何の興味も見出せなかったマルチン・ハイデガーとモーリス・メルロ＝ポンティの著作を、私は共感をもって読むことができました。こうして私は、アメリカのプラグマティズムと、ヨーロッパの現象学と、日本の仏教という三つの思考のパターンに強い並行関係が存在することに気づいたのです。この並行関係こそ、あなたが私の脳のダイナミクスの記述とあなたの日本人の心と文化についての理解の間に親近性を感じられたことの大きな理由であると思われます」。

フリーマンが自らの信条を率直に語ったこの一文は、われわれ現代日本人にとって少なからぬ意義を有していると訳者は考える。特に、アメリカのプラグマティズムと、ヨーロッパの現象学と、日本の仏教の間に強い並行関係があるとする彼の考えは、われわれが日本文化を世界的視野の中で捉え直す上で大いに参考となり、また勇気づけられることである。彼は何にせよ一つの価値、あるいは信条の絶対性を信じること――absolutism――が、プラグマティズムの対極に位置するものと考えている。それは、ある特定の観点における「価値」を絶対的なものと見なさないことは、すなわちマックス・ウェーバーが言うところの学問の「価値自由」を認めることである。プラグマティズムの役割は「価値」を決定することではない。「価値」を決定し、あるいは選択するのはあくまでも個人である。プラグマティズムの主な役割は、そうした個人の「価値」を互いに認め合い、様々な困難を乗り越えながら、その対立を理性的に解決していくことにある。

フリーマンは、カトリック神学を体系づけたトマス・アクィナスの哲学（トミズム）から出発して現象主義哲学を学び、自らの脳理論を確立した上で、自らを「不可知論者 agnostic」、「プラグマティスト pragmatist」などと呼んでいる。不可知論とプラグマティズムとの関係は容易に理解できるものの、カトリック神学を体系づけたトマス・アクィナスの哲学（トミズム）へのフリーマンの傾倒が、キリスト教への信仰と結びついているのか否かは、やはり気に掛かる点である。そこで、「あなたはクリスチャンですか？」と、いささか不躾な質問を恐る恐るぶつけたところ、次のような御返事をいただいた。この一文は発展的な解釈を許す幅広さと奥深さを持っており、訳者を十分に得心させるものであった。

「あなたの質問への答えは、NOです。私はクリスチャンではありません。私は不可知論者ですが、その意味は、私は人間の知識の限界を快く認めて、現存する宗教の教条化された信仰のいずれにも頼らないということです。私がアクィナスの仕事を賞賛し利用しているのは、彼の記述が明晰であり、彼の思想と概念が私の実験データとよく一致するからです。アクィナスはクリスチャンでしたが、彼が受けた教育の多くは、中世バグダッドのアラビア人学者たちの仕事に基づいており、彼らの考えには地中海一円の異教やユダヤ教の良く知られている信仰に加えて、イスラム教や仏教の影響が多分に含まれています（34、35）。これらすべてに共通するものこそ、私が信じるものです。答える機会を与えてくれてありがとう」。

このような彼の信念は、第1章で述べられている次の言葉に端的に表明されている。「脳科学における新たな知見が、自己決定および個人の責任という観念を直ちに強化することを明らかにできたならば、また、なぜ人々は社会的絆を結ぼうとし、それを通常見られるようなやり方で行っているのかについてのより深い理解に到達することができたならば、本書の目的は達せられたと言ってよいでしょう。遺伝的・環境的決定論という観念的枠組への依拠から生じる害毒から自由社会を守るために、われわれは直面する諸問題との取り組みにおいて、われわれの脳と身体が、それら自体と、われわれがそう思っているだけではなく事実そうであるところのわれわれ自身をどのようにして形作っているのかを理解しなければならないのです」。

5. 自由と自我の観念について

脳と身体と社会の繋がりは、脳の生得的性質である「志向性」に主導されながら形成されるが、その「志向性」が本来の「志向性」として表出する上で不可欠なのが、「自己」とその「自由 freedom」である。フリーマンの脳理論は、「自己」と「自由」が、ヒト脳が生得的に有するメカニズムから生み出されることを示している。それら自体が何らかの絶対的な「価値」を具現しているというわけではない。それらは、自らにとっての価値や意味を見出し、それをプラグマティックなプロセスにおいて、他人との調和において実現する上で不可欠な条件であるが故に高い「価値」を有しているのである。しかし、もし「自己」と「自由」が脳の生得的な性質であるとすれば、それは現生人類の全ての文化において、通時的・共時的に見出されるものでなければならないであろう。それを裏づける事実は、人類の文化的発展の端緒においてすでに見出すことができる。

人類学は、ミトコンドリアとY染色体のDNA分析が普及したことによって急速に発展した。オーストラリア、アメリカ、シベリア、アイスランド、ヨーロッパ、中国、インド、および日本に住む全ての非アフリカ人が遺伝的に受け継いできたものは、五〜七万年前にアフリカから出たただ一つの系統にまで辿ることができる(36)。これらの祖先たちは、アフリカを出るとき、すでに描き、話し、歌い、踊ることができ、知的能力においてすでに完全な現生人類だったことが、多くの考古学的・人類学的証拠によって示されている。さらに、宗教とギブアンドテイクの互恵性もすでに出現していたという(37)。男女の絆は、それよりも早い時期に成立していたらしい。アッシリア・シュメール・バビロニアなどにおいて楔形文字が成立した紀元前三五〇〇年以前の数万年間において、「自己」と「自由」についての自覚がどのように発達してきたかを知るすべはない。

しかし、楔形文字がアルファベットへと進化し、それが広く用いられるようになって以来、人類の思考能力が急速に発達し、それは紀元前六世紀ころにユーラシア大陸の各所で一斉に開花した。古代ギリシア都市国家の市民が「自己」と「自由」を自覚し、それを十分に享受していたことは言うまでもない。一方、オリエント（中東）においてはユダヤ民族による旧約聖書の成立において、またアジアにおいてはインド仏教の発生において、「自己」と「自由」の観念がそれぞれ確立されていた。

ユダヤ人の祖であるアヴラム（アブラハム）は、前二千年紀の初め近くに、バビロニアの都市ウルに住んでいたシュメール人である。彼は「神の声」に促されて、家族とともにカナンへと旅立った。紀元前六世紀ころに成立した旧約聖書に「アヴラムは行った」とだけ記されているこの「アヴラムの旅立ち」は、オリエント的永遠回帰の世界の住人が、ある時突然、「神」と対峙しながら現実を自らの手で決定し形成していこうとする「個人」へと変身したことを示す、人類史上最も革命的な出来事である。マックス・ウェーバーは、この「アヴラムの旅立ち」において、西洋文化・精神の核心を成すアイデンティティーを有する「個人」あるいは「自己」と、不可逆的な時間の流れとしての「歴史」という観念が誕生し、それが西欧的精神の原点となったと述べている(38)。しかしそのことは同時に、西欧的な「個人」と「歴史」が「神」から離れ得なくなったこと、すなわち、一旦自覚された「自由」が、「神」の「人」に対する支配において失われてしまったことを意味している。その観点からすれば、古今を通じて様々に解釈されている旧約聖書の『ヨブ記』は、「自由」を求める人間の、「神」の支配に対する抵抗を描いたものとして理解することもできよう。

キリスト教は古代ユダヤ教とギリシア哲学の混淆によって成立した。そこで「人」は「自己」を有する「個人」として神と向かい合うことになったのであるが、その「自由」は、キリスト教の正当性を理性的に証明するという目的に適う場合においてのみ認められた。中世末期に西欧全体に波及したルネサンスは、まさに人間がそのような桎梏から逃れ、その本来の「自由」を取り戻そうとする運動であった。ゲーテは『ファウスト』の着想を『ヨブ記』から得たとされているが、それは『ヨブ記』が、「神」と「人」との関係が一方的な支配関係には終わらないことを指摘した最初の書であることによると思われる。

一方、古代インドにおいて生まれた仏教は、まさに「自己」と「自由」の観念を核心とするものであった。仏教は本来無神論であるために、唯一神と人間との「契約」という強制的な観念を有していない。そのために仏教は、アジア各地でそれぞれに独自な発達を遂げながらも、「自己」と「自由」についての原初的な自覚を失うことは無かったのである。ブッダが誕生の際に唱えたとされる「天上天下唯我独尊」という言葉は、人間にとって「自己」が何よりも大切なものであることを意味している。さらにブッダは、仏教の全ての教条は、「悟り」に達し人間としての正しい生き方に至ることを可能ならしめるための「筏」、つまり方便にすぎないと述べており、それはまさにプラグマティックな考え方である。仏教もキリスト教も多数の宗派に分かれた点では同じであるが、仏教ではキリスト教やイスラム教におけるように、宗派間の対立が暴力的抗争へとエスカレートすることは決してなかった。つまり仏教は、「空・無我」をその根底に置くことによって絶対的な「価値」の存在を認めなかったために、プラグマティズムにおける寛容の精神、つまり文化的多元主義（cultural pluralism）を最初から持ち合わせていたのである。さらに、仏教とともに日本人の心を形づくってきた道教・儒教・朱子学・陽明学も絶対主義とは無縁であり、道教における「道」、禅における「心身一如」や、朱子学における「理気二元説」、陽明学における「知行合一」などの基本的概念は、トマス・アクィナスに源を有し、プラグマティズムの中心的概念となった「同化」、および「行動―知覚サイクル」という観念と本質的な共通点を有している。プラグマティズムはこのように日本の伝統的文化に広く深く浸透しているのであるから、そこにわれわれ日本人は、世界との融和的発展の確かな足場を見出すことができるのではないだろうか。

一方、ブッダの「無我」という言葉が示すように、仏教はいわゆる「自我」が幻想でしかないことを強く主張している。その一方で、日本とアジアを代表する東洋哲学研究者である中村元氏は、明治期に「freedom」の訳語として作られた「自由」という日本語は、ブッダの言葉・「自らに由る」に由来するとして、次のように述べられている(39)。「つまらぬケチなものではあるが、全宇宙を含むが故に偉大であるところの自己というものは、まさに全宇宙を含むが故に、死ぬこともなく、滅びることもない。また〈不生《ふしょう》〉であるともいえよう。生まれた始源がないからである。この自己が普遍者を具現する。自己に頼るということは最も普遍的なものにたよることである。ゴータマ・ブッダの最後の説法の一つは、〈自らにたよれ。法にたよれ。〉ということであった。『この世で自らを島とし、自らをよりどころとして、他の人をよりどころとせず、法（ダルマ）を島とし、法をよりどころとして、他のものをよりどころとせずにあれ』。他人からの圧迫、誘惑などに負けてはならぬ。自分で決定せよ、というのである。ところで自分で熟考して断固として決定する場合には何を基準とするか？〈百万人といえども我行かむ〉という覚悟を定めるときには、たとい他の人々が何と言おうと、人間としてのり、道筋に従って行動するわけである。他人がいかに反対しようと、自分としては〈これが正しい道だ〉と信じて行動する場合がある。その場合には、〈自己にたよる〉ことは、すなわち〈法にたよる〉ことである。ここで〈法〉というのは、人間の理法、ダルマのことである。また〈法〉は宙に浮いているものではなくて、必ず人間を通して具現されるから、〈法にたよる〉ことは〈自己にたよる〉ことになる。この構造を、西洋ではアメリカのエマソンが明言している。『きみ自身の思想を信じること、きみが内心において真実であることを信じることは、すべての人にとって真実である。……潜んでいるきみの確信を語れ。それは普遍的な意義（the universal sense）となるであろう。最も内面的なものは、やがて時が来れば最も外面的なものとなる』(40)」。

この中村元氏の言葉は、フリーマン理論の言葉を用いて次のように言い換えることができる。「意味」は個々人の脳の「独我論的孤立」において形成される大局的アトラクターであり、「自我」という観念もその一つにすぎないから、それは恒久不変の「実体」ではなく、絶え間なく変化するものである。したがって、いわゆる「自我」は、フリーマン理論においても幻想でしかない。一方、われわれ一人一人の「自己 self」とは、その志向的行動が世界とわれわれの身体の関係を連続的に変化させていくダイナミックなシステムである。われわれは世界との関わりにおいて、己の境界の内部からそれを知覚し、自分自身を同化によって変化させる。このような「自己」への気づきは、意識とは異なるレベルの自己組織化である。それは人間のみに存在するレベルであり、ヒトにおける前頭葉・側頭葉・辺縁系の顕著な発達に起因すると考えられる。

大乗仏教が一方において「無我・我は無し」と言い、他方において「自らに頼れ」と言うことは、「無いものにたよれ」と言うことであり、一見矛盾しているようであるが、それは仏教が「我」を全く否定しているのではないことから全く矛盾ではない。仏教が否定する「我」とは、古代インドにおいて絶対的な力を有していたバラモン教において、自己の本質をなす形而上学的実体として考えられてきた「アートマン」である。このバラモン教の「アートマン」という概念を全面的に否定したところに、ブッダが創始した仏教の革命的な意義が存するのである。とは言っても、ともかく「我」というものを措定しなければ社会が成り立たないだけではなく「己」の向上もないことは明白である。そこで仏教は、「仮説《けせつ》の我」という概念を立て、それを「一応肯定されるべき我」とする(25)。「仮の我」とは言っても、それは脳という複雑なシステムが生み出す心の働き——ブッダ没後に発展したアビダルマ・中観派・唯識等の宗派によって、精緻に分析された——を有するものであり、それが言わんとすることは、心の全体が固定的・実体的な「物」ではなく、自己と世界との循環的因果関係（十二縁起）と業（カルマ——個体を生み出した宇宙と地球・文化・社会の歴史、および個体の生活史の全て）によって常に変化していく、ということである。ブッダの言葉における「自己」はそのような意味において理解されなければならないのであり、その場合、それはフリーマン理論における「自己」と、本質的に同じものとなる。フリーマンによれば「自己」とは世界の関係性の内に存在するダイナミックなシステムとして継続的に変化していくものである。にもかかわらず、われわれは自分の「自己」というものが存在すると考え、またそう考えることなしに生きていくことはできないのであるから、それには、仏教の「仮説の我」という表現がよく当てはまるのである。しかし、世界との関係性において（仮に）存在するにすぎないとしても、「自己」は空に浮かぶ雲のようなものではない。雲はただの「無明」にすぎない。脳の内部において生じる「行」すなわち「志向性」と、それが引き起こす諸々の心作用（十二縁起）によって、われわれは自らの人生を形づくっていくことができるのである。

自己が形成した「意味――大域的アトラクター」が、社会における個々人の脳における同化を介して共有されたものが、すなわち「普遍的な意義」であり、仏教でいう「法」である。社会において共有されているとは言え、「法」はあくまでも個人の脳における大域的振幅修飾パターンであるから、それ自体は恒久不変にして絶対的な「実体」ではない。そのことを仏教は「空」と呼ぶ。こうして、「〈自己にたよる〉ことは、すなわち〈法にたよる〉ことである．ここで〈法〉というのは、人間の理法、ダルマのことである．また〈法〉は宙に浮いているものではなくて、必ず人間を通して具現されるから、〈法にたよる〉ことは〈自己にたよる〉ことになる」という中村氏の言葉を、ニューロダイナミクスの見地において表現し直し、改めて理解することが可能となるのである。換言すれば、フリーマン理論は、仏教における最も基本的な考えに対して、脳科学的な解釈のみならず、その科学的根拠までをも提供しているのである。仏教もフリーマン理論も共に、「世界」と「人間」をありのままに（*tathatā*）捉えることによって人間の真の自由、あるいは苦からの解放が実現されるという考えに立脚している。そのようにして認識された「ありのまま・究極のリアリティー」とは、仏教においては十二縁起・業・空であり、フリーマン理論においてはカオス理論に基づいて解明された脳のニューロダイナミクスである。それらが全く同じでないことは当然であるが、人間の心の内省的分析においては仏教が、また科学的分析という点においてはフリーマン理論がより精緻であり、それら両者を併せて「心」を理解することができるという点において、現代に生きるわれわれは、かつて無かったような文化的統合——東西文化、および科学と宗教と哲学の——が可能となった時代を迎えているのである。そして両者が、絶対主義(absolutism)の対極にある関係性・空という中心的観念によって結ばれていることによって、それらが閉じたドグマではなく、今後のさらなる発展に開放されているということも忘れてはならない点であろう

以上に述べたことから、「自己」と「自由」という観念が、脳の生得的性質に基づいて、東西のいずれにおいてもほぼ同時的に生み出されたものであることは明白である。勿論、これらの脳の生得的性質は、互恵的利他主義あるいは動物的攻撃性のいずれとしても発現し得る。互恵的利他主義は、人類が社会生活を営み初めて以来、その「心」において徐々に形成されてきたものであり、それがキリスト教における「愛」や仏教における「慈悲」の観念として結晶化し、人間の攻撃性を緩和することに役立ってきた。しかしそれらの観念はもっぱら心情的なものであったために、人間の攻撃性を十分に制御することができなかったことは歴史が証明している。であるからこそ、理性の重要性が今日叫ばれているのである。しかし、理性の結晶である科学、殊に脳科学が還元主義的であり、「価値自由」であればあるほど、また「直線的因果性」を重んじるものであればあるほど、それは「生まれか育ちか」というような決定論に傾き、人類がその心の内に育ててきた互恵的利他主義との乖離の度を強めてしまう。さらに従来の脳科学は、脳と心についてのデカルト的二元論を克服することができなかったために、そもそも心が脳と身体の働きを律することができるという明白な事実を、事実として

認めることができなかった。複雑系理論に立脚したフリーマンの脳理論によって初めて、脳と心の働きの間に循環的因果関係が存在すること、つまり心が脳の働きを律し得ることが科学的に証明されたのである。互恵的利他主義は人間社会の発達を通じてある程度は人間の脳の遺伝的・生得的性質に組み込まれているのかもしれないが、実際において、その大部分は人類の全ての文化と同様な文化遺産であり、それはこれからも継承され、さらなる発展を遂げていくべきものである。また脳は、そうすることができる能力を生得的に有しているということが、本書においてフリーマンが最も強調しようとしていることである。

ここまでに述べたことから、フリーマン理論が、メナンドが指摘するプラグマティズムの限界と、ウェーバーが課した学問の「価値自由」という制約のいずれをも乗り越えていることは明らかであろう。プラグマティズムの真髄は、各人が自分の価値を形成し追求する「自由」を持ちながら、人類の文化的財産である「心」(「叡智」と言ってもよい)を尊重することにある。その「心」とは、全ての時代と社会にわたって形成された「同化された意味――法(ダルマ)」であり、それをニューロダイナミクス的に表現するならば、社会において共有された「最高次のアトラクター」である。フリーマンは、人間の「自由な選択」がまさに脳の生得的能力であることを示すことによって、プラグマティズムに対してさらに強固な地盤を与えた。本書の結びの言葉、「(自由に)選択し、その結果を受容する生物学的能力は、トマス・ジェファソンが言ったように、〈手放すことのできない unalienable〉ものです。そうしたいと思ったとしても、われわれは決してそれを手放すことはできないのです」には、まさにそのような彼の深い想いが籠められているのである。

西欧キリスト教文化において、人間は神の前に「自己」を有するものではあっても、本来的な「自由」を有するものではなかった。「神」の存在が否定された後も、「神」と「人」との直線的因果関係に基づいた思考形式が、「生まれか育ちか」というような科学的決定論として生き残っているのである。キリスト教信者でも唯物論的決定論者でもなく、不可知論者であり、またプラグマティストであるフリーマンが、現生人類が築き上げた文化と心を守り続けようとする見地において東洋思想により接近していくことは、蓋し自然な成り行きと思われる。東洋・仏教思想は、おそらくはトマス・アクィナス、ハイデガー、メルロ＝ポンティ、さらにはアメリカ・プラグマティズムの創始者であるエマソンの思想を介してフリーマンの心に深く浸み込んでいるのであろう。

6. ニヒリズムの克服

「神は死んだ」とニーチェが宣言して以来、ニヒリズムをいかに克服するかが近代以後の西欧文化の中心的課題となっている。「空・無」に立脚する仏教においても、大乗仏教は部派仏教のニヒリズム化の克服であり、唯識説は大乗仏教（空思想）自身のニヒリズム化の克服であったと言われる（29、30、41）。ニヒリズムは、否定の方向において、存在論と価値観が分かちがたく結びあっており、一切の空無にうずくまって、一切の価値を無みするものである（唯識では「悪取空」という）。逆に唯識は、肯定の方向において依他の有（関係性・相互依存性の存在）を述べ、その究極の根拠に清浄の事実を提示する。

現代世界におけるニヒリズムは、デカルト的二元論に立脚した脳科学によって助長されてきたが、フリーマンは脳を新たな見地において科学的に分析することによって、心の存在とその価値を見出した。一方唯識は、二〇〇〇年以上も前に、心の内省的分析を徹底することによって、依他起性の有、八識の有を（仮有として）保証するという構造を建てている。一切の無を言う「悪取空」の克服は、真にニヒリズムの克服を証する智が保証する依他の有の教説として構築されている。認識論的独我論における自己の誕生と形成の原動力は、フリーマン理論においては「自己組織性」に、一方唯識においては「無明→行」という最初の縁起にある。また「自己」と他者・社会とを結びつけるメカニズムは、前者では「同化された意味——共有された大域的アトラクター」であり、後者では「共業——先祖と社会から受け継ぎ、自らも付け加えているカルマ」である。さらに両者が究極の理想として掲げるのが、個人がその能力を存分に発揮し、すべての人の幸福を目指す社会の建設である。このように、フリーマン理論と唯識がニヒリズムとの対決において描く構図はほとんど一致している。脳科学・哲学・宗教は、どれほど異なっているように見えようとも、脳の生得的な機能と構造の異なる表れである。現代における包括的一元論とは、それらの統合が脳の自己組織性によって推進されていると信じることにほかならない。それが目指すのは、枢軸時代以来の多方向への心の発展を一旦統合し、完成させることである。その後の遠い将来（あるいは近未来）において、また新たな脳と心の発展が始まるのだろう。それは現代においては予見し得ない問題であるが、地球上（あるいは他の天体）における人類の存続と繁栄という観点が維持され、さらに発展させられなければならないことは自明である。

以上、フリーマン理論と仏教（唯識）の共通点について述べてきたが、最後にそれらが異なる点についても一言述べておきたい。それらが最終的な理念を同じくするにしても、フリーマン理論と唯識とではそこに達するまでの道筋が当然異なる。前者はあくまでも科学による客観的な世界認識を目指すのに対して、後者は知識の獲得のみならず、瞑想・禅定によって「空」を直覚的に認識し、その「悟り」においてはじめて無分別智・無上正等覚という最高の智に到達することができるとする。唯識は「真理についての悟り」を、世俗諦（世俗における真理：依言真如）と勝義諦（究極の真理そのもの：離言真如）に分ける。世俗におけるわれわれの真理の認識は、世間世俗諦（世間的真理）→道理世俗諦（科学的真理）→証得世俗諦（哲学的真理）→勝義世俗諦（宗教的真理）の順序で深まっていくという(32)。そうするとフリーマン理論は、結局科学的真理と哲学的真理の認識に止まるということになる。

しかし、仏教の悟りにおける「空」が「関係性」の認識に他ならないとは言っても、それは科学における「関係性」よりもさらに抽象的であるために、現実を変革するために不可欠な理論と方法論を欠如している。そのために、折角体得した無分別智も、問題解決に関しては全く無力であるいうことが起こり得る（もちろん、悟りを開いた個人が「一隅を照らす」ことは可能であり、その意義を認めるにやぶさかではないが）。仏教者の側においてもそのような反省に基づいて、新たな――あるいは本来の――大乗仏教のあり方を模索する動きが生じている(41)。一方、科学に立脚する関係性の認識は現実の変革において大きな力を発揮し得るが、そこに主観的・情緒的な要素が幾分でも含まれているのでなければ、行われる施策がはなはだ人間味にかけるものとなってしまうであろう。つまり、思考の形式としては対極に位置するフリーマン理論と唯識説を、本来相互補完的なものとして捉えることが、ブッダが説かれた「中道」の精神を現代に生かすことになるのではないだろうか。

すでに述べたように、フリーマンはクリスチャンではなく、不可知論者にしてプラグマティストであるから、彼が仏教的な「悟り」を求めているとは思われない。しかし彼の、「アクィナスの思想を育んだ地中海一円の異教、ユダヤ教、イスラム教、仏教のすべてに共通するものこそ、私が信じるものです」という言葉に、プロティノスの「一者」や仏教における勝義諦（離言真如）にも通じる、言語による設定・仮設を離れた究極の真理への憧憬を読み取ることができると訳者には思われる。そもそも究極の真理がどこかにあることを確信することなしに、不可知論は成立しない。アクィナスにしてもフリーマンにしても、思想家・研究者が「知」を極めようとすることは当然である。しかし、いかに壮麗雄大なものであろうとも、単なる知的構築物を作っただけでは真に偉大と呼ぶに値しない。そこには先ず、おそらくは先天的な資質に大部分基づく深い人間性が存在しなければならないのである。

一年有余にわたる濃密な対話を通して知り得たことは、フリーマンが、まさに中村元氏が述べておられるような「生き方」を、その生涯を通して実践されてきたということであった。そういう「自利・利他」に徹して生きてきた人を仏教では「菩薩 ***Boddhisattova***」と呼ぶと申し上げたところ、フリーマンは自分がそういう高貴な呼び名に相応しいとは思えないが、「quasi-Buddhist」という呼び方ならいいでしょうと冗談まじりに答えられた。

訳者謝辞

本訳書がようやく出版まで漕ぎつけることができたのは、フリーマン氏が訳者の頻繁な質問に対して丁寧に、快く答えて下さったことのお陰である。また、カオス理論に関係する部分に関しては専門家による校閲が必要と思われることを申し上げたところ、彼の親しいご友人であり、高名なカオス理論研究者である北海道大学大学院応用数学・非線形動力学・複雑系数理科学教授である津田一郎氏をご紹介いただいた。津田教授からは、専門用語のみならず、訳文の細部にいたるまで、数多の訂正と示唆をいただいた。その名を校閲者として記すことができることは訳者にとって望外の喜びであり、また光栄とするところである。本文においてなおかつ行き届かない点が残っていたとすれば、それはすべて訳者の責任である。

「あとがき」文献

（1）Freeman, W.J.（2000）『Neurodynamics：An Exploration in Mesoscopic Brain Dynamics』. Springer.
（2）Freeman, W.J.（1995）『Societies of Brains. A Study in the Neuroscience of Love and Hate』. The Spinoza Lectures. Amsterdam, Netherlands. Lawrence Erlbaum Associates, Inc., NJ, U.S.A.
（3）Freeman, W.J.（1975）『Mass Action in the Nervous System』. New York：Academic Press.
（4）Freeman, W.J.（2000）『How Brains Make Up Their Minds』, Columbia University Press.
（5）Freeman, W.J.（1987）Simulation of chaotic EEG patterns with a dynamic model of the olfactory system. Biological Cybernetics56：139-150.
（6）Freeman, W.J.（1991）The physiology of perception. Scientific American 264：78-85
（7）Freeman, W.J.（2009）Vortices in brain activity：their mechanism and significance for perception. Neural Netw. Jul-Aug; 22（5-6）：491-501. Epub 2009 Jul 14.
（8）T・J・ロンバード（二〇〇〇）『ギブソンの生態学的心理学』、古崎敬・境敦史・河野哲也訳、勁草書房。
（9）門脇俊介・信原幸弘編（二〇〇二）『ハイデガーと認知科学』、産業図書。
（10）I・プリゴジン／I・スタンジェール（一九八七）『混沌からの秩序』、伏見康治・伏見譲・松枝秀明訳、みすず書房。
（11）J・グリック（一九九三）『カオス』、上田睆亮監修、大貫昌子訳、新潮文庫。
（12）S・カウフマン（一九九九）『自己組織化と進化の論理』、米沢富美子監訳、日本経済新聞社。
（13）都甲潔、江崎秀、林健司、上田哲男、西沢松彦（二〇〇九）『自己組織化とは何か。第2版』、講談社。

（14）蔵本由紀（二〇〇三）『新しい自然学——非線形科学の可能性』、岩波書店。
（15）津田一郎（二〇〇二）『ダイナミックな脳——カオス的解釈』、岩波書店。
（16）金子邦彦（二〇〇三）『生命とは何か——複雑系生命論序説』、東京大学出版会。
（17）H・L・ドレイファス（二〇〇〇）『世界内存在——「存在と時間」における日常性の解釈学』。門脇俊介監訳、榊原哲也、貫成人、森一郎、轟孝夫訳、産業図書。
（18）木田元（一九七〇）『現象学』、岩波新書。
（19）木田元（二〇〇〇）『ハイデガー「存在と時間」の構築』、岩波現代文庫。
（20）F・ヴァレラ、E・トンプソン、E・ロッシュ（二〇〇一）『身体化された心——仏教思想からのエナクティブ・アプローチ』、田中靖夫訳、工作舎。
（21）Mark Siderits（2007）『Buddhism as Philosophy』, Ashgate Publishing Limited, Great Britain.
（22）Dan Lusthaus（2002）『Buddhist Phenomenology. A Philosophical Investigation of Yogācāra Buddhism and the *Ch'eng Wei-shih lun*』、RoutledgeCurson, Great Britain.
（23）上田閑照・柳田聖山（一九九二）『十牛図——自己の現象学』、ちくま学芸文庫。
（24）高崎直道（一九九二）『唯識入門』、春秋社。
（25）横山紘一（二〇〇八）『仏教思想へのいざない——釈尊からアビダルマ・般若・唯識まで』、大法輪閣。
（26）William S. Waldron（2003）、『The Buddhist Unconscious. The ālaya-vijñāna in the context of Indian Buddhist thought』、RoutledgeCurzon, New York.
（27）J・プーレ（一九九〇）『円環の変貌（上・下）』、岡三郎訳、国文社。
（28）E・ノイマン（二〇〇六）『意識の起源史』、林道義訳、紀伊国屋書店。
（29）中村元（二〇〇二）『龍樹』、講談社。

（30）竹村牧男（一九九二）『唯識の探究――「唯識三十頌」を読む』、春秋社。
（31）養老孟司（一九九八）『唯脳論』、ちくま学芸文庫。
（32）Menand, L (2001)『The Metaphysical Club』, Farrar, Straus and Giroux.
（33）安藤英治（二〇〇三）『マックス・ウェーバー』、講談社学術文庫。
（34）Fletcher Madeleine (2005) Almohadism：an Islamic context for the work of Saint Thomas Aquinas. In：Los Almohades：Problemasy Perspectivas, Patrice Cressier, Maribel Fierro and Luis Molina（eds.）. Madrid：Consejo Superior de Investigaciones Cientí ficas, vol. 2, pp. 1163-1226, in English.
（35）Grant E (2001) God and Reason in the Middle Ages. Cambridge UK：Cambridge UP. http：//catdir.loc.gov/catdir/samples/cam031/00065116.pdf
（36）S・オッペンハイマー（二〇〇七）『人類の足跡10万年全史』、仲村明子訳、草思社。
（37）N・ウェイド（二〇〇七）『5万年前。このとき人類の壮大な旅が始まった』、安田喜憲・沼尻由紀子訳、イースト・プレス。
（38）M・ヴェーバー（二〇〇四）『古代ユダヤ教（上・下）』、内田芳明訳、岩波文庫。
（39）中村元（二〇〇〇）『自己の探求』、青土社。
（40）R・W・エマソン（二〇〇九）『自己信頼』、伊東奈美子訳、海と月社。
（41）竹村牧男（一九九七）『仏教は本当に意味があるのか』、大東出版社。

へ

ほ

ま

み

む

め

ひ

ふ

ぬ

ね

の

は

と

な

に

す

せ

こ

さ

し

き

く

け

索　引

＜訳者略歴＞

浅野孝雄（あさの・たかお）

1943年北海道生まれ。1968年東京大学医学部卒業後、東大病院脳神経外科入局。国内関連病院および米国コネチカット州ハートフォード病院、スイス・チューリヒ州立病院などを経て、1973年東大病院脳神経外科助手、1978年同講師。1986年埼玉医科大学総合医療センター脳神経外科教授。現在、小川赤十字病院・院長、埼玉医科大学名誉教授。脳血管障害の病態生理学と治療法の研究により、東京都医師会医学賞、美原賞を受賞。

＜校閲者略歴＞

津田一郎（つだ・いちろう）

1953年岡山県生まれ。1977年大阪大学理学部物理学科卒業、1982年京都大学大学院理学研究科物理学第一専攻博士課程修了、理学博士（京都大学）。九州工業大学情報工学部助教授などを経て、1993年北海道大学理学部数学科教授、2005年より電子科学研究所教授。2008年より数学連携研究センター初代センター長を兼任、現在に至る。専門は複雑系数理科学、特にカオス力学系、数理脳科学。2010年度HFSP program awardをDavid Redish（USA）らと受賞（Deliberative Decision Makingの研究）。

脳はいかにして心を創るのか
―神経回路網のカオスが生み出す志向性・意味・自由意志―

2011年6月20日　初　版
2017年3月1日　第2刷

著　者　ウォルター・J・フリーマン
訳　者　浅野孝雄
校閲者　津田一郎
発行者　飯塚尚彦
発行所　産業図書株式会社
〒102-0072 東京都千代田区飯田橋2-11-3
電話 03(3261)7821（代）
FAX 03(3239)2178
http://www.san-to.co.jp
装　幀　遠藤修司

印刷・製本・平河工業社

ISBN978-4-7828-0171-0　C1040